U0146319

YIYUZHENG DE
MENGYIYAO ZHILIAO
YU YANJIU

抑郁症的蒙医药治疗与研究

赛音朝克图 王瑞琴 白淑英 主编

内蒙古科学技术出版社

图书在版编目（CIP）数据

抑郁症的蒙医药治疗与研究 / 赛音朝克图，王瑞琴，白淑英主编. — 赤峰：内蒙古科学技术出版社，2022. 5
ISBN 978-7-5380-3443-1

Ⅰ.①抑… Ⅱ.①赛…②王…③白… Ⅲ.①蒙医—抑郁症—治疗—研究 Ⅳ.①R291.2

中国版本图书馆CIP数据核字（2022）第094747号

抑郁症的蒙医药治疗与研究

主　　编：赛音朝克图　王瑞琴　白淑英
责任编辑：马洪利
封面设计：永　胜
出版发行：内蒙古科学技术出版社
地　　址：赤峰市红山区哈达街南一段4号
网　　址：www.nm-kj.cn
邮购电话：0476-5888970
排　　版：赤峰市阿金奈图文制作有限责任公司
印　　刷：内蒙古爱信达教育印务有限责任公司
字　　数：268千
开　　本：880mm×1230mm　1/32
印　　张：10.75
版　　次：2022年5月第1版
印　　次：2022年5月第1次印刷
书　　号：ISBN 978-7-5380-3443-1
定　　价：68.00元

如出现印装质量问题，请与我社联系。电话：0476-5888926　5888917

编委会

主　编: 赛音朝克图　王瑞琴　白淑英

副主编: 查干其其格　双　柱

编　委: 艾丽雅　宋美丽　其力格尔

　　　　策力格乐　那布其

前　言

　　蒙医学作为我国民族医学不可缺少的组成部分，历史悠久、疗效独特，是蒙古族人民智慧的结晶。抑郁症是以显著而持久的心境低落为主要临床特征的精神障碍性疾病。对于传统医学来讲，抑郁症还是个陌生的概念，总是将患者出现郁闷、疲劳、兴趣爱好减退等症状视为患者体质特性或自制力不强而产生的情绪问题，不与心境障碍疾病联系在一起。但是，随着社会的发展，传统医学对抑郁症有了新的认识，并逐渐接受抑郁症的定义。蒙医文献记载与现代临床研究证实，蒙医药治疗抑郁症有较好的临床疗效，尤其是改善抑郁症患者躯体症状和抑郁症急性期治疗后的残留症状有显著疗效。

　　本书对抑郁症的主要临床表现，抑郁障碍的评估、诊断以及特定人群的抑郁障碍进行了全面梳理，呈现了头痛相关抑郁障碍、睡眠障碍相关抑郁障碍、带状疱疹相关抑郁障碍、类风湿关节炎相关抑郁障碍、糖尿病相关抑郁障碍、脑卒中后抑郁障碍、各类慢性疼痛相关抑郁障碍的最新研究进展及诊断方面的探索；针对蒙医药治疗抑郁症的特点，阐述了蒙医学对抑郁症的认识及治疗方法，汇总了治疗抑郁症的常用蒙药方剂及穴位。此外，本书选取老年抑郁症案例、儿童及青少年抑郁症案例、产后抑郁症案例、伴精神病性症状的抑郁症案例、隐匿性抑郁症案例、双相情感障碍案例、常见抑郁症案例分别进行了分析、论述，更加贴近抑郁障碍诊疗实际。附录部分收录了19个常用抑郁量表，以及《抑郁症蒙医诊断和疗效标准（草案）》《蒙医治疗抑郁症的诊疗规范（草案）》《蒙医治疗抑郁症的诊疗指南（草案）》，供读者参考。

本书由内蒙古自治区应用技术研究与开发资金计划项目（项目编号：201702119）、内蒙古自治区国际蒙医医院信息化建设与蒙医疑难病症的攻克研究基金资助出版。

由于水平有限，书中不足之处在所难免，恳请读者不吝赐教。

编　者
2021年10月于呼和浩特

目　录

上篇　抑郁障碍

下篇　蒙医药治疗抑郁症

附 录

上篇

抑郁障碍

第一章 概 论

一、抑郁症概述

抑郁症是最常见的精神障碍之一。抑郁症不仅会表现出心境低落、情绪丧失、精力缺乏、自我评价低、记忆力减退、注意力受损、反应迟钝、行为活动减少、愤怒、易激惹或惊恐不安等情感障碍症状，还会出现诸多躯体症状，如失眠、头痛、头晕、乏力、胸口憋闷、躯体疼痛、胃肠系统症状、性功能障碍、月经异常等。抑郁症具有患病率高、复发率高、致残率高、疾病负担重的特点。抑郁症患者注意力、记忆力、执行功能以及信息处理功能受损导致社会功能下降，无法正常完成工作，给社会、个人、家庭带来巨大的损失和负担。部分患者出现明显的焦虑、精神运动性迟滞，严重者可出现幻觉妄想等精神病性症状。部分患者存在自伤、自杀行为，甚至扩大性自杀。抑郁症广泛存在于各类人群中，不知来由，平时极度自信和阳光的人不知什么时候开始常常自卑，虽然努力控制自己的情绪，但还是经常发怒或郁闷。患者总是说："想不起来什么时候开始，突然百感交集，完全感知不到世间的任何美好和乐趣，常常失眠，终日闷闷不乐，觉得世界死气沉沉，生活一点意思都没有。"表现为悲痛的表情和压抑低沉的嗓音，对社会、对自己、对将来的负性看法较多。

当今"情绪健康"问题已成为大家关注的焦点。据WHO报告，全球约有3.5亿抑郁症患者，抑郁症已成为世界第四大疾病。在全球抑郁症发病率约为11%，近50%抑郁症患者会出现自伤、自杀行为，最终10%～15%的患者死于自杀，有的患者杀害亲人后再自杀，导致极为严重的后果。2016年11月18日的《医药经济报》第024版报道，美国抗抑郁用药在2014年达到67.85亿美元。2014—2015年，抗抑郁用药的处方量在美国有近10%的增长。2016年9月9日的《中国医药报》第001版报道，在中国，以抑郁症为主的情感障碍患者人数已将近9000万，而且还在持续增长。预计到2030年，抑郁症将成为全球最严重的健康问题之一。根据中康CMH统计数据，2015年我国抗抑郁药品市场规模为56.74亿元，可是抑郁症造成的间接经济损失达600多亿元。研究显示，在国内抗抑郁药仍旧只涉及非常小的一部分人群，很多抑郁症患者认为出现情绪低落、兴趣减退和快感丧失的主要原因是自我心境未能调节好，不服用抗抑郁药也会慢慢好起来，坚信靠自己能"走出心灵的黑暗"，不愿意接受治疗。某些患者担心被人知道自己患上抑郁症，担心别人议论自己，存在严重的"病耻感"，拒绝精神科医生和药物的治疗。另外，抑郁症患者抑郁发作急性期给予药物治疗后核心症状得到改善，但注意力不集中、决策力下降、精神性焦虑、乏力、疼痛、睡眠障碍等残留症状涉及多个维度，这些抑郁症残留症状给患者带来较多危害。同时，还有20%～30%的患者对现有治疗方法不敏感，成为难治性抑郁障碍患者；约有50%的患者药物治疗依从性差，易于反复发作，使患者无"痊愈感"。因此，有很多抑郁症患者对药物有抵触情绪，导致只有1/5～1/4病人得到正确诊断，仅1/4～1/3的病人得到有效的抗抑郁药物治疗。显然，当前有很多已明确诊断为抑郁症的患者仍然在情绪低落、注意力无法集中、疲惫、自责、焦虑、绝望中艰难地生活着。

抑郁症的病因与发病机制至今未明。抑郁发作一方面与社会孤立、童年不良事件、重大生活事件、社会慢性应激、发展压力等环境因素有关,另一方面与大脑调节情绪的基础代谢功能紊乱有关,尤其难治性抑郁症和重度抑郁症患者大脑边缘系统和皮质区域常存在交互性改变的异常代谢模式。当然,抑郁症发病和治疗过程中受多个生物因素及环境的影响,并且涉及多个躯体疾病,使医生不易及时作出诊断、早期精准治疗。近年来随着科学的发展,通过基因组学、micro RNA芯片技术、大脑影像学技术等诸多科学技术,对抑郁症病因与病理机制密切相关的脑前额叶、前扣带回、眶额皮层、杏仁核、海马、视交叉核、丘脑、纹状体、伏隔核、缰核等脑解剖结构以及神经递质受体、转运体、代谢,下丘脑-垂体-肾上腺(HPA)轴相关基因,遗传基因,脑源性神经营养因子(BDNF),基因变异等多方面深入研究,发现了多个抑郁症新型易感基因和抑郁症发病新的机制,为抑郁症的规范治疗、精准治疗提供了科学依据。

二、抑郁症主要临床表现

抑郁症临床表现多种多样,主要表现为情绪低落、兴趣减退和快感丧失。情绪低落就是高兴不起来,内心有沉重感,总是忧心忡忡、愁眉不展、忧虑沮丧、自卑自责,感到生活乏味,有罪恶感,甚至绝望。兴趣减退表现为懒散不勤勉,体会不到快乐,无任何业余爱好。如不愿意动,更不愿意出门;不愿意开口说话,沉默寡言;不愿意看,包括之前喜欢看的所有东西;不愿意思考问题;食欲缺乏;不热心于世事。快感缺失是一种无法体验平时喜爱活动的快乐,表现为无精打采、萎靡不振的样子,丧失了追求、理想、体验和生活的快乐,丧失了对快乐的感知,或变得非常麻木、空虚、孤独、沮丧。其中情绪低落几乎每天都一样,持续2周以上,且基本不受环境影响。除此之外,患者还变得思维迟缓,就是记不住事,思考问题困难,自觉脑子不好使,疲劳感增加,稍做事情即觉明显的疲乏、倦怠,精力不足,注意力集中困难,犹豫不决,内疚或绝望,自我评价和自信降低,产生自罪观念和无价值感,认为前途暗淡悲观,甚至诱发自伤或自杀的观念或行为。躯体症状方面存在睡眠障碍,食欲减退,原因不明的全身或某个部位的慢性疼痛,或者某个固定部位的剧烈疼痛等较为常见的症状,以及体重异常变化、便秘、性欲减退、阳痿、闭经、恶心、呕吐、心慌、胸闷、出汗等。有学者认为,疲乏症状为抑郁发作的先兆症状、发作期的主要症状,又是治疗后的残留症状。此外,还有易激惹或躁狂、过度饮酒、戏剧性行为、原有恐怖或强迫症状进一步恶化等。这些症状概括为情感症状、躯体症状和认知症状。

(一)情感症状

情感症状是抑郁障碍的主要表现,其情绪稳定性比较差。包括自我感受到或他人可观察到的心境低落和快感缺失,或者出现情绪高涨,常呈间歇或反复发作。临床上最为多见的是高兴不起来,兴趣减退甚至丧失,无法体会到幸福感,自罪自责和无助绝望,甚至会莫名其妙出现悲伤或易怒,以及寡言少语、反应迟钝、思维迟缓、注意力难以集中、食欲不振、缺乏主动性、身体乏累等表现。低落的心境几乎每天都存在,一般不随环境变化而好转,重则出现自杀的念头。一天内可出现特征性的昼夜差异,如有些患者晨起心境低落最为严重，傍晚开始好转。有些患者伴有焦虑、痛苦、运动性激越，心乱如麻、坐立不安，来回走动。当患者情绪高涨时言语夸大、行为增多，严重时可出现其他生理和心理疾病。

（二）躯体症状

抑郁症虽然是一种常见的精神障碍性疾病，但通常还伴有疼痛、头晕、胸闷及食欲或体重变化等非特异性躯体症状。有调查显示，抑郁症患者躯体化症状发生率为65.0%~98.2%，症状类型涉及神经肌肉系统、循环呼吸系统、胃肠道系统，还有部分症状无法进行系统归类。常见的躯体症状包括疼痛，睡眠障碍，头晕、乏力，心慌、气短、胸闷，多梦，低热，发冷，食欲减退、胃胀、口苦、恶心、呕吐、大便次数异常，惊醒，发麻，发抖，多汗，血压异常，眼皮沉重感等。其中疼痛较为普遍，常见有头痛、颈部疼痛、胸口痛、背痛、肌肉疼痛、胃部烧灼感、腹痛及排尿疼痛等，在育龄妇女中还会出现慢性盆腔疼痛。其次为睡眠障碍，流行病学调查研究证实，有50%~90%的抑郁症患者主诉睡眠障碍。研究显示，具有夜晚睡眠节律紊乱、日间睡眠过度、日间或季节性情绪变化等特征的抑郁症患者病情更严重，治疗效果更差，残留症状更多。另外，性功能障碍也在抑郁症患者中较常见，尤其是使用SSRI类药物治疗，约1/3患者都出现过性功能障碍，性功能障碍不良反应常常影响患者服用抗抑郁药的依从性。

（三）认知症状

研究显示，认知功能障碍和抑郁症有一些共同的临床特征。如记忆力、执行力和注意力损害，社会功能下降，同时还有一些共同的危险因素,但关联机制尚不明确。认知是指机体认识和获取知识的智能加工过程,涉及学习、记忆、语言、思维、执行、计算、精神情感等一系列心理和社会行为。认知障碍主要表现为执行能力下降,记忆力、信息处理能力下降,视空间障碍以及口语表达等认知功能受损。抑郁症患者认知功能障碍主要表现为注意力下降、记忆障碍、执行功能障碍、信息加工速度下降及认知灵活性、词语流畅性障碍。抑郁症患者的年龄、性别、文化水平、自杀风险、睡眠障碍、抑郁程度、病程、电休克治疗等因素对其认知功能有不同的影响。老年抑郁患者受老化过程中心理及生理变化的影响,在记忆、计算、理解、判断等方面能力受损的同时,一部分患者还可能出现痴呆的临床表现。

三、抑郁症其他临床特征

抑郁症患者除了典型的情感症状、躯体症状、认知症状外,还可以出现某些特定的临床特征。如与处境不相符的紧张不安,同时出现躁狂症状和抑郁症状或幻觉妄想等症状。《中国抑郁障碍防治指南》(第二版)根据DSM中的症状表述,将抑郁症其他临床特征分为焦虑性抑郁、混合性抑郁、内源性抑郁、非典型抑郁、伴精神病性症状抑郁、季节性抑郁、隐匿性抑郁等。

(一)焦虑性抑郁

焦虑性抑郁是一种重性抑郁与焦虑共病的复合型精神障碍疾病,具有精神运动迟滞、自杀观念发生率和/或自杀风险更高、预后差的特点。焦虑性抑郁障碍患者抑郁发作时出现心境低落、兴趣和愉悦感丧失、疲劳、睡眠障碍、疼痛为主的情感症状和躯体症状,明显与处境不相符的紧张不安、心神不定、搓手顿足、踱来走去等精神运动性不安,过度担心(如担心失控,担心发生意外),烦躁,莫名的紧张害怕、无法放松,以及自主神经系统症状。多项研究结果显示,高达45%~87%的抑郁障碍患者存在显著焦虑症状。该病患群体的主诉普遍倾向于"显著的焦虑和躯体化症状",常常因过度担忧而反复多科就医,常因检查无果导致患者更担心自己所患的疾病,使注意力不集中加重,更易共病广泛性焦虑、惊恐障碍、场所恐惧症、创伤后应激障碍、强迫障碍和社交焦虑障碍等。

(二)混合性抑郁

在心境障碍中,有同时出现躁狂症状和抑郁症状的现象,临床上称之为混合状态。临床实践中,在抑郁发作状态背景下患者出现心境高涨、亢奋、自大或夸大、联想加快、思维奔逸、精力充沛或有目的的活动增加、参加高风险的活动(如盲目投资等)、睡眠需要减少(虽然睡眠时间少,但不觉得疲倦)等表现,并且病程不符合轻躁狂或躁狂发作的诊断标准,或既往无双相障碍病史。目前的诊断系统对混合状态的定义不一致,缺乏统一的诊断标准。一般认为,符合重性抑郁发作的诊断标准,同时合并至少2~3项躁狂/轻躁狂症状或躁狂量表评分≥8分,可诊断为混合性抑郁。目前认为混合性抑郁是双相障碍的发病危险因素之一,应监测病情变化,一旦达到双相障碍的诊断标准,应及时修改诊断和治疗方法。

(三)内源性抑郁

内源性抑郁是以生物学病因为发病基础,并非以社会心理学因素为重要原因,也不属于躯体疾病和脑器质性疾病伴发的抑郁障碍。抑郁症状可从轻度的情绪低落到忧伤、压抑、苦闷,甚至悲观、绝望,最严重阶段愉快感完全丧失,即便有愉快感也至多是数分钟,对日常愉快事件刺激缺乏反应。抑郁心境可能有明显的昼夜节律变化,一般是晨重夜轻,同时伴显著的精神运动性激越或迟滞、明显的厌食、思维和行为改变,变得很懒惰、迟钝、悲观、沮丧、自责,重则自罪妄想、不愿见人,并常出现睡眠障碍、食欲减退、口干、便秘等躯体症状。多见于中老年人。

(四)非典型抑郁

在临床实践中,抑郁发作常以不典型形式出现,而且临床表现形式多样,导致诊断困难。如有正性事件时心境可以变得愉快并持续较长时间,没有典型抑郁症的入睡困难,而是睡眠增加或过度睡眠。流行病学研究显示,30%~35%的抑郁症患者符合非典型特征的描述。《美国精神障碍诊断和统计手册》第4版(DSM-Ⅳ)的心境障碍中引入了"非典型特征"这一概念。其特点包括心境具有反应性(在遇上实际或可能的愉快事件会有愉悦的反应),对良性事件有正面的情绪反应,体重或食欲增加;睡眠过多、躯体铅样沉重感觉(主要在手臂或腿部有铅样沉重感觉)、长期对人际关系敏感或拒绝导致社会功能与工作能力受损明显,在整个过程中不伴有心境恶劣,也无木僵症状。

(五)伴有精神病性症状的抑郁

伴有精神病性症状的抑郁是指在抑郁发作中伴有妄想、幻觉等精神病性症状,若不及时控制,患者自杀的风险大大增加。具有发作时间长、病情严重、社会功能受损明显,且致残率及复发率均较高的特点。调查研究显示,在普通人群中伴精神病性症状的抑郁症患病率为0.4%;在60岁以上人群中,患病率为1.4%~3%。在抑郁症发作的患者当中,伴精神病性症状的比例为18%~53%。在《国际疾病分类》第 10 版(ICD-10)中,伴精神病性症状的抑郁症归属为重度抑郁发作的亚型,"符合重度抑郁发作的标准,并且存在妄想、幻觉或抑郁性木僵"。在《美国精神障碍诊断与统计手册》第 5 版(DSM-5)中,伴精神病性抑郁症属于抑郁障碍的类型,是"存在幻觉或妄想"的抑郁障碍,并且被进一步分为"与心境协调的精神病性特征"和"与心境不协调的精神病性特征"两种。《中国精神障碍分类与诊断标准》第 3 版(CCMD-3)则将伴精神病性症状的抑郁症列为抑郁发作的亚型,"在抑郁发作的症状标准中,增加有幻觉、妄想,或紧张综合征等精神病性症状"。

(六)季节性抑郁

季节性抑郁,也称季节性情感障碍,于1984年被定义。2000 多年前,古希腊学者希波克拉底就有冬季发作抑郁症的相关描述。季节性情感障碍并不是一个独立的诊断,而是情感障碍的一个亚型,主要以每年秋冬季节抑郁症状反复发作,伴有睡眠增多、食欲增强及体重增加等非典型抑郁症状,而春夏季节症状完全缓解或部分转为躁狂发作为特征的一类情感性障碍。季节性抑郁患者比正常人对环境的季节性变化更加敏感,常常在秋季和冬季出现抑郁发作,而在次年春季和夏季缓解。其发生常与季节性光照缺乏有关。国内一项研究结果显示,复发性抑郁障碍发病具有季节性变化的特点,气象要素变化对抑郁障碍的复发存在影响,尤其是风速和湿度。诊断方面，抑郁症病史必须符合抑郁症诊断标准；至少连续2年秋冬季节抑郁发作，而春夏季缓解，无其他重性精神障碍或存有对季节性情绪改变可解释的心理社会因素。

(七)隐匿性抑郁症

隐匿性抑郁症是一种不典型的抑郁症。主要临床表现为以各种躯体症状为主，占抑郁症的10%~30%，导致误诊率高达70%以上。患者多数有全身说不清楚的难受甚至疼痛或指定部位的疼痛，或疲乏，或某个脏器的功能紊乱等明显的躯体症状，往往因此忽略了情绪问题。躯体症状具体表现为：①内脏或自主神经系统症状最多见，如无原因的头痛、头晕、肌肉痛，失眠，难以描述的疲乏、肩痛、腰背酸痛，胸闷、心悸、易出汗，食欲不振、腹胀、腹痛、恶心呕吐、腹泻或便秘、大小便障碍及性欲减退等；②全身有说不清楚的不适感或疼痛感，甚至某个部位剧痛，常有疑病症状，患者多否认自己有某种器质性疾病，反复进行多种检查，绝大多数无异常发现；③情绪低落、敏感多疑、自信心不足、厌恶参加集体活动，症状可以突然而来，也可以长期存在；④患者常主诉多，内容变化多，描述不清，有的病人出现焦虑、易怒，但把痛苦或情绪变化都归罪于失眠、疲劳及躯体不适，可能存在自杀行为或想法；⑤存在抑郁症状，但自身没有察觉，通过抑郁自评量表，发现抑郁情绪，如反应迟钝、精力不足、缺乏乐趣、工作能力下降等。

四、抑郁症残留症状

抑郁症急性期抗抑郁药物足量、足疗程治疗后仍有相当多的患者存在残留症状。残留症状包括原有核心症状的持续存在，如抑郁心境、兴趣减退、主动性缺乏、内疚感及罪恶感、自杀意念等，另一类是抑郁症的伴随症状，如焦虑症状、睡眠障碍、疲劳感、疼痛、认知功能损害、易激惹、成人性功能障碍等。这些残留症状可持续影响患者的生活质量、社会功能。多项研究结果表明，有残留症状的抑郁症患者的复发机会多于那些经治疗后痊愈的患者，具有残留症状的抑郁症患者的复发速度比完全缓解患者快3倍，提示残留症状可能发展为抑郁复燃、复发的前驱症状。残留症状有可能是抑郁症本身的症状，有些也可能与抗抑郁药有关，如失眠、疲劳、白天思睡。Gastó等调查了108例老年抑郁症患者（>60岁）的单相抑郁症，以 HAMD-17为抑郁评估量表，按照HAMD-17≤7分为缓解标准。结果显示，治疗9个月后的临床缓解率为73.1%，并且82.3%的缓解者有残留症状。肖乐等在国内8个城市、11家医院开展的一项多中心、横断面研究报告显示，经过8~12周，期间累计中断治疗天数≤14天，急性期抗抑郁药治疗主观有改善的门诊抑郁症患者，采用16项抑郁症状快速评估量表、患者健康问卷躯体症状群量表、简明幸福与生活质量满意度问卷和席汉残疾量表，评估患者症状严重程度、生活质量和社会功能。结果显示，急性期治疗主观有改善的患者48.8%有残留症状，主要的残留症状为注意力/决策力下降（82.4%）、精力不足（79.7%）、兴趣减退（75.2%）、感觉沮丧（72.4%）、睡眠不深（72.3%），结论为残留症状在抑郁症急性期治疗主观有改善的患者中发生率较高且涉及多个维度，残留症状越严重，功能缺损越明显，生活满意度越低。赵荣江等进一步研究发现，不同起病年龄抑郁症患者残留睡眠障碍的情况不同，中年组（30~60岁）、晚发组（≥60岁）睡眠不深症状发生率高达74%，而早发组（≤30岁）入睡困难、睡眠太多的比例高。早发组残留症状中睡眠太多、食欲增加、体重增加及自杀观念发生率高于中年组和晚发组，早发组和晚发组感觉沮丧症状发生率高于中年组，中年组、晚发组入睡困难发生率高于早发组。另一项单中心调查显示，经规范治疗12周以上抑郁症患者的残留症状发生率约50%。多项研究结果证实，具有先前残留症状患者抑郁症状治疗时间更长。患者残留症状越多，社会功能损害越严重，同时患者生活质量满意度和医疗满意度越低，病程越倾向于慢性化，自杀或自伤的风险就会越高，预后越差。

参考文献

[1]世界卫生组织. ICD-10精神与行为障碍分类：临床描述与诊断要点[M].范肖冬，汪向东，于欣，等译.北京：人民卫生出版社，1993.

[2]李凌江，马辛. 中国抑郁障碍防治指南[M].第2版.北京：中华医学电子音像出版社，2015.

[3]张丽丽，佟欣，赵法政，等. 浅谈隐匿性抑郁症研究进展[J].黑龙江中医药，2013，4：26—27.

[4]喻东山. 混合性抑郁的不典型症状[J].精神医学杂志，2016，29（6）：457—458.

[5]廖继武，潘集阳. 混合性抑郁的研究进展[J].实用医学杂

志, 2010, 26（6）: 1068—1070.

［6］王亮, 隋南, 王力, 等. 心理健康问题基础研究和干预技术进展［J］. 中国科学院院刊, 2016, 31（11）: 1171—1186.

［7］Peeters F, Berkhof J, Rottenberg J, et al. Ambulatory emotional re-activity to negative daily life events predicts remission from major depressive disorder［J］. Behav Res Ther, 2010, 48（8）: 754—760.

［8］Slavich G M, Monroe S M, Gotlib I H. Early parental loss and depression history: associations with recent life stress in major depressive disorder［J］. J Psychiatr Res, 2011, 45（9）: 1146—1152.

［9］刘帮杉, 李凌江. 抑郁症生物学标记物研究的现状与前景［J］. 中华精神科杂志, 2016, 49（4）: 193—196.

［10］Treadway MT, Waskom ML, Dillon DG, et al. Illness progression, recent stress, and morphometry of hippocampal subfields and medial prefrontal cortex in major depression［J］. Biolo Psychiatry, 2014, 77（3）: 285—294.

［11］Zhang H, Chen Z, Jia Z, et al. Dysfunction of neural circuitry in depressive patients with suicidal behaviors: A review of structural and functional neuroimaging studies［J］. Biolo Psychiatry, 2014, 53: 61—66.

［12］姜晓薇, 周千, 孔令韬, 等. 首发未用药青少年抑郁障碍患者静息态脑功能磁共振研究［J］. 中国神经精神疾病杂志, 2016, 42（1）: 56—59.

［13］Ota M, Noda T, Sato N, et al. Effect of electroconvulsive therapy on gray matter volume in major depressive disorder［J］. J Affect

Disord, 2015, 186：186—191.

　　[14] Bocchio-Chiavetto L, Maffioletti E, Bettinsoli P, et al. Blood micro RNA changes in depressed patients during antidepressant treatment[J]. Eur Neuropsychopharmacol, 2013, 23 (7)：602—611.

　　[15] 王联生, 黄世敬. 抑郁症相关微RNA的研究进展[J]. 医学综述, 2016, 22 (15)：2917—2920.

　　[16] Launay JM, Mouillet-Richard S, Baudry A, et al. Raphe-mediated signals control the hippocampal response to SRI antidepressants via miR-16[J]. Transl Psychiatry, 2011, 1：56.

　　[17] 肖乐, 丰雷, 朱雪泉, 等. 中国抑郁症患者急性期治疗后残留症状的现况调查[J]. 中华精神科杂志, 2017, 50 (3)：175—181.

　　[18] 操军, 陈小容, 况利, 等. 不同年龄段抑郁症患者血清脑源性神经营养因子水平研究[J]. 精神医学杂志, 2020, 33 (1)：7—10.

　　[19] 方贻儒, 李凌江. 伴生物节律紊乱特征抑郁症临床诊治建议[J]. 中华精神科杂志, 2019, 52 (2)：110—116.

　　[20] 侯前梅, 唐雷, 雍那, 等. 伴疼痛性躯体症状抑郁症的神经影像学研究进展[J]. 中华精神科杂志, 2018, 51 (1)：61—64.

　　[21] 任峰, 张坚学, 宋翠林, 等. 药物合并正念认知疗法对复发性抑郁障碍残留症状的疗效[J]. 中国心理卫生杂志, 2019, 33 (4)：248—252.

　　[22] 董强利, 万平, 孙金荣, 等. 抑郁症缓解期患者认知功能特征前瞻性研究[J]. 中华精神科杂志, 2017, 50 (3)：182—183.

　　[23] 彭诗月, 李静, 吴祖勤, 等. 抑郁症认知功能影响因素研究[J]. 现代医学与健康研究, 2017, 1 (8)：196—197.

［24］严敬琴, 彭小冬, 刘铁榜. 复发性抑郁障碍发病与季节气象要素变化的关联分析［J］. 四川精神卫生, 2019, 32（4）: 319—323.

［25］赵荣江, 牛雅娟, 杜霞, 等. 不同起病年龄成年抑郁症患者残留症状特征［J］. 中国神经精神疾病杂志, 2020, 46（5）: 269—274.

［26］Kurian BT, Greer TL, Trivedi MH. Strategies to enhance the therapeutic efficacy of antidepressants: targeting residual symptoms［J］. Expert Rev Neurother, 2009, 9（7）: 975—984.

［27］Berk M. Sleep and depression-theory and practice［J］. Aust Fam Physician, 2009, 38（5）: 302—304.

［28］Rush AJ, Trivedi MH, Wisniewski SR, et al. Acute and longer-term outcomes in depressed outpatients requiring one or several treatment steps: a STAR*D report［J］.Am J Psychiatry, 2006, 163（11）: 1905—1917.

［29］Gastó C, Navarro V, Catalán R, et al. Residual symp-toms in elderly major depression remitters［J］. Acta Psy-chiatr Scand, 2003, 108（1）: 15—19.

［30］陈银娣, 汪作为, 张少平, 等. 抑郁症残留症状及对疾病结局影响［J］. 临床精神医学杂志, 2010, 20（2）: 76—78.

［31］杨洋, 沈慧, 张捷. 抑郁症残留症状的临床研究进展［J］. 中华中医药杂志, 2018, 33（3）: 1024—1028.

［32］Von Klitzing K, White L O, Otto Y, et al. Depressive comorbidity in preschool anxiety disorder［J］. J Child Psychol Psychiatry, 2014, 55（10）: 1107—1116.

第二章　抑郁障碍的评估

　　抑郁情绪是我们生活的一部分，我们在或长或短的时间里，都有过郁闷不快的经历，产生过低落情绪，但是这种情绪低落和临床抑郁症是不一样的，一般在持续一段时间之后通过自我调节就会自行恢复，不影响正常生活。如果感觉一切俱无价值、无愉快感、无力量、无欢乐，自我评价过低，自责或有内疚感，联想困难或自觉思考能力下降，反复出现想死的念头或自杀、自伤行为，食欲明显减弱，性欲下降，到了夜里常常会躺在那里清醒无睡意，不能够自己调节好，持续存在2周以上，就有可能患上了抑郁症。某些患者为了不让别人发现自己的异常，努力控制自己的情绪，回避社交，甚至不太愿意接触人，故对抑郁障碍患者进行全面、全程的评估是抑郁症早期诊断、早期有效防治的关键。

一、病史相关的评估内容

（一）现病史

　　病史采集包括就诊者本人和知情者（或亲属）所叙述和观察的信息；对患者抑郁情绪出现后的全过程，即抑郁情绪的发生、发展、演变和诊治经过进行评估。①发病年龄。抑郁可发生于儿童、青少年到老年的各年龄段,并且儿童青少年、成人和老年抑郁症的临床表现形式有所不同,询问首次发病年龄有助于诊断和精准治疗。②发病时间。尽可能记录其出现抑郁症状的准确时间。如什么时候开始不爱说话、不爱出门,紧张不安的情绪什么时候开始出现,情绪低落持续多长时间;有哪些躯体症状,躯体症状出现的时间;病情加重或缓解的因素、时间等,需要明确本次发病是首发还是复发。③发病特点。抑郁情绪在每天的某一个固定时间发作,或最近生活压力大、遇到了难处而发作,或因过去的失败或自罪感而发作,以及持续的时间和严重程度、缓解和加剧的因素,与生物节律有无关系,与季节变化有无关联等。④影响抑郁严重程度的因素。包括心理因素、家庭因素、社会因素,是否存在"病耻感"等。还要详细记录、分析经济收入、事业等情况,老年患者要询问近亲属的关系,亲属有无心身疾病,如心脏病、高血压、糖尿病、长期疼痛等,以及有无酗酒、过度悲伤等负性生活事件等。⑤抑郁之外的其他精神症状。如焦虑、躁狂、精神病性症状以及认知功能,尤其这些症状的变化和新症状出现的情况。⑥伴随的躯体症状。包括疼痛情况、睡眠改变(包括经常做噩梦)、体重改变、食欲改变、性欲改变等。⑦详细询问诊治经过,包括有无自行服用抗抑郁药情况,有无自行减药、停药或增加药物情况等。

(二)心理社会应激及童年生活事件

在评估中应考虑到对抑郁症改变的发生发展有重要影响的心理、社会因素,包括受教育程度、婚姻状况、职业、居住地、工作单位、既往精神病史、既往犯罪史(伤害他人、抢劫、盗窃、危害公共秩序的行为等)。注意发病前有无婚姻变故、工作单位变动、职业变动等。详细询问任何时候的任何不良社会事件，尤其要询问有无遇到过创伤性生活事件，有无身体不适或受伤，有无童年的不幸遭遇，有无重大的挫败，有无失去一些有价值的东西等。研究显示，创伤经历时的情绪记忆是抑郁发作的易感因素，童年的不幸遭遇对抑郁症的发生有明显影响，很多抑郁症患者都可追溯到童年的不愉快经历。童年的生活事件或经历应该在既往史中标注，这对于未来制定相关的心理治疗方案有一定的意义。

（三）既往治疗史及疗效

如果既往有过类似发作，还需要了解以往采用何种治疗方法、药物种类和药物剂量、起效时间、疗程、不良反应，是否坚持长期服药或间断性服药。第一次抑郁发作治疗后哪些症状得到完全缓解，哪些症状未完全缓解，第一次发作持续了多长时间。如有第二次发作，了解第一次发作和第二次发作的间歇期是多长时间，还要了解发作的诱因，第二次发作的持续时间，严重程度，有无自杀致死的风险。同时要了解间歇期是否还有其他相关症状，如认知功能、社会功能受损等，如有需要了解认知功能康复情况，社会功能是否恢复到病前水平，即患者生活、学习、工作、人际关系是不是都回到了病前的状态。很多抑郁障碍患者都会使用一些方法治疗，如民间疗法、非处方药、食疗等，如使用过其他方法治疗，应详细询问治疗过程、具体治疗方法及疗效等。

（四）躁狂发作史

躁狂发作是双相障碍躁狂相的表现形式，以其处境不相称的情绪高涨为主，可能有思维奔逸、意志活动增多，语速和语量持续增加、说个不停，经常改变话题，或以易激惹为主要特点。躁狂发作时，行为轻率、冲动，行为控制能力下降。筛查过去是否有躁狂发作史，躁狂发作次数、持续时间、间歇时间等，关注过去用药过程中是否有躁狂发生的情况。如果患者既往发生过符合诊断标准的躁狂，则诊断为双相情感障碍。

（五）个人史

个人史包括个人成长环境、成长过程以及个人的心理行为发展史，涉及出生、成长、居住、居留的地点和时间，起居习惯、卫生习惯、受教育程度、业余爱好、饮食情况、职业（包括从事过的职业）、工作环境、劳动保护情况等。儿童或青少年患者详细询问童年的生活创伤，包括家庭和睦情况，成长经历中遭受躯体虐待、性虐待或性侵犯、情感虐待或情绪忽视，发育情况，语言和认知发展情况，与人相处、情感调节能力及病前的性格特征、应对行为能力等。成年患者除了详细了解生活中的重大转折、重要的生活事件（包括法律制裁、经济纠纷、吸毒、网络诈骗、受到威胁等）或心理严重创伤外，还要了解患者的人格特征，同时详细询问有无慢性躯体疾病、悲伤过度、重要目标的路上遇到阻碍，发展的压力、药物滥用、酗酒或吸毒等情况及其他精神活性物质的使用等情况，为患者的病情评估及诊治提供依据。

（六）家族史

抑郁症不属于遗传性疾病，但是抑郁症患者的亲属中患抑郁症的概率高于一般人群。研究显示，若父母中有一人患抑郁症，则孩子患该病的概率增加10%~13%；如双亲均患抑郁症，子代患病概率可高达50%，说明抑郁症与遗传因素有密切的关系。多项研究显示，血缘关系越近，抑郁症患病概率就会越高。具有阳性家族史的抑郁症患者起病年龄早、总病程长、快感缺失及焦虑症状更严重，尤其伴精神病性症状的抑郁症患者具有起病年龄早、抑郁发作频繁、多伴有非典型特征以及自杀观念的特点。有精神疾病家族史的抑郁症患者自杀未遂风险较高。既往因精神疾病住院次数多、自杀意念等可能是自杀未遂的主要危险因素。因此，了解家族史有助于早期诊断和制定治疗方案，有助于对患病严重程度的评估和预后的评估。

（七）躯体疾病及体格检查

研究表明，抑郁障碍是躯体疾病发生和进展的危险因素，躯体疾病也是抑郁障碍发生和进展的危险因素。躯体疾病相关抑郁障碍使患者躯体症状加重、生活质量下降，躯体疾病可增加抑郁障碍的风险。躯体疾病的存在对抑郁障碍的治疗及预后会产生不利的影响，共病躯体疾病的抑郁障碍患者对抗抑郁药物的反应较差或起效缓慢，且复发率较高。研究显示，在患有许多躯体疾病的人群中患抑郁症的比例明显增加。需要考虑可能导致抑郁的躯体疾病包括心血管疾病、脑血管疾病、偏头痛、帕金森病、多发性硬化、癫痫、癌症、骨质疏松、类风湿性关节炎、糖尿病、甲状腺功能障碍、系统性红斑狼疮、人类免疫缺陷病毒感染、各类慢性疼痛等。对怀疑为抑郁障碍的患者均应做全面的体格检查，并使用抑郁障碍的筛查工具进行早期检测、早期诊断。

二、精神科检查相关内容

精神科检查内容包括情感活动、认知活动、意志行为活动、自知力、兴趣障碍、思维、言谈、焦虑或激越情况、躯体症状、慢性疼痛、自杀观念、自杀企图和社会功能等。

（一）情感

情感是人对客观事物是否满足自己的需要而产生的态度体验。精神科检查要认真、仔细地询问病史，了解患者是否最近或很长一段时间不爱说话，变得心情不好、烦躁不安、闷闷不乐、情感淡漠，有孤独感，或经常把自己关在房间里等。要仔细询问什么时候开始出现沮丧、孤独、悲伤、消极、自我评价低、自我嫌弃、缺乏满足感、易哭泣、厌烦、气馁、无能感、羞辱、惭愧、担忧、有罪感等。

（二）兴趣

主要以兴趣减退为主，提不起精神做事。患者自己也不知道什么时候开始不爱运动，不爱吃饭，不跟人交往、优柔寡断、失去动力、逃避现实，曾经那些带来快乐的事情忽然消失了，慢慢地对所有的事情都失去兴趣，丧失一切积极动力。兴趣问题的评估，要仔细询问有无存在上述症状，如果有则评估严重程度，什么时候开始的，什么因素诱发的，分析兴趣障碍的原因、有无畏惧心理，兴趣减退与季节、光照和时辰有无关系等。

（三）疲劳感、活力减退或丧失

抑郁症患者不愿意出门，不愿意交流，整天于床上懒散地躺着，不愿意吃饭，亲人对他多说几句话就开始心烦、易怒或哭泣，自己觉得没有一点活力，稍微活动浑身发软。正如《忧郁》中描述那样："我四肢僵硬地躺在床上哭泣，因为太害怕而无法起来洗澡，但同时，心里又知道洗澡其实没什么可害怕的。我在心里复述着一连串动作：起身后把脚放到地上，站起来，走到浴室，打开浴室门，走到浴缸旁边，打开水龙头，站到水下，用肥皂抹身体，冲洗干净，站出来，擦干，走到床边，12 个步骤，对我来说就像经历耶稣的艰险历程一样困难。我用全身的力气坐起来，转身，把脚放到地上，但是之后觉得万念俱灰，害怕得又转过身躺回床上，但脚却还在地上。然后我又开始哭泣，不仅因为我没办法完成日常生活中最简单的事，而且还因为这样让我觉得自己愚蠢无比。"研究已证实，抑郁症患者不只是情绪低落、兴趣降低、精力下降，还有生理机能、家庭和社会功能的下降，疲劳感强烈、拖延、活力减退或丧失，重则失去行动能力，连起床洗脸的力气都没有，更不能学习工作，甚至会对生命构成威胁。

（四）思维及言语

思维最初是人脑借助于语言对事物的概括和间接的反应过程。人们在工作、学习、生活中遇到问题时总要"想一想"或"思考一下"，这种"想"和"思考"就是思维。根据思维的层次，分为日常层面的思维方式、科学层面的思维方式和哲学层面的思维方式，临床指的一般为日常层面的思维方式。抑郁症患者具有思维、言语迟缓的特征，就是"想法迟钝"，患者总是说"大脑不好使"或"脑子不够用"或"变笨了"，言语方面语速缓慢，或以点头、摇头或"嗯"来表达内心想法，缺乏主动性特征。从患者思维、言语和表情中找到抑郁发作的蛛丝马迹对早发现、早诊断抑郁症具有非常重要的意义。

（五）激越或焦虑

抑郁症患者常伴有激越或焦虑症状。激越是一种综合性的行为表现，包括激越性冲动言行和冲动性自伤行为，症状轻时表现为烦躁不安、四处走动、不合作、言语明显增多，严重时兴奋、大喊大叫、易激惹，甚至出现冲动、身体或言语攻击（如毁物、打人、言语威胁）、自伤行为。焦虑症状包括恐惧、坐立不安、烦躁、胸闷、心慌、呼吸急促、头晕、出汗、口干、尿频、尿急、震颤，或眉头紧锁、全身发抖和姿势紧张，甚至出现濒死感或失控感等。

（六）躯体化症状

有调查显示，抑郁症患者躯体化症状发生率为65.0%~98.2%。躯体化症状会导致患者的生活质量下降，也可使抑郁症复发。躯体化症状涉及神经肌肉系统、循环呼吸系统、胃肠道系统及部分无明显系统归类的症状，常见的症状包括头痛、头晕，睡眠障碍、惊醒，乏力、胸闷、气短、心慌，恶心、呕吐、口苦，腹痛、腹胀、便秘，尿频、尿急，发冷、发麻、发抖、全身关节疼痛，或皮肤烧灼感、易出汗，肢体乏力或感觉异常，部位不固定的游走性疼痛，或身上有气四处乱窜等。一般各种辅助检查均无异常。在采集病史时患者常以"说不清楚的疼痛""浑身难受""都查过、没有毛病"等语言来描述抑郁症的躯体化症状。

（七）自杀观念、自杀企图与自杀

中度以上抑郁症患者会悲观失望，自责自罪，感觉生不如死，产生自杀意念，继而导致自杀行为。研究显示，抑郁症病人中约有90%有自杀观念或行为，长期追踪随访研究表明，其中15%~25%的抑郁症病人最终自杀死亡，故抑郁症患者的自杀倾向评估很重要。患者出现对疾病治疗康复丧失信心，感到自己无援、无望，活着无价值时很有可能在近期内出现严重的自杀行为。北京大学第六医院社会精神病学与行为医学研究室主任黄悦勤教授指出："自杀行为发展一般有四个阶段，第一阶段是产生自杀意念，第二阶段为制订自杀计划，第三阶段是发生了自杀未遂，第四阶段为自杀死亡。"一旦发觉抑郁症患者有自杀意念或自杀行为，应该尽快送到精神专科医院救治，并实施24小时不离开监护。

（八）慢性疼痛

疼痛是一种与组织损伤或潜在的组织损伤相关的不愉快的主观感觉和情感体验。通常疼痛持续时间超过3个月（或在6个月内不少于50%的天数出现疼痛），或超出预期愈合时间并缺乏对生理性伤害感受的急性预警功能的疼痛被认为是慢性疼痛。慢性疼痛由生物、心理和社会因素共同引起，是一种复杂的社会心理现象，包括躯体痛觉异常、感觉、情感、认知、社会和负性情绪（痛情绪）等多个方面。有研究显示，慢性疼痛在普通人群中的发生率为20%~45%。在我国，慢性疼痛占疼痛门诊患者的30%~60%，慢性疼痛严重损害患者的生活质量，给社会带来巨大的医疗资源和生产力的损耗。慢性疼痛与抑郁症在许多风险因素方面有所重叠。目前，慢性疼痛共患抑郁症已是常见的健康问题，患有重度抑郁的人，他们疼痛的症状也较为明显，疼痛持续的时间也较长，甚至会导致很高的致残率。抑郁症状可以导致疼痛时间延长和程度加深，从而使疼痛和抑郁症状之间产生恶性循环。

（九）其他症状的评估

其他症状主要有注意力不集中，自我评价低和自信心下降，无理由的自责或过分和不适当的罪恶感，悲观，睡眠障碍，食欲下降等。同时，要观察有无妄想行为、幻觉行为、兴奋症状、不自然的动作或姿势、运动迟缓，有无控制冲动的能力，社会功能是否受损，检查合作与否，有无自高自大，或疑心过重、被害感觉、敌意情绪，情感退缩等。

妄想行为是指无事实根据，不切实际和怪异的想法。幻觉行为包括听觉、视觉、嗅觉或身体感觉的幻觉。兴奋症状表现为运动行为加速、对刺激更敏感、过度警觉或情绪过于不稳定。自高自大是指患者具有不切实际的非凡的能力、财富、知识、名望、权利和道德正义等。疑心/被害感觉表现为谨小慎微、怀疑态度、疑心过重的过度警觉或感觉他人意图伤害的明显妄想症状。敌意就是愤怒和愤恨的言语和非言语表达，包括挖苦、被动的攻击行为、言语攻击和身体攻击等。情感退缩一般为对生活中的事件缺乏兴趣。被动/冷漠社交退缩是由于被动、冷漠、无力或无动机而导致社会交往兴趣和主动性减少，结果导致人际交往减少且忽视日常生活中的活动。不合作是指主动拒绝顺从其他重要人士的意愿，包括医生、采访者或家人。主动回避社交是由于无根据的恐惧、敌意或不信任而减少社交参与。控制冲动的能力差表现为管理和控制行事冲动的能力失调，导致不计后果，突然、不加控制、随意或错误释放压力和情绪。不自然的动作或姿势主要以笨拙、做作、凌乱或奇异的外表为特点的症状。运动迟缓表现为动作和言语变慢或减少，对刺激的反应减弱，体质变弱。

三、抑郁症诊断评估

（一）评估方法

抑郁症的诊断采用多维度量表对受试者的一般资料、神经功能、认知功能、社会心理因素进行收集评估。目前代表性的精神疾病诊断分类体系包括《国际疾病分类》第10版（ICD-10）、《美国精神障碍诊断与统计手册》（第5版）和《中国精神神经疾病分类和诊断标准》（CCMD-3），一般配套使用。相关评估根据病史、临床症状、病程，体格检查、实验室检查，采用不同的抑郁障碍筛查量表进行检测、评估。

（二）抑郁症状严重程度的评估

评定抑郁障碍严重程度的评定量表较多，但从其性质上看，大多可分为他评量表与自评量表两类。其中属于他评的主要有汉密尔顿抑郁量表和蒙哥马利抑郁量表（MADRS）。属于自评的量表有9条目简易患者健康问卷（PHQ-9）、Zung抑郁自评量表、Beck抑郁问卷、快速抑郁症状自评问卷（QIDS-SR）、流行病研究中心抑郁量表（CES-D）、医院焦虑抑郁量表（HADS）、医学结果研究抑郁障碍问卷法（MOS-DQ）、内科疾病抑郁障碍量表（DMI-10）、临终病人贝克抑郁问卷（BDI-FS）、疾病痛苦量表（IDS）、自杀风险评定量表、转躁风险评定量表、生命质量及社会功能评定量表、副反应量表、亚利桑那性体验量表、药物依从性评定量表及辅助检查等。

参考文献

[1] 卢瑾, 李凌江, 许秀峰. 中国抑郁障碍防治指南 (第二版) 解读: 评估与诊断 [J]. 中华精神科杂志, 2017, 50 (3): 169—171.

[2] American Psychiatric Association. Diagnostic and statistical manual of mental disorders [M]. 5th ed. Washington DC: American Psychiatric Association Publishing, 2013.

[3] 吴秀敏. 抑郁症自杀的防范及护理 [J]. 临床护理杂志, 2005, 4 (1): 44—45.

[4] 抑郁障碍青少年生活事件、情绪症状与非自杀性自伤行为的关系 [J]. 精神医学杂志, 2020, 33 (6): 420—423.

[5] 张珊珊, 张野. 父母心理控制与非自杀性自伤行为的关系: 校园欺凌的中介作用 [J]. 中华疾病控制杂志, 2019, 23 (4): 459—463.

[6] 黄悦勤. 阻断抑郁者的自杀路. 健康报, 2020-09-05 (4).

[7] Melhuish Beaupre L, Brown GM, Kennedy JL. Circadian genes in major depressive disorder [J]. World J Biol Psychi-atry, 2018, 26: 1—11.

[8] Lunsford-Avery JR, Bdsb G, Brietzke E, et al. Adolescents at clinical-high risk for psychosis: Circadian rhythm disturbances predict worsened prognosis at 1-year follow-up [J]. Schizophr Res, 2017, 189: 37—42.

[9] Iosifescu D V, Nierenberg A A, Alpert J E, et al. Comorbid

medical ill-ness and relapse of major depressive disorder in the continuation phaseof treatment [J]. Psychosomatics, 2004, 45 (5)：419—425.

[10] 陈素珍, 袁勇贵. 躯体疾病和抑郁障碍共病的诊断、评估及治疗原则 [J]. 医学与哲学, 2013, 34 (2B)：23—27.

[11] 张宁宁, 盛良驹, 徐宇浩, 等. 抑郁症家族史阳性首发患者和健康者脑血流灌注的变化 [J]. 江苏大学学报：医学版, 30 (2)：169—172.

[12] 王士良, 葛陈捷, 钟华, 等. 情感障碍家族史对抑郁症患者临床特征及疗效的影响 [J]. 临床精神医学杂志, 2021, 31 (1)：32—34.

[13] 周雪莹, 易军, 王黔艳, 等. 有精神疾病家族史抑郁症患者自杀未遂的危险因素 [J]. 中国神经精神疾病杂志, 2019, 45 (8)：488—491.

[14] 辛立敏, 陈林, 杨甫德, 等. 伴精神病性症状抑郁症患者人口学及临床特征 [J]. 中国神经精神疾病杂志, 2019, 45 (8)：466—470.

[15] 王世锴, 李良, 郭萍, 等. 抑郁症家族史及心理应激对首发抑郁症急性期疗效的影响 [J]. 中国慢性病预防与控制, 2017, 25 (9)：702—705.

第三章　抑郁症的诊断

一、诊断原则

《中国抑郁障碍防治指南》(第二版)指出,抑郁症的临床诊断应依据以下原则:①确定目前(或最近)一次发作的类型,了解目前或最近一次发作的病史;根据获得的资料确定目前或最近这次发作是否为抑郁发作,并确定亚型。②详细询问既往病史、治疗过程,确定以前有过的发作类型。根据获得的资料确定以前有过哪些类型的发作,以及有过多少次发作。③确定疾病的诊断,根据目前或最近一次发作的类型和以前有过的发作类型,确定疾病的诊断。如果既往及目前只有抑郁发作,则依据抑郁障碍的标准进行相应诊断;如果既往有过躁狂发作,则诊断为双相障碍。④抑郁障碍诊断的改变,患者就诊时如果是首次发作,或者只有一种类型的发作,此时很难预测以后是否会再次发作或者发作的类型。如以后出现躁狂发作,则应修改诊断为双相障碍。

二、诊断要点

主要根据病史、临床症状、病程特点、体格检查和实验室检查,依照相关的精神疾病诊断分类标准而确定。密切临床观察,把握疾病横断面的主要症状或症状群及纵向病程特点,才能进行准确的临床诊断。

抑郁症常见的症状包括心境低落、悲伤、失去兴趣或乐趣、睡眠障碍、食欲增强或食欲不振、内疚感、缺乏自信心、心情烦躁,严重者可出现幻觉、妄想等精神病性症状。某些患者焦虑与运动性激越很显著,重者社会功能受损。临床诊断通常根据3条核心症状和7条附加症状。

(一)抑郁发作的核心症状

(1)情绪低落。显著而持久的情绪低落,持续至少2周,低落的心境几乎每天都存在,且基本不受环境影响。

(2)兴趣减退甚至丧失,无法体会到愉快感、幸福感。

(3)精力缺乏或过度疲劳。哪怕什么事情都没做,但依然觉得全身乏力。

(二)抑郁发作的附加症状

(1)自信心丧失和自卑。

(2)无理由的自责或过分和不适当的罪恶感。

(3)反复出现死或自杀想法,或任何一种自杀行为。

(4)主诉或有证据表明存在思维或注意能力降低,如犹豫不决或踌躇。

(5)精神运动性活动改变,表现为激越或迟滞。

(6)任何类型的睡眠障碍。

(7)食欲改变(减少或增加),伴有相应的体重变化。

临床上根据抑郁发作症状的数量、类型、严重程度以及日常工作和社会活动的表现,分为轻度、中度、重度抑郁发作,但三者之间的区分依赖于专业医生的临床判断。目前国内抑郁症的分类和诊断,主要遵照《国际疾病分类》第10版(ICD-10)中抑郁发作的分类及临床表现进行分类和诊断。

三、抑郁障碍分类

在DSM-5中,将抑郁障碍分为破坏性心境失调障碍、抑郁症、持续抑郁障碍、经前期心境恶劣障碍、物质/药品导致的抑郁障碍和由其他躯体问题引起的抑郁障碍。本章遵照ICD-10分类,将心境(情感)障碍分为躁狂发作、双相情感障碍、抑郁发作、复发性抑郁障碍、持续性心境(情感)障碍、其他心境(情感)障碍和未特定的心境(情感)障碍。详细分类如下:

F30～F39

　　心境(情感)障碍

F30　躁狂发作

　　F30. 0 轻躁狂

　　F30. 1 躁狂,不伴精神病性症状

　　F30. 2 躁狂,伴精神病性症状

　　F30. 8 其他躁狂发作

　　F30. 9 躁狂发作,未特定

F31　双相情感障碍

　　F31. 0 双相情感障碍,目前为轻躁狂

　　F31. 1 双相情感障碍,目前为不伴有精神病性症状的躁狂发作

F31. 2 双相情感障碍,目前为伴有精神病性症状的躁狂发作

F31. 3 双相情感障碍,目前为轻度或中度抑郁

　　.30 不伴躯体症状

　　.31 伴躯体症状

F31. 4 双相情感障碍,目前为不伴精神病性症状的重度抑郁发作

F31. 5 双相情感障碍,目前为伴精神病性症状的重度抑郁发作

F31. 6 双相情感障碍,目前为混合状态

F31. 7 双相情感障碍,目前为缓解状态

F31. 8 其他双相情感障碍

F31. 9 双相情感障碍,未特定

F32　抑郁发作

F32. 0 轻度抑郁发作

　　.00 不伴躯体症状

　　.01 伴躯体症状

F32. 1 中度抑郁发作

　　.10 不伴躯体症状

　　.11 伴躯体症状

F32. 2 重度抑郁发作,不伴精神病性症状

F32. 3 重度抑郁发作,伴精神病性症状

F32. 8 其他抑郁发作

F32. 9 抑郁发作,未特定

F33　复发性抑郁障碍

F33. 0 复发性抑郁障碍,目前为轻度发作

．00 不伴躯体症状

．01 伴躯体症状

F33．1 复发性抑郁障碍,目前为中度发作

．10 不伴躯体症状

．11 伴躯体症状

F33．2 复发性抑郁障碍,目前为不伴精神病性症状的重度发作

F33．3 复发性抑郁障碍,目前为伴精神病性症状的重度发作

F33．4 复发性抑郁障碍,目前为缓解状态

F33．8 其他复发性抑郁障碍

F33．9 复发性抑郁障碍,未特定

F34　持续性心境(情感)障碍

F34．0 环性心境

F34．1 恶劣心境

F34．8 其他持续性心境(情感)障碍

F34．9 持续性心境(情感)障碍,未特定

F38　其他心境(情感)障碍

F38．0 其他单次发作的心境(情感)障碍

．00 混合性情感发作

F38．1 其他复发性心境(情感)障碍

．10 复发性短暂抑郁障碍

F38．8 其他特定的心境(情感)障碍

F39　未特定的心境(情感)障碍

四、诊断标准

遵照ICD-10精神与行为障碍分类和《中国抑郁障碍防治指南》（第二版）制定诊断标准。

（一）抑郁发作诊断

患者通常有心境低落、兴趣和愉快感丧失，导致劳累增加，活动减少，精力不足。依据严重程度不同，可分为轻度、重度、重度抑郁发作。其他常见症状包括：①集中注意和注意的能力降低；②自我评价和自信降低；③自罪观念和无价值感（即使在轻度发作中也有）；④认为前途暗淡悲观；⑤自伤或自杀的观念或行为；⑥睡眠障碍；⑦食欲下降。病程持续至少2周，低落的心境几乎每天都一样，且一般不随环境而改变，但在一天内可显示出特征性的昼夜差异。

1. 轻度抑郁发作

诊断要点：心境低落、兴趣缺乏、快感丧失、易疲劳这几条通常为最典型的症状。至少具有核心症状中的2条，加上上述附加症状2条，共计至少4条症状。所有症状都不应达到重度。整个发作持续至少2周。轻度抑郁发作的患者通常为症状困扰，继续进行日常的工作和社交活动有一定困难，但患者的社会功能大概不会不起作用。

a. 轻度抑郁发作，不伴躯体症状。

符合轻度抑郁发作的标准，极少或不存在躯体症状。

b. 轻度抑郁发作，伴躯体症状。

符合轻度抑郁发作的标准，并伴4条或更多躯体症状。如只存在2条或3条躯体症状，但极为严重，也可诊断为此类抑郁发作。

2. 中度抑郁发作

诊断要点：具有核心症状中的至少2条，附加症状3条以上，共计至少5条症状。中度抑郁症患者具有明显的工作、社交或家务活动受损。但如果存在的症状特别广泛，这一点也不是必需的。整个发作至少持续2周。通常中度抑郁患者继续进行工作、社交或家务活动有相当程度的困难。

a. 中度抑郁发作，不伴躯体症状。

符合中度抑郁发作的标准，不存在或极少存在躯体症状。

b. 中度抑郁发作，伴躯体症状。

符合中度抑郁发作的标准，存在4条或更多躯体症状（若仅有2条或3条躯体症状，但极为严重，归于本类也是合理的）。

3. 重度抑郁发作

诊断要点：轻度和中度抑郁发作中提出的所有典型症状都应存在，并加上至少4条其他症状，27项汉密尔顿抑郁量表总分>24分。

a. 重度抑郁发作，不伴精神病性症状。

符合重度抑郁发作的标准，不存在幻觉、妄想和抑郁性木僵症状。重度抑郁的患者，除了在极有限的范围内，几乎不可能继续进行社交、工作或家务活动。本类别仅用于不伴精神病性症状的单次重度抑郁发作；再有发作时，应采用复发性抑郁障碍的亚类。

b. 重度抑郁发作，伴精神病性症状。

符合重度抑郁发作的标准，并且存在以下两种症状：①妄想和幻觉，但不应有典型精神分裂症性的幻觉和妄想，重度抑郁发作的妄想涉及抑郁、自罪、虚无、自我援引及被害内容的妄想。②抑郁性木僵。伴有精神病性症状者又分为与心境相协调的和与心境不协调的两类。

与心境相协调的精神病性症状包括罪恶妄想、无价值妄想、躯体疾病或大祸临头（灾难）妄想、嘲弄性或谴责性的听幻觉。

与心境不协调的精神病性症状包括被害或自我援引妄想，没有情感色彩的幻听。抑郁性木僵必须与紧张型精神分裂症、分离性木僵，以及器质性木僵表现相鉴别。

本类仅用于单次发作的伴精神病性症状的重度抑郁；再有发作，应采用复发性抑郁的亚类。包含精神病性抑郁、心因性抑郁性精神病、反应性抑郁性精神病。

（二）非典型其他抑郁发作

诊断要点：当总的诊断印象表明发作有抑郁性质，但并不符合典型抑郁发作的描述时，归于本类。例如，轻重时有变化的抑郁症状（特别是其躯体表现）与紧张、烦恼、痛苦等非诊断症状；躯体抑郁症状与非器质性原因所致的持续性疼痛或疲劳的混合形式，包含非典型性抑郁、单次发作的"隐匿性"抑郁。

（三）复发性抑郁障碍

1. 概念

抑郁障碍作为一种慢性疾病，具有很高的复发率（高达64%），部分患者反复发作，形成复发性抑郁障碍。临床上将抑郁发作次数超过 2 次，每次持续2周以上，一般为6个月，两次发作之间无明显心境障碍的抑郁称为复发性抑郁障碍。《中国抑郁障碍防治指南》（第二版）指出，反复出现抑郁发作，包括轻度、中度、重度中所表明的抑郁发作病史，不存在符合躁狂标准的心境高涨和活动过度的独立发作，如果紧接在抑郁之后出现短暂的符合轻躁狂标准的轻度心境高涨和活动增加,仍应使用本类别。抑郁发作的起病年龄、严重程度、持续时间、发作频率等均无固定规律。一般而言,初次发作晚于双相障碍,平均起病年龄为40~49岁。每次发作同样持续3~12个月(均数约6个月),但复发频率低些。发作间期一般缓解完全,但少数病人可发展为持续性抑郁,主要见于老年(这种情况仍用本类别)。不同严重程度的一次发作一般都是由应激性生活事件诱发。

2.**类型**

复发性抑郁发作还可细分如下:首先标明目前发作的类型,然后(如果有充分资料可供参考)标明多次发作中占优势的类型,包括复发性抑郁性反应的发作、心因性抑郁、反应性抑郁、季节性情感障碍、复发性内源性抑郁的发作、重症抑郁、躁狂抑郁性精神病(抑郁型)、心因性或反应性抑郁性精神病、精神病性抑郁、致命性抑郁等。

ICD-10精神与行为障碍分类将复发性抑郁障碍分为:①复发性抑郁障碍,目前为轻度发作;②复发性抑郁障碍,目前为中度发作;③复发性抑郁障碍,目前为不伴精神病性症状的重度发作;④复发性抑郁障碍,目前为伴精神病性症状的重度发作;⑤复发性抑郁障碍,目前为缓解状态;⑥其他复发性抑郁障碍;⑦复发性抑郁障碍,未特定等。《中国抑郁障碍防治指南》(第二版)将复发性抑郁障碍分为:①复发性抑郁障碍,目前为轻度发作;②复发性抑郁障碍,目前为不伴精神病性症状的重度发作;③复发性抑郁障碍,目前为伴精神病性症状的重度发作;④复发性抑郁障碍,目前为缓解状态;⑤其他复发性抑郁障碍;⑥复发性抑郁障碍,未特定等。

复发性抑郁障碍,无论已发生过多少次抑郁,出现躁狂发作的危险始终不能完全排除。一旦出现了躁狂发作,诊断就应改为双相情感障碍。

3. 复发性抑郁障碍诊断

(1)复发性抑郁障碍,目前为轻度发作。

诊断要点:应符合复发性抑郁障碍的标准,目前发作应符合轻度抑郁发作的标准;应至少两次发作,每次持续时间至少两周,两次发作之间应有几个月无明显心境紊乱。否则,诊断应为其他复发性心境(情感)障碍。诊断要标明目前发作中是否存在躯体性症状,若需要,可标明既往发作中占优势的类型(轻度或中度、重度,不确定)。

(2)复发性抑郁障碍,目前为中度发作。

诊断要点:应符合复发性抑郁障碍的标准,目前发作应符合中度抑郁发作的标准;应至少两次发作,每次持续时间至少两周,两次发作之间应有几个月无明显心境紊乱。否则,诊断应为其他复发性心境(情感)障碍。诊断要标明目前发作中是否存在躯体性症状,若需要,可标明既往发作中占优势的类型(轻度或中度、重度,不确定)。

(3)重度发作的复发性抑郁障碍,目前为不伴精神病性症状。

诊断要点:应符合复发性抑郁障碍的标准,目前发作应符合不伴精神病性症状的重度抑郁发作的标准;应至少两次发作,每次持续时间至少两周,两次发作之间应有几个月无明显心境紊乱。否则,诊断应为其他复发性心境(情感)障碍。若需要,可标明既往发作中占优势的类型(轻度或中度、重度,不确定)。

(4)重度发作的复发性抑郁障碍,目前为伴精神病性症状。

诊断要点:应符合复发性抑郁障碍的标准,目前发作应符合伴精神病性症状的重度抑郁发作的标准;应至少两次发作,每次持续时间至少两周,两次发作之间应有几个月无明显心境紊乱。否则,诊断应为其他复发性心境(情感)障碍。若需要,妄想或幻觉可标明为心境协调的或心境不协调的,可标明既往发作中占优势的类型(轻度或中度、重度,不确定)。

(5)复发性抑郁障碍,目前为缓解状态。

诊断要点:既往应符合复发性抑郁障碍的标准,目前不应符合任何严重程度抑郁发作的标准;应至少两次发作,每次持续时间至少两周,两次发作之间应有几个月无明显心境紊乱。否则,诊断应为其他复发性心境(情感)障碍。如果病人为减少复发危险在继续接受治疗仍可采用本类别。

(6)其他复发性心境(情感)障碍。

诊断要点:复发性短暂抑郁发作,反复出现的短暂抑郁发作,在既往一年中大约每月出现一次,每次抑郁发作持续时间都不足两周,典型的为2~3天,缓解完全,但能够符合轻度、中度或重度抑郁发作的症状学标准。鉴别诊断与恶劣心境的患者相反,这类患者在大多数时间不感到抑郁。如果抑郁发作仅与月经周期有关应归于其他特定的心境(情感)障碍。

(四)持续性心境障碍诊断

持续性心境障碍属于情感性障碍范畴,但是症状程度很轻,达不到心境障碍中轻度抑郁或轻度躁狂发作的标准。表现为持续性并常有起伏的心境障碍,每次发作极少(即或有的话)严重到足以描述为轻躁狂,甚至不足以达到轻度抑郁。一次持续数年,有时甚至占据个体一生中的大部分时间,因而造成相当程度的主观痛苦和功能残缺。在某些情况下,反复和单次发作的躁狂以及轻度或重度的抑郁发作可叠加在持续的心境障碍之上。持续性心境障碍主要包括两个常见类型,即环性心境障碍和恶劣心境障碍。

1. 环性心境障碍

ICD-10指出,环性心境是指心境持续性地不稳定,包括众多的心境轻度低落和轻度高涨时期。这种心境障碍多始于成年早期,且呈慢性病程,但也可有正常心境,且一次稳定数月。这种心境的起伏变化大多与生活事件无关。由于心境波动幅度相对较小,心境高涨的时期患者体会到愉快,这需要对患者经过长时间观察及了解,否则很难作出正确的诊断。

诊断要点:心境持续不稳定,包括轻度低落和轻度高涨的多个周期。心境轻度高涨包括精力和活动增加,睡眠需要减少,自我评价过高,具有不同寻常的创造性,比平日更合群,并且兴趣增强,过分乐观或夸大既往的成就等。但没有任何一次发作在严重程度或持续时间上符合双相情感障碍或复发性抑郁障碍的标准。

对于环性心境障碍,DSM-Ⅳ的诊断要点如下:①病程长达2年以上,反复出现众多轻躁狂症状和轻型抑郁症状;②轻躁狂症状虽满足轻躁狂发作,但不满足躁狂发作的诊断标准;③抑郁症状不满足重性抑郁症的诊断标准(例如持续时间2周以内);④不存在2个月以上无症状期;⑤该障碍的前2年不存在重性抑郁症和躁狂发作或混合性发作。

2. 恶劣心境障碍

恶劣心境是一种慢性的(持续至少2年)心境(情绪)低落,但严重程度不足以诊断为轻度抑郁发作。基本特征为相当长时间存在的低落心境,无论从严重程度还是一次发作的持续时间,目前均不符合轻度或中度复发性抑郁发作的标准,但过去(尤其是开始发病时)可以曾符合轻度抑郁发作的标准。通常始于成年早期,持续数年,甚至终生。患者往往有数天至数周的时间自述感觉不错,但多数时间(一般一次数月)感到疲惫,或活动减少、自信心丧失,或感到自信心不足、睡眠不佳、能力不足、无望或绝望、言语比平时减少,通常尚能应付日常家庭事务和社会活动中的基本事务。若在晚年发病,通常为一次独立抑郁发作的后果,与居丧或其他明显的应激有关。包括抑郁性神经症、抑郁性人格障碍、神经症性抑郁(持续2年以上)、持续性焦虑抑郁。不包括焦虑抑郁(轻度或非持续性),居丧反应、延长的抑郁反应(持续不足2年)、残留型精神分裂症。

五、鉴别诊断

抑郁障碍亦有原发性抑郁障碍和继发性抑郁障碍之分。临床原发性抑郁障碍应与继发性抑郁障碍、精神分裂症、双相情感障碍、焦虑障碍、创伤后应激障碍鉴别诊断。

(一)继发性抑郁障碍

脑器质性疾病、躯体疾病、某些药物和精神活性物质等均可引起继发性抑郁障碍。继发性与原发性抑郁障碍的鉴别要点如下:①前者有明确的器质性疾病或有服用某种药物或使用精神活性物质史,体格检查有阳性体质,实验室及其他辅助检查有相应指标的改变;②前者可出现意识障碍、遗忘综合征及智能障碍,后者除谵妄性躁狂发作外,一般无意识障碍、记忆障碍及智能障碍;③器质性和药源性抑郁障碍的症状随原发疾病的病情消长而波动,原发疾病好转,或在有关药物停用后,情感症状相应好转或消失;④前者既往无心境障碍发作史,而后者可有类似的发作史。

(二)精神分裂症

伴有精神病性症状的抑郁发作或抑郁性木僵需与精神分裂症或其紧张型鉴别。鉴别要点如下:①原发症状,抑郁障碍以心境低落为原发症状,精神病性症状是继发的;精神分裂症通常以思维障碍和情感淡漠、不协调为原发症状,而抑郁症状是继发的,且短于精神分裂症的原发症状;②协调性,抑郁障碍患者的思维、情感和意志行为等精神活动之间尚存在一定的协调性,精神分裂症患者的精神活动之间缺乏这种协调性;③病程,抑郁障碍多为间歇性病程,间歇期基本正常;而精神分裂症的病程多数为发作进展或持续进展,缓解期常有残留精神症状或人格缺损;④病前性格、家族遗传史、预后和药物治疗的反应等均有助于鉴别。

(三)双相情感障碍

典型的双相情感障碍患者情绪在情绪高涨/躁狂和抑郁之间波动。在抑郁时情绪极其低落,且注意力难以集中、食欲不振和睡眠障碍等,从而引发其出现自杀的念头。当患者狂躁时,则情绪异常高涨、行为增多和言语夸大等,严重时易出现幻觉和妄想等。个体在每个情绪阶段的发作次数及其持续时间之间存在显著差异。

抑郁症和双相情感障碍的鉴别点主要包括以下几个方面:①年龄与家族史,抑郁症较晚(中年多见),双相障碍较早(25岁以前),起病年龄早的双相情感障碍患者,其亲属患情感障碍类疾病的概率更高;②起病形式与病程,抑郁症起病较缓慢,双相障碍多为急性或亚急性起病;抑郁症病程较长(3~12个月),双相障碍疾病病程较短(3~6个月);③复发特点,与抑郁症相比双相障碍更易复发,预后差;④心境稳定性,抑郁症心境较稳定,双相障碍缓解期也可以表现出心境不稳定性和强烈的情感特质;⑤易激惹性,抑郁症患者少见,双相障碍易出现敌对、愤怒和冲动性;⑥激越,抑郁症患者较少见,双相障碍易见精神运动性激越;⑦思维形式障碍,抑郁症患者表现为迟滞,双相障碍多见思维竞赛或思维的拥挤感,主观感觉"不愉快";⑧注意力,抑郁症表现为注意持续性困难,双相障碍患者多见随境转移;⑨典型的双相情感障碍患者睡眠过多、食欲增加、体重增加或伴有精神病性症状。

(四)焦虑障碍

焦虑障碍是一种以焦虑、紧张、恐惧情绪为主,伴有以自主神经系统症状和运动不安等为特征的神经症。患者常表现为与实际应激不符的紧张、恐惧和高度警觉状态,常伴有坐立不安、胸闷、心悸、燥热、搓手顿足、易出汗、手抖、尿频、口干、腹泻、皮肤麻痛、肌肉震颤等症状。急性焦虑发作的患者在工作、生活中会突然出现强烈的窒息感、濒死感。

(五)创伤后应激障碍

创伤后应激障碍是一种较为常见的心理疾病。表现为思想和精神上感觉到万分悲痛,烦躁不安,敏感度特高。部分患者经常梦见亲眼看见或体验到创伤性事件发生的经过,并无法自主地停止这样的梦境和情节。还有部分患者过度地防止创伤性事件的再次发生,尽可能地逃避任何一切可能诱发不安情绪的事件,坚决地拒绝参与相似的活动和场合,不愿与他人交往,渐渐远离亲朋好友。

六、诊断注意事项

（一）临床特征

（1）伴发躯体症状。抑郁症患者除人际敏感、多疑、偏执以外有诸多躯体症状，且不适体诉可涉及各个系统器官，包括睡眠障碍，各种疼痛，腹胀、腹泻、恶心、呕吐、便秘、胸闷、呼吸急促、胸痛，尿频、尿急、尿痛、排尿困难，生殖器不适感，皮肤麻木、刺痛感等。

（2）伴有精神病性症状。临床实践中，抑郁障碍的诊断率不足往往与临床医生过分重视并放大精神病性症状在疾病诊断中的重要性有关，导致对于存在精神病性症状的抑郁障碍患者被误诊为精神分裂症。全面分析各种症状产生的基础、相互之间的主次关系等，将有助确诊。

（3）伴发焦虑症状。多数抑郁障碍患者伴有焦虑症状，而这些焦虑症状通常会掩盖抑郁症状。焦虑症状往往是促使患者就医的主要原因，需要仔细甄别其中的主次关系才能正确识别抑郁障碍。

（4）焦虑、抑郁与躯体化症状易与某些躯体疾病本身症状混淆，应注意鉴别。卒中后的情感淡漠、被动、反应迟钝、激越、意志减退等既可能是抑郁症状，也可能是卒中后神经功能缺损的表现。甲状腺功能减退症患者常表现为情绪低落、木讷、思维迟缓、缺乏活力等，应鉴别有无抑郁。

（5）躯体化症状临床表现多种多样，变化多端，正确诊断抑郁与躯体化症状，应首先明确有无躯体疾病。如症状不能完全由躯体疾病解释，应进一步询问有无生活事件、创伤等心理社会因素，精神障碍既往史、家族史,人格偏离,精神活性物质或药物使用线索,关注患者有无躯体症状以外的情感和心理症状。应用量表等简便、快速的测量工具,可以对症状进行筛查及严重程度评估。

(二)病程特点

抑郁障碍大多数是发作性病程,在发作间歇期精神状态可恢复到病前水平,既往有类似发作对诊断有帮助。典型的抑郁发作呈发作—缓解病程,但部分难治性抑郁症患者以及慢性抑郁发作患者可能表现为迁延性病程。应注意在慢性病程中的波动性和潜在的发作—缓解特点。抑郁发作患者如既往有过符合诊断标准的狂躁发作,则应诊断为双相情感障碍。但临床中,有一部分患者既往仅为轻躁狂发作,有些发作甚至并未引起患者本人和家属的注意,这种情况的患者常易被误诊为抑郁障碍。

参考文献

[1]范肖冬,汪向东,于欣,等译.ICD-10精神与行为障碍分类:临床描述与诊断要点[M].北京:人民卫生出版社,1993.

[2]李凌江,马辛.中国抑郁障碍防治指南[M].第二版.北京:中华医学电子音像出版社,2015.

[3]李文红,翟昕东,战广茂,等.环性心境障碍[J].国外医学精神病学分册,2003,30(2):89—91.

[4]Massa NM, Duncan E, Jovanovic T, et al. Relationship between Toxoplasma gondii seropositivity and acoustic startle response in an inner-city population[J]. Brain Behav Immun, 2017, 61: 176—183.

[5]吴振国,朱颀峰,贾玉娟,等.抑郁发作和复发性抑郁障碍

心境合并躯体疾病的临床分析[J]. 广东医学, 2017, 38（1）: 121—123.

[6]Colin A Depp, Brent T Mausbach, Alexandrea L Harmell, et al. Meta-analysis of the association between cognitive abilities and everyday functioning in bipolar disorder[J]. Bipolar Disord, 2012, 14: 217—226.

[7]刘冀荣, 李瑛, 惠玲利. 睡眠-觉醒曲线与双相情感障碍模型小鼠躁狂和抑郁症状和工作记忆的关系[J]. 神经损伤与功能重建, 2020, 15（10）: 594—596.

[8]王红, 陈林, 吉振鹏, 等. 双相障碍患者焦虑症状的危险因素分析[J]. 中华行为医学与脑科学杂志, 2017, 26: 800—804.

[9]Susan L Mc Elroy, Renu Kotwal, Rakesh Kaneria, et al. Antidepressants and suicidal behavior in bipolar disorder[J]. Bipolar Disord, 2006, 8: 596—617.

[10]中华医学会神经病学分会神经心理学与行为神经病学组. 综合医院焦虑、抑郁与躯体化症状诊断治疗的专家共识[J]. 中华神经科杂志, 2016, 49（12）: 908—917.

[11]苏金哥, 刘晓梅, 姜海军, 等. 联合认知行为疗法在复发性抑郁障碍治疗中的应用效果[J]. 临床研究, 2021, 11（7）: 234—236.

[12]于海婷, 周福春, 薄奇静, 等. 双相情感障碍、抑郁障碍认知功能相关因素分析[J]. 中国医刊, 2020, 55（8）: 917—919.

[13]郑天生, 潘琳玲, 林光耀, 等. 复发性抑郁障碍患者的认知功能损伤特点及影响因素[J]. 健康研究, 2021, 41（1）: 66—73.

第四章 特定人群的抑郁障碍

抑郁症是一种临床异质性疾病，其在心理、行为和生理水平上的症状表现各异。研究显示，不同年龄段的抑郁症患者、产后抑郁症患者临床特征不一，尤其老年抑郁，儿童、青少年抑郁和产后抑郁有明显的特异性。

一、老年抑郁

老年期抑郁是指年龄在 60 岁及以上的老年人中出现的抑郁障碍，是老年人常见的一种情绪和精神障碍，其特征是存在情绪低落、内疚感和自杀念头，同时伴随躯体症状，如全身疼痛或某个部位的慢性疼痛，睡眠-觉醒节律改变，体重减轻或增加，易疲劳等。老年抑郁患者发病前可能常常感到悲伤和绝望，出现不明原因的躯体不适感或者疼痛感（包括头痛、胸痛），或者出现心慌、气短、腹胀、头晕、便秘等症状，去医院检查查不出任何器质性疾病，患者渐渐变得敏感、多疑，精力不足，疲倦，体重减轻或食欲减退，睡眠障碍、多梦，哈欠连天，出现行动迟缓、反应迟钝、记忆力减退，对现实的绝望感、无助感，对社交、爱好失去原来的兴趣，感到自己是家人和社会的累赘，失去自我价值感，有的产生自杀的念头。

国外老年抑郁症的流行病学研究结果显示，30.8%的老年人有抑郁症状，养老机构老年抑郁患病率高达32.1%~33.8%。2014年的一项研究显示，我国老年抑郁症患病率为23.6%，女性高于男性。2018年的另一项调查研究显示，我国老年抑郁症患病率为15.9%，其中有36.4%的患者存在轻度认知功能障碍。2020年的一项我国养老机构老年人抑郁症状检出率的Meta分析研究结果显示，我国养老机构老年人抑郁症状检出率较高，且轻度抑郁症状的发生率高于中重度，结果提示尽早对机构老年人进行适当的心理干预，可最大限度地逆转老年人的抑郁状态。

老年抑郁不仅会加速认知功能的下降，而且会导致更严重的认知障碍，并且很多老年抑郁症患者往往存在各种慢性疾病，如高血压、糖尿病、冠心病、脑卒中后遗症、肿瘤等。这些慢性病的存在会导致老年抑郁症患者治疗方案更加复杂，故老年抑郁症的诊治，应加强鉴别诊断，尽早精准诊断，对症对因合理精准治疗，包括生活干预、心理治疗和药物治疗。

二、儿童、青少年抑郁

儿童、青少年抑郁亦称抑郁情绪、抑郁症状、抑郁心理症状、抑郁障碍、抑郁症等。童年是快乐的，阳光的，无忧无虑、绚丽多彩的，但当今社会里有一小部分儿童、青少年的内心感受不到快乐，特别容易发脾气，兴趣爱好缺失，故意装病，不爱学习，逃课，甚至会自残、自杀，他们就是罹患抑郁症的孩子们。

有研究指出，青少年抑郁症的发生与患者童年的创伤、虐待、丧失、分离，父母婚姻状况、父母矛盾冲突、家庭沟通模式不健康、母子关系不和谐，父母有抑郁症病史、父母过高的期望、言语伤害、否定式的教养方式，患儿自我过高的要求、追求完美主义、学习压力、学校内排名竞争及升学竞争有关。流行病学调查发现，儿童、青少年抑郁症呈现患病率上升且发病年龄下降的趋势。一项针对儿童、青少年抑郁症的Meta分析显示，儿童和青少年抑郁障碍的患病率分别为2.8%和5.7%，其中学龄前儿童占1%。另有研究报道，青少年抑郁症的患病率在青春期占到5%~8%。女性、父母离异、家庭不和睦和儿童期创伤经历多是青少年发生抑郁的危险因素。

与成人相比，儿童、青少年的抑郁出现时比较隐蔽，其发生通常有一个缓慢的、长期的过程，具有伪装性特点。部分患者发病时没有任何诱因，部分患者诉说自己身体不舒服，部分患者出现食欲缺乏、逃学现象，甚至有的自残、实施自杀行为后才被发现。由于儿童心理发育不成熟，不能表达自己内心的"纠结"，有时表现为不合群、少言寡语、不爱学习、爱发脾气、易激惹、装病、自伤行为。随着病情的发展产生无助感、孤独感、绝望与无价值感、能力减退感，同时伴有焦躁不安、快感缺乏、负性自我评价，出现躯体疾病症状。另外，儿童、青少年抑郁症患者非自杀性自伤、自杀倾向高于成人抑郁症患者。国内一项研究显示，在入组的112名抑郁障碍青少年中，非自杀性自伤检出率为83.0%，其中伴有自杀意念的非自杀性自伤占比为88.2%，认为非自杀性自伤的发生与负性生活事件及焦虑、抑郁情绪有关。如果孩子长期表现为食欲不佳、不愿进行游戏、不喜欢玩具、无故发脾气、逃学等，建议去找心理医师咨询和检查，以便及早诊断，及早治疗。

三、产后抑郁

1968年，Pitt 首次提出产后郁症（Postpartum Depression, PPD）的概念：产后抑郁是产褥期发生的不典型抑郁，起病隐匿，属于神经症性抑郁。产后抑郁通常起病隐匿，产后2周起病，4~6周症状明显。主要表现为产妇在产褥期出现情绪低落、悲观、绝望、沮丧、焦虑、失眠、不安、烦躁、思维迟缓、精力疲乏、情绪易波动、喜怒变化无常，病情严重者可产生幻觉，甚至会产生自伤、自杀的意念或行为，有的还会出现"扩大性自杀"，更可怕、严重的是"扩大性自杀"的对象往往是自己的孩子。产后抑郁症不仅危害产妇的健康，还影响婴儿智力、行为及情绪的发育，造成不良影响，故早期防治产后抑郁症显得尤为重要。

调查研究显示，不同国家产后抑郁症的发病率存在一定的差异，国外的发病率为3.5%~35.0%，我国的发病率为4.0%~18.5%；在产后1个月内出现抑郁症状者约占产妇的14%，再次妊娠时产后抑郁症的复发率高达30.0%。有学者认为，产后抑郁症是一种暂时性的疾病，能够影响到30%~80%的产后女性，其中临床上诊断为重度产后抑郁症的为7%~19%。一项调查研究显示，致产后抑郁症发生的主要因素为孕前抑郁病史，其次是对分娩的恐惧。分娩疼痛，对分娩知识的了解程度低、待产准备不足，有躯体疾病或残疾，原有妊娠史影响胎儿，有妊娠糖尿病史，以及诸多生理因素，包括甲状腺激素、免疫系统、神经肽等均可能对产妇有影响，导致产后抑郁症的发生。

诊断方面，分娩前无抑郁症史，产后抑郁症状持续2周及以上，常见的抑郁症状包括情绪低落、兴趣丧失、精力下降,伴有睡眠、饮食方面的变化,注意力下降、精力不足、自卑、罪恶感、无价值感,自我封闭心理严重,严重者出现幻觉或伤害婴儿、自残或自杀等极端行为。目前,我国临床用于评定产后抑郁症的主要量表为爱丁堡产后抑郁症自测量表(Edinburgh Postnatal Depression Scale, EPDS),具有较高的灵敏度及特异度。

产后抑郁症的危险因素很多,包括产妇年龄、胎儿性别、婴幼儿出现异常状况、剖宫产、与配偶关系欠佳、与公婆关系欠佳、经济状况差、睡眠障碍等。在国外,Beck做了一系列的Meta分析,排在前13位的重要危险因子有:社会支持、产前抑郁、生活压力、夫妻关系、抑郁病史、婴儿气质、社会及经济地位、抚育儿童的压力、自负、非计划妊娠或非自愿妊娠、产后心绪不良、产前焦虑、在婚姻关系中的地位等。国内一项研究结果显示,与产后抑郁症发病关联度较高的4个因素是新生儿健康情况较差、夫妻关系不和睦、产妇大于34周岁和非自然分娩。

产后抑郁症的治疗包括心理治疗、药物治疗、物理治疗和针灸治疗。心理治疗包括认知行为疗法、行为激活、人际关系疗法等。一般轻度抑郁发作时可以首选心理治疗。药物治疗以使婴儿接触的药量最小,又对产妇治疗有效为原则,采取最低有效剂量开始治疗。物理治疗包括重复经颅磁刺激治疗、光照疗法、电休克治疗等,一般与药物联合治疗。针灸治疗对产后抑郁有较好的治疗作用。

参考文献

[1]毕斌,陈赛,舒燕萍,等.青少年情感障碍的心理干预与治疗观察[J].心理月刊,2020,3(15):89.

[2]白艳乐,崔东红,郑宝,等. 青少年双向情感障碍与父母教养方式的相关[J]. 中国健康心理学杂志,2020,28(10):1441—1444.

[3]钟懿珠,高静,柏丁兮,等. 中国养老机构老年人抑郁症状检出率的Meta分析[J]. 中国心理卫生杂志,2020,34(12):1006—1015.

[4]胡志萍,吕利枝,陈练,等. 北京大学医学部医院初筛高危因素对妊娠并发异常情况及结局的影响[J]. 中国妇产科临床杂志,2020,21(3):239—241.

[5]杨超,张莉,傅岳文,等. 不同年龄抑郁症患者转录组数据挖掘分析与儿童青少年发病基因的关系[J]. 中国全科医学,2019,22(S1):23—27.

[6]赵荣江,牛雅娟,杜霞,等. 不同起病年龄成年抑郁症患者残留症状特征[J]. 中国神经精神疾病杂志,2020,46(5):269—274.

[7]刘硕,刘晓红. 如何利用自评式量表在老年人群中筛查抑郁[J]. 中国临床保健杂志,2020,23(5):586—589.

[8]韩进美,王子云,杨兰,等. 中国医院来源老年人群抑郁检出率的 Meta 分析[J]. 中国老年学杂志,2019,39(5).1117—1121.

[9]白淑英,赵贤芳,赛音朝克图. 老年期抑郁症的诊断及治疗新进展[J]. 内蒙古民族大学学报:自然科学版,2012,27(2):234—236.

[10]王永军,孙丽丽,贾建军. 老年抑郁症与认知功能障碍研究进展[J].中华老年心脑血管病杂志,2019,21(7):777—779.

[11]Beck CT. Predictors of postpartum depression: an update[J].

Nurs Res, 2001, 50（5）：275—285.

［12］刘晓秋. 中国妇女产后抑郁症相关危险因素分析［J］. 医学与哲学, 2015, 36（523）：77—80.

［13］李凤华. 产后抑郁患者心理分析及相关因素探讨［J］. 中国社区医师, 2018, 34（3）：150—151.

［14］徐梦蓉, 刘树苗, 陈洁, 等. 抑郁障碍青少年生活事件、情绪症状与非自杀性自伤行为的关系［J］. 精神医学杂志, 2020, 33（6）：420—423.

第五章　头痛相关抑郁障碍

头痛一般是指头颅上半部（眉弓、耳廓上部、枕外隆突连线以上）的疼痛。头痛的原因很多，类型也非常多。据流行病学统计，在我国18~65岁人群中，有3亿多人头痛。原发性头痛发病率为23.8%，其中紧张型头痛占11.77%，偏头痛占9%。长期头痛发作会增加脑血管疾病患病率，其并发症发生率也会增加。研究证实，慢性头痛人格特征为多疑敏感、固执己见、易烦恼、性格内向，具有坐立不安、焦虑、忧郁、紧张、敌意、依赖和心理冲突的特征。原发性头痛病人抑郁和广泛性焦虑患病率较高。原发性头痛和焦虑、抑郁互相影响，互为因果，严重影响病人的生活质量。故目前大部分学者认为焦虑、抑郁障碍与头痛共病存在，两者之间存在双向关系。

一、头痛分类及诊断要点

国际头痛学会于2018年颁布的第三版"头痛疾病的国际分类"中将头痛疾病分为三大类：①原发性头痛；②继发性头痛；③痛性颅神经病变和其他面痛及其他类型头痛。

（一）原发性头痛

原发性头痛包括偏头痛、紧张型头痛、三叉自主神经性头痛及其他原发性头痛四部分。

1. 偏头痛

偏头痛是临床上最常见的原发性头痛类型，临床表现为反复发作的中重度头痛，多发生于偏侧头部，常为搏动性，可伴恶心、呕吐、畏光和畏声等自主神经功能紊乱症状。偏头痛多起病于儿童期、青春期和成年早期。我国偏头痛年患病率为9.3%，女性多于男性。目前，根据2018年国际头痛协会发表的《国际头痛疾病分类》（第三版）（ICHD-3），将偏头痛分为无先兆偏头痛、先兆偏头痛、慢性偏头痛。偏头痛最常见的合并症是焦虑和抑郁障碍，其次是睡眠障碍。研究显示，偏头痛患者发生抑郁症的风险是正常人群的 2~4 倍，抑郁症患者发生偏头痛的风险是正常人群的3倍。随着偏头痛发作频率的增加，患焦虑/抑郁障碍的风险也随着增加。

（1）无先兆偏头痛

无先兆偏头痛是最常见的偏头痛类型，发作期典型特征是单侧搏动性头痛，中度或重度头痛，伴恶心、呕吐、出汗，遇到光和声刺激时疼痛加重，睡眠和休息可以缓解。

诊断要点：

A. 符合下述B—D项，发作至少5次。

B. 每次发作持续4~72小时。

C. 具有以下特征，至少2项：①单侧性；②搏动性；③中至重度（影响日常活动）；④上楼或其他类似日常活动使疼痛加重。

D. 发作期间，至少符合以下1条：①恶心/呕吐；②畏光或畏声。

E. 器质性或其他系统代谢性疾病证据，或虽有某种器质性疾病，但偏头痛初次发作与该病无密切关系。

（2）先兆偏头痛

先兆偏头痛是头痛前有先兆症状，视觉先兆最为常见，多为暗点、闪光和黑蒙，部分有短暂的单眼盲或双眼的一侧视野偏盲，其他可有思睡、烦躁和偏侧肢体感觉或运动障碍。先兆症状一般持续 10~20 分钟。研究显示，15%~30% 患者头痛发作前出现先兆症状。

诊断要点：

A. 至少有2次下述2项发作。

B. 先兆症状至少包括以下1条，但无运动障碍：①完全可恢复的视觉症状；②完全可恢复的感觉症状；③完全可恢复的言语困难。

C. 至少符合以下2条：①双侧视觉症状和/或单侧感觉症状；②至少一个先兆症状逐渐发展，时间超过5分钟和/或不同的先兆症状接连出现超过5分钟；③每个先兆超过5分钟，并且少于60分钟。

D. 在先兆期或先兆症状随后60分钟内出现符合无先兆性偏头痛的B—D项标准的头痛。

E. 不归因于其他疾患。

（3）慢性偏头痛

慢性偏头痛每月发作半月或半月以上，持续超过3个月，其中包括每月至少8天具有偏头痛的特征，并与药物过度使用无关。

诊断要点：

A. 头痛时间≥15天/月，持续时间≥3个月。

B. 至少有5次头痛发作满足无先兆偏头痛和/或先兆偏头痛标准。

C. 至少 8天/月，满足以下1项：①无先兆偏头痛C项和D项；②先兆偏头痛B项和C项；③患者认为是偏头痛起病且能被曲普坦或麦角胺类药物缓解。

D. 不能归因于其他诊断。

2. 紧张型头痛

紧张型头痛是临床最常见的原发性头痛，占全部头痛的30%~70%，其终生患病率为46%~78%，临床表现多为双侧枕部或全头部出现的胀痛或紧缩性或压迫性头痛，可阵发性地加重，常伴有头昏沉、焦虑、抑郁、失眠等症状，且在应激和精神紧张、焦虑、抑郁等情况下疼痛可能有加重。大多数情况下疼痛是偶发性的。研究证实，长久的疲劳、焦虑抑郁情绪、负性应激事件、心理持续紧张等是引起紧张性头痛的常见病因。另一方面，如果紧张型头痛一直持续存在，一定会引起并可能加重患者抑郁样行为和/或焦虑情绪。《国际头痛疾病分类》(第三版)将紧张型头痛分为四大类，包括偶发性紧张型头痛、频发性紧张型头痛、慢性紧张型头痛和很可能的紧张型头痛等。

（1）偶发性紧张型头痛

头痛发作不频繁，持续数分钟到数天。典型的头痛为轻到中度双侧压迫性或紧箍样头痛，不因日常体力活动而加重。不伴随恶心，但可伴随畏光或畏声。

诊断要点：

A. 每月发作少于1天（每年少于12天），但每年发作 10 次以上。

B. 头痛持续 30 分钟到1周。

C. 疼痛性质。至少符合下列特点中的2条：①双侧头痛；②压迫性或紧箍样疼痛（非搏动性）；③轻或中度头痛；④日常活动（如走路或爬楼梯)不加重头痛。

D. 其他。以下2条中至多有1条符合：①无恶心或呕吐；②畏光、畏声。同时，疼痛不能用 ICHD-3 中的其他诊断更好地解释。

(2)频发性紧张型头痛

头痛发作频繁，持续数分钟到数天。典型的头痛为轻到中度双侧压迫性或紧箍样头痛，不因日常体力活动而加重；不伴随恶心，但可伴随畏光或畏声。

诊断要点：

A. 平均每月发作时间1~14 天，超过3个月(每年发作时间≥12天，且<180天)，至少发作10次，

B. 头痛持续 30 分钟到 7 天。

C. 疼痛性质。至少符合下列特点中的2条：①双侧头痛；②压迫性或紧箍样疼痛(非搏动性)；③轻或中度头痛；④日常活动(如走路或爬楼梯)不加重头痛。

D. 其他。以下2条中至多有1条符合：①无恶心或呕吐；②畏光、畏声。同时，疼痛不能用 ICHD-3 中的其他诊断更好地解释。

(3)慢性紧张型头痛

从频发性紧张型头痛进展而来，每天或者非常频繁发作的头痛。典型的头痛为轻到中度双侧压迫性或紧箍样头痛，时间持续几小时到几天，或者不间断。

诊断要点：

A. 头痛不因日常体力活动而加重，但可以伴有轻度恶心，畏光或畏声。

B. 头痛平均每月发作时间≥15天，持续超过3个月(每年发作时间≥180天)。

C. 疼痛性质。至少符合下列特点中的2条：①双侧头痛；②压迫性或紧箍样疼痛（非搏动性）；③轻或中度头痛；④日常活动（如走路或爬楼梯）不加重头痛。

D. 其他。以下2条中至多有1条符合：①无恶心或呕吐；②畏光、畏声。同时，疼痛不能用 ICHD-3 中的其他诊断更好地解释。

（4）很可能的紧张型头痛

紧张型头痛样的头痛除1条特征外，其余均符合上述紧张型头痛某亚型的诊断标准，同时又不符合其他头痛的诊断标准。

3. 三叉自主神经性头痛

三叉自主神经性头痛是一类阵发性、波动性、单侧性头痛，位于眼眶部、前额部、颞部，伴随同侧自主神经功能障碍（流泪，球结膜充血）为特征的原发性头痛。该类疾病中，绝大多数头痛持续时间较短，反复发作，但有时也有长时间的缓解期。《国际头痛疾病分类》（第三版）将三叉自主神经性头痛分为丛集性头痛、阵发性半侧头痛、短暂性单侧神经痛样头痛、连续性半侧头痛和可能三叉自主神经性头痛。其鉴别要点主要是发作时限，有无偏头痛样症状及对吲哚美辛的反应性。

（1）丛集性头痛

丛集性头痛属于原发性头痛中三叉自主神经性头痛最常见的一种。其特征是极重度疼痛、严格单侧，伴同侧自主神经症状或不安、躁动感，或两者兼有。

诊断要点：单侧眼眶、眶上、颞部或这些部位任意组合位点的重度或极重度的疼痛，持续15~180分钟。疼痛与同侧结膜充血，流泪、鼻塞、流涕、额面部出汗，瞳孔缩小，上睑下垂和/或眼睑水肿，伴有坐立不安或烦躁有关。发作频率为隔日一次到每天几次不等，也可在每年同一季节发作。可分为发作性丛集性头痛和慢性丛集性头痛。发作性丛集性头痛是至少有两个丛集期持续1周至1年，间歇期不少于2周，甚至数月或者更长时间。慢性丛集性头痛是发作期持续1年以上无缓解期，或有缓解期但在1个月以内。

（2）阵发性半侧头痛

阵发性半侧头痛是一种原发性头痛，为三叉自主神经性头痛之一。根据头痛发作期和缓解期的长短，又分为发作性阵发性偏侧头痛和慢性阵发性偏侧头痛。临床上以反复发作、持续时间短暂的单侧重度头痛为特点，并伴有眼、鼻及面部的自主神经症状。

诊断要点：发作具有类似丛集性头痛的疼痛特点和伴随症状，疼痛主要发生于眶、眶上或颞部，少数位于头顶部、三叉神经第二支分布区、颈部、鼻部、下颌部、耳、牙和肩部等。疼痛严格局限于单侧，头痛发作时疼痛十分剧烈。头痛发作每次持续时间2~30分钟，每天可发作 2~50 次，超过一半时间的发作频率在每天5次以上，平均每天10~12次，有些时段可以低于此频率，而且治疗剂量的吲哚美辛可以预防发作。

（3）伴有结膜充血流泪的短暂性单侧神经痛样头痛

伴有结膜充血流泪的短暂性单侧神经痛样头痛是一种罕见的原发性头痛，较其他任何三叉自主神经性头痛的疼痛持续时间短很多，常伴有明显的同侧流泪和眼发红。

诊断要点：中到重度的单侧头痛，在眶、眶上、颞部或者其他三叉神经分布区，表现为单侧针刺样或者搏动性头痛，疼痛发作时间通常短暂，持续时间从 5 秒至 240 秒不等，发作频率从每日 1 次至每小时30次不等，大多数发作发生在白天。最常见的伴随症状是同侧结膜充血和流泪，鼻塞和/或流涕，眼睑水肿，前额和面部出汗，前额和面部发红,耳内胀满感,瞳孔缩小和/或上睑下垂。在该疾患的活动期,大于一半的时间发作频率至少每天 1 次,没有ICHD-3中的其他诊断能更好地解释。

(4)连续性半侧头痛

持续、严格局限于偏侧的头痛,持续超过3个月,中重程度的恶化。伴有同侧结膜充血、流泪、鼻塞、流涕、前额和面部出汗、瞳孔缩小、上睑下垂和/或眼睑水肿,伴或不伴不安和激越。对治疗剂量的吲哚美辛绝对有反应。

(5)可能三叉自主神经性头痛

头痛发作被认为是三叉自主神经性头痛中的一个类型,但不能完全满足三叉自主神经性头痛中的某一个亚型的标准,也不符合其他头痛疾患的诊断标准,也没有另一个头痛疾患诊断能更好地解释。

4. 其他原发性头痛

其他原发性头痛种类较多,包括原发性咳嗽头痛、原发性运动头痛、原发性霹雳样头痛、冷刺激头痛、摄入或吸入冷刺激导致的头痛、外部压力头痛、原发性针刺样头痛、钱币样头痛、睡眠性头痛、新发每日持续头痛等。

(1)原发性咳嗽头痛

咳嗽或其他动作诱发的头痛,但长时间身体运动并不诱发,且无任何颅内病变。突然发生,头痛多位于后部、双侧,咳嗽频率与头痛严重程度显著相关。疼痛持续1秒至2小时,没有另一个头痛疾患诊断能更好地解释。

(2)原发性运动头痛

头痛由任何形式的运动锻炼诱发,但无任何颅内病变。疼痛仅在剧烈的体育运动期间发生或由之诱发,疼痛持续时间<48小时,没有另一个头痛疾患诊断能更好地解释。

(3)原发性霹雳样头痛

类似于脑动脉破裂的突发严重头痛,无任何颅内病变。突然发生,在1分钟内达到高峰,疼痛持续时间≥5分钟,没有另一个头痛疾患诊断能更好地解释。

(4)冷刺激头痛

头部受外来寒冷刺激或摄入或吸入寒冷刺激所带来的头痛。仅在头部受外来冷刺激时发生或因之诱发,去除冷刺激后30分钟内疼痛缓解,没有另一个 ICHD-3 的头痛疾患诊断能更好地解释。

(5)摄入或吸入冷刺激导致的头痛

腭和/或咽后壁受到摄入冷食物或饮料或吸入冷空气造成的冷刺激后立即发生。疼痛性质:持续短暂的额或颞部疼痛,可剧烈。去除冷刺激后 10分钟内头痛缓解,没有另一个头痛疾患诊断能更好地解释。

(6)外部压力头痛

由于颅周软组织受到持续压迫或牵引所导致的头痛,包括外部压迫头痛和外部牵拉头痛。外部压迫头痛是指颅周软组织受到持续压迫导致的头痛,如头部束带、帽子、头盔、游泳或潜水时的护目镜,均不损伤头皮。疼痛性质为前额或头皮受到持续外部压缩1小时内诱发和发生,压缩部位最严重,压缩解除后1小时内头痛缓解,没有另一个头痛疾患诊断能更好地解释。外部牵拉头痛是指颅周软组织受到持续牵拉导致的头痛,但无头皮损坏。疼痛仅在头皮受到外部持续牵拉时诱发和发生,牵拉部位最严重,牵拉解除后1小时内头痛缓解,没有另一个头痛疾患诊断能更好地解释。

（7）原发性针刺样头痛

自发性短暂的、局限性针刺样头痛，无相关结构或脑神经的器质性病变。每次针刺痛持续数秒，针刺样痛复发频率不规则，从每天1次到多次，没有自主神经症状，没有另一个头痛疾患诊断能更好地解释。

（8）钱币样头痛

疼痛持续时间变化多端，多为慢性，限于头皮小范围区域，没有任何潜在的结构性损伤。仅累及头皮一个区域，边界清晰，固定大小和形状，圆形或椭圆形，直径1~6cm，没有另一个头痛疾患诊断能更好地解释。

（9）睡眠性头痛

仅在睡眠中反复发作的头痛，导致觉醒，可持续达4小时，没有特征性伴随症状，且不归因于其他病变，每月发作时间≥10天，持续3个月以上，觉醒后持续15分钟至4小时，无自主神经症状或不安，没有另一个头痛疾患诊断能更好地解释。

（10）新发每日持续头痛

新发每日持续头痛是一种特殊类型的慢性每日头痛，最早由Vanast于1986年描述，他称之为良性每日持续头痛综合征，认为是一种"良性或自限性"头痛。表现为头痛突然出现后迅速变成持续及不间断疼痛，每日疼痛24小时或接近24小时，起病时间被明确，患者清晰地记得发病日期；但其头痛性质缺乏特征性，可表现为偏头痛样头痛，或紧张型头痛，亦可两者皆有。疼痛通常为搏动性痛和／或胀痛，单侧和双侧均可。疼痛强度从轻度到重度不等。头痛时间多于3个月，没有另一个头痛疾患诊断能更好地解释。

（二）继发性头痛

继发性头痛是指新发生的头痛在时间上与另一种疾病密切相关，头痛和疾病之间存在因果关系。病因包括颅脑创伤和/或颈部外伤（头颈部软组织损伤、颅骨骨折、颅内血肿等），脑部或颈部血管疾患，颅内压力升高或降低，非血管性颅内疾患（如垂体病变），某一物质或某一物质戒断的头痛，内环境紊乱的头痛，缘于感染的头痛，颅骨、颈部、眼、耳、鼻、鼻窦、牙齿、嘴或其他面部、颈部结构疾患，心理疾患的头痛。继发性头痛的诊断主要依据头痛的临床表现、病因及两者存在因果关系的证据。

（三）痛性颅神经病变和其他面痛及其他类型头痛

痛性颅神经病变和其他面痛及其他类型头痛的种类多样，临床表现各异。下面重点介绍神经结节病、灼口综合征、复杂性区域疼痛综合征。

1. 神经结节病

本病是一种病因不明的多系统肉芽肿性疾病，可能是基因易感人群暴露于不明抗原的一种过度的肉芽肿性反应结果。所有种族，任何年龄、性别均可发病，但是70%的患者发病年龄在25~45岁。临床表现多样，颅神经、下丘脑和垂体是最常受累部位。常见的非特异性症状包括头痛、共济失调、疲劳、恶心、呕吐、认知功能障碍、抑郁、震颤等。最常受累的第七对颅神经，可出现单侧或双侧面神经病变，表现为面神经麻痹或舌前三分之二味觉减弱或丧失。高达40%的患者可出现急性或慢性脑膜炎，表现为发热、头痛、颈强直，有时表现为精神状态改变及多发性神经病。另外，也可出现下丘脑、垂体功能障碍症状,或颅内占位、脑积水症状,或癫痫发作等症状。

2.灼口综合征

本病是一种伴有口中烧灼感或感觉迟钝的慢性颌面痛,反复发作,有一半时间每天发作超过2小时,病程超过3个月,详细的临床检查未发现明显病灶,不伴有明显的临床体征,伴有严重的情感障碍(焦虑、愤怒,沮丧或抑郁)或干扰颌面部功能(如吃饭、打哈欠、说话等)。灼口综合征是由生物、心理和社会等多因素共同导致的疼痛综合征。烧灼样疼痛可以发生在口内任何一个区域,主要累及舌前三分之二的舌背、外侧缘,也可发生在硬腭前部、唇黏膜、下颌牙槽嵴,颊黏膜和口底很少被累及,烧灼感不符合周围感觉神经的解剖分布。烧灼样疼痛发病率为0.7%~2.6%,发病人群以近绝经期及绝经后女性为主,平均年龄为59.4岁,随着年龄的增长发病率显著增长,70~79岁妇女的发病率更高。目前烧灼样疼痛发病机制尚不明确,总体认为与多种因素有关,涉及精神、内分泌及神经等多学科内容。本病病程较长且反复发作,长期的疼痛症状不仅阻碍患者正常进食与讲话,降低患者的生活质量,还会引发情绪心理障碍。

3.复杂性区域疼痛综合征

本病继发于伤害性刺激(事件),表现为自发性疼痛或痛觉超敏,疼痛并不局限于受损神经分布区域,而且疼痛严重程度与伤害性刺激程度不成比例。同时,可伴有疼痛区域水肿,皮肤血流改变(温度)或泌汗功能异常,运动功能或营养代谢障碍,最终导致患者运动功能障碍。复杂性区域疼痛综合征是一种罕见病,病因不明,也是目前医学领域中最具有挑战的难治性疼痛之一。现阶段关于复杂性区域疼痛综合征和抑郁症的相关研究较少,尚无相应的统计学数字。复杂性区域疼痛综合征的诊断应符合以下条件:

A. 与原发伤害性事件不相称的持续性疼痛。

B. 至少包含以下描述的四类体征中的三类，每类体征至少含有1项。①感觉，感觉减退和/或异常性疼痛；②血管舒缩功能，皮肤温度不对称和/或皮肤颜色变化和/或皮肤颜色不对称；③出汗/水肿，水肿和/或出汗变化和/或出汗不对称；④运动/营养，活动度减小和/或运动功能障碍（减弱、震颤和张力障碍）和/或营养改变（毛发、指甲和皮肤）。

C. 评估时至少表现有以下四类体征中的两类，每类体征至少含有1项。①感觉，表现为痛觉过敏（对针刺）和/或异常性疼痛，包括对轻触和/或温度和/或躯体深压和/或关节活动；②血管舒缩改变，表现为体温不对称（>1℃）和/或皮肤颜色变化和/或不对称；③出汗/水肿，表现为水肿和/或出汗变化和/或出汗不对称；④运动、营养改变，表现为活动度减少和/或运动功能障碍（减弱、震颤和张力障碍）和/或营养改变，包括毛发、指甲和皮肤的营养。

D. 不能诊断为其他疾病。

二、头痛与抑郁症共病研究概况

头痛与抑郁障碍共病颇为常见，而且都是严重的致残性疾病。二者共病导致更复杂的症状和更差的预后。偏头痛和紧张型头痛是头痛患者中最常见的类型。国外数据显示，偏头痛的全球患病率为14.7%。我国偏头痛的年患病率为9.3%，紧张型头痛年患病率为10.8%，约74%的慢性头痛病人有抑郁症表现，80%的慢性头痛患者合并有焦虑症表现。国内研究结果显示，32.2%的慢性原发性头痛患者达到抑郁症诊断标准。我国偏头痛、紧张型头痛和慢性每日头痛更常见于女性，主要累及中年女性。国内一项偏头痛患者伴发焦虑/抑郁及功能残疾的临床研究显示，偏头痛伴发抑郁发生率为50%，轻、中、重度抑郁发生率分别为28.7%、12.8%、8.5%，头痛程度、病程、家族史、睡眠质量、生活满意度是偏头痛并发焦虑、抑郁症状的主要危险因素。不同类型、不同病程头痛患者伴发抑郁症的发生率无显著性差异，发作频率每月发作≥4次的头痛患者伴发抑郁症的机会高于每月发作<4次的患者。头痛发作越频繁、头痛程度越重、每次发作持续时间越长，偏头痛相关功能残疾越严重。

偏头痛和紧张型头痛的最常见诱发因素是睡眠障碍、月经、天气变化、噪音、饮酒、光照和负面情绪。头痛诱发抑郁症的潜在危险因素包括头痛首次发作时头痛程度、有前驱症状、家族史和偏头痛相关残疾等。国内研究结果显示，偏头痛患者存在认知功能减退、睡眠质量下降和睡眠节律紊乱。认知受损主要表现为执行功能、注意力和记忆力的下降。睡眠障碍主要表现为睡眠时长不足和日间功能障碍。认知功能减退程度与头痛强度、头痛发作频率、头痛持续时间有关。慢性紧张型头痛患者中，女性、超重/肥胖、睡眠障碍、头痛较严重及长期服用止痛药物者更易发生焦虑抑郁。神经性头痛患者疼痛程度较重者的抑郁、焦虑情绪评分相对较高。长期、反复、严重的头痛发作与抑郁、焦虑、睡眠障碍等精神心理症状互为因果，相互促进，造成恶性循环。

目前，头痛的发病机制，尤其偏头痛的发病机制尚不明确，研究主要涉及血管学说、三叉神经血管系统、神经源性炎症、皮层扩散抑制、中枢神经系统学说(包括脑结构改变，脑功能改变)、基因遗传学说(包含单基因遗传、多基因遗传、5-羟色胺系统相关基因、多巴胺能系统相关基因、亚甲基四氢叶酸还原酶基因、雌激素受体相关基因、离子通道基因、谷氨酸基因、血管因子相关基因)等领域。国内有学者总结报道称,在三叉神经颈复合体内多巴胺的合成与释放异常、多巴胺受体敏感性的变化以及多巴胺相关基因表达的异常,与偏头痛的发病、临床表现、药物治疗等存在密切关联。也有研究显示,无先兆偏头痛病人血小板多巴胺水平升高,慢性偏头痛病人外周血中多巴胺的含量也增加,偏头痛发作前或发作中多表现出恶心、呕吐、打哈欠、困倦等多巴胺能症状,提示多巴胺能神经元可能是偏头痛治疗的作用靶点。最近发现,部分偏头痛患者发作具有节律性,包括昼夜节律和季节节律,在清晨发作时症状更严重,提示偏头痛发作的昼夜变化可能与患者对疼痛刺激感受的周期性变化有关。Viticchi 等认为,偏头痛的昼夜节律性是内源性昼夜节律与社会生活相对抗以达到动态平衡的结果。

流行病学调查研究显示,许多头痛患者并未得到正确的诊断和治疗,仅13.8%偏头痛和5.6%紧张型头痛既往得到正确的诊断。头痛防治的基本原则:①加强患者的宣教,尽可能地避免各种偏头痛诱因。②充分利用非药物干预手段,包括按摩、理疗、生物反馈治疗、认知行为治疗。③药物治疗,包括发作期治疗和预防性治疗。偏头痛发作期治疗的首选药物:5-HT受体激动剂、非甾体类抗炎药、降钙素基因相关肽(CGRP)受体拮抗剂、阿片类药物。其他治疗方式包括周围神经阻滞治疗、注射肉毒素A治疗、神经刺激治疗、手术治疗、针灸治疗。还有研究显示,在偏头痛急性期对患者蝶腭神经节进行电刺激,或使用利多卡因局部阻滞蝶腭神经节,可以有效缓解疼痛。在另一项试验中,重复使用布比卡因对蝶腭神经节进行阻滞后,偏头痛患者每月头痛发作的天数和生活质量均有改善。

头痛与抑郁障碍共病的治疗,可采取药物、针灸及针对性心理干预方法能有效缓解患者头痛症状，调节负性情绪，有效提高疗效。

三、头痛诱发抑郁症的诊断要点

目前的诊断系统对头痛诱发抑郁症的诊断定义不一致，缺乏统一的诊断标准。临床上一般为：①先有头痛病史，而且头痛的类型符合"头痛疾病的国际分类"中的任何一个类型（或亚型）的诊断标准。②符合ICD-10精神与行为障碍分类及《中国抑郁障碍防治指南》（第二版）中抑郁发作或复发性抑郁障碍的诊断标准。二者的诊断均主要依据临床症状和体征，且两种疾病都具有发作性、易慢性化和易复发的特点，经头颅CT或头颅核磁共振和脑电图等检查，排除患有癫痫、脑血管病及颅内占位性病变所致头痛。

参考文献

［1］唐霞，于明忠，张晓霞，等. 慢性原发性头痛伴发抑郁症的临床研究［J］. 中国医学创新，2012，9（16）：27—29.

［2］Woldeamanuel YW, Cowan RP. Migraine affects 1 in 10 people worldwide featuring recent rise: A systematic review and Meta-analysis of community-based studies involving 6 million participants ［J］. J Neurol Sci, 2017, 372: 307—315.

［3］Yu S, Liu R, Zhao G, et al. The prevalence and burden of primary headaches in China: A population-based door-to-door survey ［J］. Headache, 2012, 52（4）：582—591.

［4］刘肖，肖哲曼. 偏头痛认知功能及睡眠特征分析［J］. 医学

综述, 2020, 26（7）: 1407—1413.

[5] Olesen J. International Classification of Headache Disorders [J]. Cephalalgia, 2018, 17（5）: 1381—1382.

[6] 李华文, 邹达良, 周映彤, 等. 神经性头痛患者疼痛程度与抑郁焦虑情绪评分的关系研究[J]. 中国医学创新, 2020, 17（36）: 144—147.

[7] 马苗苗, 甄微, 李会敏, 等. 慢性紧张型头痛伴焦虑抑郁的相关影响因素分析[J]. 河北医药, 2020, 42（14）: 2185—2188.

[8] 于生元. 从宏观到微观认识头痛[J]. 中国疼痛医学杂志, 2014, 20（1）: 2—4.

[9] Park JW, Cho SJ, Park SG, et al. Circadian variations in the clinical presentation of headaches among migraineurs: a study using a smartphone headache diary[J]. Chronobiol Int, 2018, 35（4）: 546—554.

[10] Strupf M, Fraunberger B, Messlinger K, et al. Cyclic changes in sensations to painful stimuli in migraine patients[J]. Cephalalgia, 2019, 39（5）: 585—596.

[11] 叶深琼, 王相明, 张月辉. 偏头痛发病机制的研究进展[J].医学综述, 2020, 26（6）: 1086—1091.

[12] 刘东, 万琪. 偏头痛的遗传学研究进展[J]. 中国疼痛医学杂志, 2015, 21（4）: 289—292.

[13] 郭易. 偏头痛的发病机制及治疗进展[J]. 中外医疗, 2021, 13: 189—193.

[14] 杜小涵, 陈春富. 偏头痛发作的生物节律[J]. 中华神经科杂志, 2021, 54（8）: 847—852.

[15] Viticchi G, Falsetti L, Paolucci M, et al. Influence of chronotype on migraine characteristics [J]. Neurol Sci, 2019, 40 (9): 1841—1848.

[16] 罗国刚, 马玉青, 苟静, 等. 偏头痛患者伴发焦虑/抑郁及功能残疾的临床研究 [J]. 中国神经精神疾病杂志, 2012, 38 (8): 477—481.

[17] Woldeamanuel YW, Cowan RP. Migraine affects 1 in 10 people worldwide featuring recent rise: A systematic review and Meta-analysis of community-based studies involving 6 million participants [J]. J Neurol Sci, 2017, 372: 307—315.

[18] Yu S, Liu R, Zhao G, et al. The prevalence and burden of primary headaches in China: A population-based door-to-door survey [J]. Headache, 2012, 52 (4): 582—591.

[19] 陈灿, 赵红如. 新发每日持续头痛 [J]. 中国疼痛医学杂志, 2016, 22 (12): 932—935.

[20] Olesen J. International Classification of Headache Disorders [J]. Cephalalgia, 2018, 17 (5): 1381—1382.

[21] 李华文, 邹达良, 周映彤, 等. 神经性头痛患者疼痛程度与抑郁焦虑情绪评分的关系研究 [J]. 中国医学创新, 2020, 17 (36): 144—147.

[22] 马苗苗, 甄微, 李会敏, 等. 慢性紧张型头痛伴焦虑抑郁的相关影响因素分析 [J]. 河北医药, 2020, 42 (14): 2185—2188.

[23] 唐霞, 于明忠, 张晓霞, 等. 慢性原发性头痛伴发抑郁症的临床研究 [J]. 中国医学创新, 2012, 9 (16): 27—29.

[24] 樊尚华, 陈康, 卢祖能, 等. 偏头痛与抑郁症共病的研究

[J]. 卒中与神经疾病, 2016, 23 (2): 147—149.

[25] D' Andrea G, Granella F, Perini F, et al. Platelet levels of dopamine are increased in migraine and cluster head-ache [J]. Headache, 2006, 46 (4): 585—591.

[26] D' Andrea G, D' Amico D, Bussone G, et al. The role of tyrosine metabolism in the pathogenesis of chronic migraine [J]. Cephalalgia, 2013, 33 (11): 932—937.

[27] Barbanti P, Aurilia C, Egeo G, et al. Dopaminergic symptoms in migraine: A cross-sectional study on 1148 consecutive headache center-based patients [J]. Cepha-lalgia, 2020, 40 (11): 33310242092902.

第六章 睡眠障碍相关抑郁症

睡眠是人类不可缺少的生理过程,约占人一生1/3的时间,是机体复原整合过程。睡眠一般有4个过程,包括入睡期、浅睡期、中度睡眠期和深度睡眠期。睡眠障碍是抑郁症的重要临床特征,亦可能是抑郁症的发病机制之一。其中失眠是最常见的睡眠障碍,主要表现为入睡困难或保持睡眠困难(易醒、早醒、再入睡困难),总睡眠时间<6h,伴有多梦,尤其噩梦频频,醒后不解疲劳等症状。除失眠外,还有睡眠增多、嗜睡等。全球约30%人群睡眠困难,约10%以上人群是慢性失眠,我国成年人群中失眠的患病比例为9.2%~11.2%。调查显示,失眠患者中抑郁症的患病率比正常人群高3~4倍,有50%~90%的抑郁症患者主诉睡眠障碍。具有睡眠节律紊乱的抑郁症患者,病情更严重、治疗效果更差、残留症状更多,有将近3/4抑郁症患者治疗后仍面临复发的危险,导致大众对抑郁症的认识存在诸多局限和误解。

一、睡眠障碍分类及诊断

《国际疾病分类》第10版(ICD-10)中,将睡眠障碍分为非器质性和器质性两种。非器质性睡眠障碍分类编码包括原发性失眠、非器质性嗜睡症、非器质性睡眠-觉醒节律障碍、睡行症（夜游症）、睡惊症（夜惊症）、梦魇、其他非器质性睡眠障碍等。器质性睡眠障碍分类编码包括继发性失眠、嗜眠症、睡眠-觉醒节律障碍、睡眠呼吸暂停低通气综合征、猝倒、发作性睡病、周期性瞌睡、睡眠障碍等。

（一）失眠

《国际睡眠障碍分类》（第三版）中失眠的诊断标准涵盖了慢性失眠、原发性失眠、继发性失眠、共病性失眠、入睡和维持睡眠障碍、儿童行为性失眠症、入睡相关性障碍、设限性睡眠障碍。

诊断要点：

（1）患者主诉，或由患者家长或照护者发现，存在以下一项或多项症状：①入睡困难；②睡眠维持困难；③比期望的时间早醒；④到睡眠时间仍不肯睡觉；⑤无父母或照护者干预时，入睡困难。

（2）患者主诉，或家长或照护者发现，存在以下一项或多项与夜间睡眠困难相关的症状：①疲劳/不适；②注意力、专注力或记忆力受损；③社会、家庭、职业功能受损，或学业表现下降；④情绪不稳/易激惹；⑤白天嗜睡；⑥行为问题（如多动、冲动、攻击性行为）；⑦积极性、精力或主动性不足；⑧增加发生错误/事故的倾向；⑨对自身睡眠质量非常关注或不满意。

（3）睡眠/觉醒困难主诉不能单纯以睡眠机会不充足（如分配了充足的睡眠时间）或睡眠环境不佳解释（如环境问题、光线、安静、舒适）。

（4）睡眠紊乱和相关日间症状每周至少出现3次。

（5）睡眠紊乱和相关日间症状持续至少3个月。

（6）睡眠/觉醒困难不能以另一种睡眠疾病更好地解释。

注：入睡困难是指就寝后30分钟不能入睡。维持睡眠困难是指夜间醒转 2 次或 2 次以上。慢性失眠：≥3次/周，持续时间≥3个月，不能被其他睡眠障碍解释。短期失眠：<3个月，不能被其他睡眠障碍解释。

（二）昼夜节律睡眠-觉醒障碍诊断依据

昼夜节律睡眠-觉醒障碍包括睡眠时相延迟综合征、睡眠时相前移综合征、不规律睡醒节律障碍、非24小时睡醒节律障碍、倒班综合征、倒时差综合征、未特定的昼夜节律障碍等。

诊断要点：

同时满足以下3个条件者可以诊断为昼夜节律睡眠—觉醒障碍。

（1）一种慢性或复发性的睡眠-觉醒节律模式紊乱，主要是由于昼夜节律系统的改变，或在内源性昼夜节律与个体的躯体环境或社交、工作时间所要求的睡眠-觉醒周期之间的错位。

（2）睡眠中断导致失眠或过度有睡意，或两者兼有。

（3）这种睡眠—觉醒障碍引起有临床意义的痛苦，或导致心理、躯体、社交、职业、学业或其他重要功能方面的损害。

（三）睡眠呼吸暂停低通气综合征

睡眠呼吸暂停低通气综合征亦称睡眠暂停、睡眠暂停综合征、阻塞性暂停、睡眠障碍的呼吸疾病、阻塞性睡眠暂停低通气综合征等。本综合征是一种以上呼吸道阻塞为特征的睡眠呼吸障碍，其特点是患者睡眠过程中打鼾，且鼾声不规律，反复出现呼吸暂停及低通气,常伴有自觉憋气、夜尿增多、晨起头痛、口干、白天嗜睡、记忆力下降等症状。

诊断要点:

(1)以下四项至少存在一项:①主诉为困倦、非恢复性睡眠、疲劳或失眠症状;②因憋气、喘息或窒息醒来;③伴侣或其他观察者发现睡眠中习惯性打鼾、呼吸中断,或两者均存在;④已诊断高血压、心境障碍、认知功能障碍、房颤,或2型糖尿病。

(2)多导睡眠记录仪(PSG)显示每小时至少出现5次阻塞性呼吸事件(阻塞性和混合性呼吸暂停,低通气,呼吸努力相关的觉醒)。

(3)多导睡眠记录仪(PSG)显示每小时至少出现15次阻塞性呼吸事件(呼吸暂停,低通气,呼吸努力相关的觉醒)。

(4)满足(1)+(2)或满足(3)。

(四)睡行症

睡行症亦称梦游症,是指睡眠中突然爬起来进行活动,而后又睡下,醒后对睡眠期间的活动一无所知。

诊断要点:

(1)一次或多次起床行走数分钟至30分钟;发作时睡行者表情茫然、目光呆滞,对别人的招呼或干涉行为相对缺乏反应,要使患者清醒相当困难。

(2)发作后自动回到床上或躺在地上继续睡觉,清醒后个体对发作完全不能回忆。

(3)尽管在发作后的苏醒初期可有短暂意识和定向障碍,但几分钟后即可恢复常态,对日常生活和社会功能的影响不明显。

（4）排除器质性疾病如痴呆、癫痫等导致的睡行症，但可与癫痫并存，应与癫痫性发作鉴别，需排除癔症。

（五）睡惊症

睡惊症是出现于夜间的极度恐惧和惊恐的发作，伴有强烈的语言、运动形式及自主神经系统的高度兴奋。

诊断要点：

（1）一次或多次如下发作：惊叫一声从睡眠中醒来，以强烈的焦虑、躯体运动及自主神经系统的亢进，如心动过速、呼吸急促、瞳孔扩大和出汗等为特点。

（2）反复发作的典型情况持续1~10分钟，通常发生在睡眠初1/3阶段。

（3）对其他人试图干涉夜惊发作的活动相对缺乏反应，而且这种努力几乎总会伴有至少几分钟的定向障碍和持续动作的出现。

（4）对发作即使能够回忆，也极有限。

（5）没有躯体障碍，如脑肿瘤或癫痫的证据。

（6）也可与睡行症并存，此时应并列诊断。

（六）梦魇

梦魇是被焦虑或恐惧所占据的梦境体验，事后个体能够详细地回忆。

诊断要点：

（1）发生在有梦的眼快动睡眠阶段。做噩梦时心跳和呼吸可能会增快，但是不会有显著的自主神经反应。

（2）从夜间睡眠或午睡中醒来，能清晰、详细地回忆强烈恐惧性的梦境,通常涉及对生存、安全或自尊的威胁,惊醒可发生于睡眠期的任一时刻,但典型情况是发生在后半段。

(3)从恐怖性梦境中惊醒后个体很快恢复定向及警觉。梦境体验本身,以及随之造成的睡眠紊乱,都会使个体十分苦恼。

(七)嗜眠症

嗜眠症是临床常见的睡眠障碍,表现为日间维持正常觉醒和警觉的能力下降,极易陷入睡眠状态。如果没有肯定的证据表明存在器质性病变,这一状况通常与精神障碍有关。

诊断要点:

(1)白天睡眠过多或睡眠发作,无法以睡眠时间不足来解释和/或从清醒达到完全觉醒状态的过渡时间延长。

(2)每日出现睡眠紊乱,超过1个月,或反复短暂发作,引起明显的苦恼或影响了社会功能。

(3)缺乏发作性睡病的附加症状(猝倒、睡眠麻痹、入睡前幻觉)或睡眠呼吸暂停的临床证据。

(4)没有可表现出日间嗜睡症状的任何神经科及内科情况。

二、睡眠障碍与抑郁症研究概况

睡眠障碍是抑郁症的重要临床特征,其特征为入睡困难、睡眠不深和早醒,有50%～90%的抑郁症患者主诉睡眠障碍。具有睡眠节律紊乱的抑郁症患者,病情更严重,治疗效果更差,残留症状更多。睡眠障碍也会影响抑郁症的发生和发展。多项研究结果表明,抑郁症与睡眠障碍之间存在着双向复杂的病程关系,任何类型的睡眠障碍都是诱发抑郁症的危险因素,会导致抑郁症的起病、加重和复发。尤其是噩梦和失眠,会增加自杀行为的风险,包括自杀意念、自杀企图和自杀死亡。

阻塞性睡眠呼吸暂停综合征是一种以上呼吸道阻塞为特征的睡眠呼吸障碍,常伴有睡眠连续性障碍和白日嗜睡。研究发现,抑郁障碍和阻塞性睡眠呼吸暂停综合征相互影响,伴发中重度阻塞性睡眠呼吸暂停综合征的抑郁障碍患者存在浅睡时间长、熟睡时间短等睡眠异常。如果能够将伴发阻塞性睡眠呼吸暂停综合征的抑郁障碍患者的睡眠呼吸暂停症状处理好,就可以提高其抑郁障碍治疗有效率。国内的一项调查结果表明,存在睡眠障碍的老年人出现抑郁症的风险更高,并且抑郁症患者普遍存在日间睡眠时间长的情况。国内有研究发现,新型冠状病毒肺炎(Corona Virus Disease 2019,COVID-19)疫情期间,抑郁症与睡眠障碍共病情况突出,而且抑郁、焦虑、睡眠障碍和应激症状的发病率明显增加,同时原有失眠障碍或抑郁症的患者的病程进一步加重。

伴发睡眠障碍抑郁症患者的治疗,首先还是抗抑郁治疗,快速缓解抑郁症状,其次是促睡眠治疗。促睡眠药通常在抗抑郁治疗早期合并使用,待睡眠障碍症状消失后可以逐渐减量或停药。多项临床研究报道,治疗抑郁症的常用药5-羟色胺(5-HT)再摄取抑制剂对抑郁症伴睡眠障碍患者的睡眠结构及性功能影响较大,且效果不佳。褪黑素受体激动剂阿戈美拉汀能调节生物节律,在睡眠结构、生物节律调节方面具有独特优势,已有充分临床研究显示其良好的抗抑郁疗效。国内一项研究结果显示,阿戈美拉汀对抑郁症伴睡眠障碍患者的抑郁症状和失眠症状均有较好的改善作用。另一项奥氮平治疗抑郁症患者睡眠障碍的临床研究表明,奥氮平可改善患者睡眠情况,保证其睡眠质量,缓解其临床症状,治疗效果较好。

三、睡眠障碍相关抑郁症的诊断要点

目前对于睡眠障碍相关抑郁症的诊断仍缺乏统一的标准。国内多项研究对于伴发睡眠障碍抑郁症的诊断如下:

(1)符合睡眠的发动与维持困难(失眠)、白天过度睡眠(嗜睡)、睡眠–觉醒周期紊乱、睡行症、夜惊、梦魇的诊断要求,根据匹兹堡睡眠质量指数(PSQI)量表、健康与疾病定量测试法大众版(RTHD-P)、睡眠损害量表(SII)、睡眠个人信念和态度量表(BASS)、儿童睡眠障碍量表(SDSC)等量表评估睡眠质量。

(2)符合ICD-10精神与行为障碍分类及《中国抑郁障碍防治指南》(第二版)中抑郁发作或复发性抑郁障碍的诊断标准。

(3)17项汉密尔顿抑郁量表(Hamilton Depression Scale-17,HAMD-17)评分>7分。

参考文献

[1] Levitan RD. The chronobiology and neurobiology of winter seasonal affective disorder[J].Dialogues Clin Neurosci, 2007, 9(3):315—324.

[2] Berdynaj D, Boudissa SN, Grieg MS, et al.Effect of chronotype on emotional processing and risk taking[J]. Chronobiol Int, 2016, 33(4):406—418.

[3] Corruble E, De Bodinat C, Bela di C. Efficacy of agomelatine and escitalopram on depression, subjective sleep and emotional experi-

ences in patients with major depressive disorder: a 24-wk rando-mized, controlled, double-blind trial[J]. Int J Neuropsy-chopharmacol, 2013, 16(10): 2219—2234.

[4] Komaram RB, Nukala S, Palla J. A comparative study of efficacy and safety of agomelatine and escitalopram in major depressive disorder[J]. J Clin Diagn Res, 2015, 9(6): 5—8.

[5] 郭飞, 黄云慧, 杜爱玲, 等. 阿戈美拉汀治疗抑郁症伴睡眠障碍的疗效和安全性的系统评价[J]. 中国医院用药评价与分析, 2021, 21(2): 195—198, 203.

[6] 杜莉辉, 黄金荣, 邹称林, 等. 奥氮平治疗抑郁症患者睡眠障碍的临床效果[J]. 中国当代医药, 2021, 28(16): 99—101.

[7] 宋苏琪, 张凯, 周晓琴, 等. 伴发中重度阻塞性睡眠呼吸暂停综合征的抑郁障碍患者心肺耦合分析研究[J]. 中国全科医学, 2021, 24(26): 3288—3294.

[8] Habukawa M, Uchimura N, Kakuma T, et al. Effect of CPAP treatment on residual depressive symptoms in patients with major depression and coexisting sleep apnea: contribution of daytime sleepiness to residual depressive symptoms[J]. Sleep Med, 2010, 11(6): 552—557.

[9] 王赞, 詹淑琴, 宿长军, 等. COVID-19 疫情期间失眠障碍的管理[J]. 中风与神经疾病杂志, 2020, 37(3): 201—204.

[10] 朱潇旭, 杨芙蓉, 邹小娟, 等. COVID-19 疫情期间抑郁症与睡眠障碍的相关性研究[J]. 湖北中医药大学学报, 2020, 22(6): 50—54.

[11] 陆峥. 伴发睡眠障碍抑郁症的治疗[J]. 中华精神科杂志,

2013, 46（3）: 179—180.

[12] 朱爱琴, 钟欣, 黄郁玲, 等. 中高海拔地区老年人睡眠障碍与认知功能相关性及影响因素 [J]. 中国药理学与毒理学杂志, 2019, 33（6）: 461—462.

[13] 刘翼荣, 李瑛, 惠玲利. 睡眠-觉醒曲线与双向情感障碍模型小鼠躁狂和抑郁症状和工作记忆的关系 [J]. 神经损伤与功能重建, 2020, 15（10）: 594—596.

第七章　带状疱疹相关抑郁障碍

　　带状疱疹作为皮肤科常见病、多发病，是由于各种诱发因素激活了长期潜伏于脊髓后根神经节的水痘-带状疱疹病毒（varicella-zoster virus, VZV）侵犯神经节及皮肤，沿神经轴索下行，在该神经支配区域的皮肤产生水疱，同时受累神经发生炎症、坏死，产生神经痛。好发于夏秋季节。带状疱疹产生的过程：潜伏的带状疱疹病毒活化，促细胞溶解的基因表达，病毒在感觉神经节内的扩散和在邻近细胞的复制导致组织损伤，触发外周神经痛和中枢神经疼痛相关神经元敏化而引起强烈的疼痛。

一、带状疱疹诊断要点

【临床表现】

　　（1）不同部位、不同类型带状疱疹的临床症状有所不同。带状疱疹性脑膜炎多发生于发疹时或发疹后3~14 天，全身症状表现为低热、乏力等不适，有头痛、惊厥、共济失调、感觉障碍等症状。耳部带状疱疹由于病毒侵犯听神经、面神经，可出现耳、咽及头颈部疼痛，眩晕，听力下降等症状。

　　（2）亨特氏综合征（Ramsay-Hunt综合征）是由水痘-带状疱疹

病毒侵犯膝状神经节而产生的周围性面瘫、耳痛和耳疱疹。因病毒在病程不同时间侵犯不同神经,出现面神经麻痹、耳痛、外耳道疱疹的次序不同。临床表现为耳鸣、耳聋、眩晕、头痛、咽痛、咽部充血肿胀、平衡障碍等。

(3)眼部带状疱疹通常表现为睑缘炎、结膜炎、巩膜炎、急性视网膜坏死、眶上裂压痛、眼肌麻痹和视神经炎。也可出现眶尖综合征,即眼球突出,视力丧失,眼睑下垂及眼球固定,眼部知觉障碍,晚期视神经萎缩。眼底改变表现为早期视乳头充血,静脉扩张。

(4)三叉神经鼻睫外侧支受累,可在鼻翼和鼻尖出现疱疹。三叉神经上、下颌分支受累时可出现牙痛,口角、鼻翼、颊部或舌部为敏感区,轻触可诱发剧烈电击样、针刺样、刀割样或撕裂样疼痛,持续数秒或1~2分钟,间歇期完全正常。

(5)发生在颈肩部及腰腿部的带状疱疹,以单侧肢体疼痛为主要临床表现,临床上常与颈椎病、肩关节周围炎、坐骨神经痛、腰椎间盘突出等骨科疾病相混淆。带状疱疹的胸痛累及前胸及肩背部,其疼痛呈发作性针刺样、烧灼或刀割样,发作与活动、睡眠、天气、情绪无关。

(6)在发病前可有乏力、局部皮肤瘙痒或感觉过敏、低热、全身不适、疼痛、淋巴结肿大、食欲不振症状,部分患者发病前可无前驱症状。患处有神经痛,疼痛可呈现明显的按照神经走行分布的特点,并有一定程度的触觉异常,部分患者可有色素沉着。疼痛表现为闪电式烧灼疼痛。好发部位是肋间神经、三叉神经、臂丛神经及坐骨神经支配区域的皮肤,皮疹常单侧分布,一般不超过躯体中线,少数患者疱疹分布超过躯干中线。

（7）典型的皮损一般为1~3天后，皮肤出现散在片状红斑，红斑上可见大小不等的簇状丘疹、水疱，伴有红肿，疱壁紧张，疱液常清亮，疱疹沿神经分布成带状。发病后无继发感染并无特殊治疗者，疱液逐渐混浊、化脓，溃破后皮肤出现糜烂，并逐渐干涸、结痂，脱痂后可有色素沉着，随之出现一系列心理问题，如情绪低沉、睡眠障碍等。

（8）非典型特殊类型的疱疹：①不全型带状疱疹（顿挫型），仅出现红斑、丘疹，不发生典型水疱。②大疱型带状疱疹，可形成豌豆至樱桃大的水疱。③出血性带状疱疹，疱内容物为血性。④坏疽型带状疱疹，皮疹中心发生坏疽，结成黑色痂，不易剥离，愈后遗留疤痕。⑤播散型带状疱疹，在恶性肿瘤或年老体弱的患者，局部发疹数日内，全身会类似出水痘样发疹，常伴有高热，可并发肺、脑损害，病情严重可致死亡。

【其他检查】

诊断应结合受累皮肤的触觉、温度觉和振动觉变化，也可用红外热像图探测体表温度变化。此外，可结合水疱液培养、电子显微镜及免疫荧光检验，使用聚合酶链反应技术确定水疱液或血液中病毒的DNA、肌电图、影像检查进行综合分析，以明确诊断。

【带状疱疹后神经痛特点】

（1）带状疱疹后神经痛发生于带状疱疹受累皮节，即好发于胸部和三叉神经分布区，也可扩展至带状疱疹初始皮疹受累皮节之外。疼痛为连续性自发痛，即在无诱因刺激下出现持续性烧灼感、疼痛或跳痛感。

（2）阵发性自发痛，即在无诱因刺激下出现阵发性刺痛、枪击样或电击样疼痛。也可不成比例诱发痛，又称唤起性感觉，即轻微接触或其他无害刺激诱发疼痛反应呈病理性放大（触摸痛），或有害刺激诱发疼痛反应呈病理性放大（痛觉过敏）。少数带状疱疹后神经痛患者还出现瘙痒、感觉迟钝等异常感觉。

二、带状疱疹与抑郁症研究概况

据有关文献报道，带状疱疹发病率为0.14%~0.48%。Kawai等分析26个国家和地区截止到2013年12月的130项研究后发现，北美、欧洲和亚太地区普通人群带状疱疹年发病率为3‰~5‰，发病率随年龄增长而升高，60岁人群为6‰~8‰，80岁人群达8‰~12‰。成年人、老年人、有免疫缺陷或免疫抑制患者多见。急性带状疱疹常伴有感染相关性神经病理性疼痛。疼痛持续时间超过3~6个月时称为带状疱疹后神经痛（postherpetic neuralgia，PHN）。PHN的发生与年龄、发病期疼痛程度、皮肤损害程度、病人免疫水平、精神状态等有关。有研究结果指出，被水痘–疱疹病毒感染后皮肤感受器、传入神经、中枢神经系统都会受到相应损害。具体表现为疼痛处皮肤神经密度降低，传入神经变细、受损，轴突末端出现异常再生物，脊髓背角细胞炎性表现等。

对于PHN的发病机制，目前分为外周和中枢两种机制。外周机制主要是指已被损害的外周神经发生异常放电，自发性地向脊髓传递疼痛信号，异常放电被层层放大，导致痛觉超敏。中枢机制主要是指中枢系统的敏感化过程，相关抑制性神经元功能异常，患者往往疼痛感强烈。流行病学调查研究结果显示，老龄人口是PHN的高发人群，随着我国老龄化程度的加重，PHN的发病率正逐年升高。神经痛是本病的主要特征之一，一般为钝痛、抽搐痛或跳痛，常伴有烧灼感,多为阵发性,也可为持续性。30%~50%的中老年患者于损害消退后遗留顽固性神经痛持续数月或更久。皮肤烧灼感及难以忍受的神经剧烈疼痛致使患者失眠、烦躁、焦虑及抑郁,生活质量明显下降,多数患者有自杀倾向。

国外一项针对带状疱疹后神经痛患者的生活质量研究结果显示,疼痛程度越强,患者焦虑抑郁程度越高。国内相关人员以汉密尔顿抑郁量表(HAMD)(24项)为评定工具对296例带状疱疹患者进行调查分析后发现,带状疱疹患者存在不同程度的抑郁,而且抑郁的时间越长,带状疱疹发生的危险性越大。一项对22886名抑郁症患者的回顾性研究显示,抑郁症患者中带状疱疹的发生率较正常人要高1.3倍,尤其45~54岁并发高脂血症、高血压和焦虑症患者中更为明显。另一项精神状态与PHN发生关系的研究结果显示,抑郁人群也是PHN的高发群体。

当前,国内带状疱疹后抑郁症的临床研究主要依据带状疱疹患者病史、带状疱疹简易疼痛量表、健康调查12条简表、欧洲五维健康量表、简易McGill疼痛问卷表、视觉模拟评分量表、抑郁自评量表、广泛性焦虑量表、快速抑郁症状自评问卷、流调用抑郁自评量表,制定诊断依据。目前尚无有效的治疗带状疱疹后抑郁症的方法,现阶段治疗大多以减轻患者疼痛、改善情绪、提高患者生活质量为目标。

三、带状疱疹后抑郁症的诊断

(1)2018版《带状疱疹中国专家共识》指出,根据典型临床表现即可诊断。也可通过收集疱液,用PCR检测法、病毒培养予以确诊。对于伴发严重神经痛或发生在特殊部位的带状疱疹,邀请相应专业科室人员会诊。对于分布广泛甚至播散性、出血性或坏疽性等严重皮损,病程较长且愈合较差、反复发作的患者,需要进行抗HIV抗体或肿瘤等相关筛查,以明确可能合并的基础疾病。

(2)符合2018版《带状疱疹中国专家共识》中的带状疱疹诊断要求,同时符合ICD-10精神与行为障碍分类和《中国抑郁障碍防治指南》(第二版)确定的抑郁症诊断标准。

(3)先患带状疱疹,后诱发抑郁发作,而且患病前无焦虑、抑郁障碍等精神病史。

参考文献

[1]中国医师协会皮肤科医师分会带状疱疹专家共识工作组.带状疱疹中国专家共识[J].中华皮肤科杂志,2018,51(6):403—408.

[2]Liao CH, Chang CS, Muo CH, et al. High prevalence of herpes zoster in patients with depression[J]. J Clin Psy-chiatry, 2015, 76(9):e1099—e1104.

[3]陈盼,肖礼祖.带状疱疹性神经痛病人的焦虑抑郁与激素水平研究现状[J].中国疼痛医学杂志,2018,24(5):378—382.

[4]带状疱疹后神经痛诊疗共识编写专家组.带状疱疹后神经痛诊疗中国专家共识[J].中国疼痛医学杂志,2016,22(3):161—167.

[5]廖宇良,杨少敏,陈盼,等.带状疱疹性神经痛病人焦虑抑郁状况调查及皮质醇激素水平变化相关性分析[J].中国疼痛医学杂志,2020,26(2):137—140.

［6］黄佳彬, 杨少敏, 孙武平, 等. 短时程脊髓电刺激对不同病程带状疱疹性神经痛的疗效分析［J］. 中国疼痛医学杂志, 2019, 25（10）：749—757.

［7］段泉泉, 胜利. 焦虑及抑郁自评量表的临床效度［J］. 中国心理卫生杂志, 2012, 26（9）：676—679.

［8］金璐, 周博, 金琦. 盐酸羟考酮联合硬膜外阻滞治疗带状疱疹后神经痛的临床效果及焦虑抑郁情绪影响分析［J］. 心理月刊, 2021, 17（16）：34, 67—68.

［9］杨慧兰. 带状疱疹中国专家共识解读［J］. 中华皮肤科杂志, 2018, 51（9）：699—701.

第八章 类风湿性关节炎
相关抑郁障碍

　　类风湿性关节炎（rheumatoid arthritis, RA）是一种以对称性多关节炎为主要临床表现的自身免疫性疾病，以关节滑膜慢性炎症、关节的进行性破坏为特征。主要表现为对称性关节肿痛，晚期可关节强直或畸形，功能严重受损。在国外，人们将类风湿性关节炎描述为"5D"疾病，即痛苦（Discomfort）、残疾（Disability）、经济损失（Dollar lost）、药物中毒（Drug toxicity）、死亡（Death）疾病。本病具有容易反复发作、病程长、迁延不愈，较高的致残和致畸性特点，严重影响了患者的社会和日常生活功能，导致患者情绪低落、烦躁不安。目前其发病原因尚不明确，可能与感染、遗传、雌激素水平等有关，环境因素（如寒冷、潮湿等）及劳累、营养不良、外伤、精神刺激等可以诱发本病。研究显示，在类风湿性关节炎的自然病程中，5~10年致残率约为60%，而30年以上者致残率可高达90%，造成患者劳动力丧失。国外学者调查发现，类风湿性关节炎患者抑郁症的患病率为32.7%~55.4%。在国内，37%~73%的类风湿性关节炎患者有不同程度的抑郁。

一、类风湿性关节炎诊断依据

【临床表现】

(1)症状及体征:常缓慢起病,有乏力、纳差、体重减轻及低热等表现。最常见以近端指间关节、掌指关节及腕关节为主的对称性、多关节、小关节肿痛,活动受限,指关节呈梭形肿胀,晚期可出现畸形。晨僵的持续时间常与病情活动程度一致。关节外表现常见有类风湿结节、血管炎、胸膜炎、间质性肺炎、心包炎、浅表淋巴结肿大、肝脾肿大等全身各个系统的损伤。对称性的关节肿胀、变形,活动受限,以四肢小关节多见,或可见皮下类风湿结节等。

(2)关节功能分级:Ⅰ级,患者日常活动不受到限制;Ⅱ级,患者关节受到中等强度的活动限制,但可以满足日常活动需要;Ⅲ级,患者关节有明显的活动受限,不能从事大多数职业或不能很好地照顾自己;Ⅳ级,除了Ⅱ级和Ⅲ级变化外,伴有纤维性改变或骨性强直。

【理化检查】

(1)一般检查:轻、重度贫血,活动期血沉(ESR)增快,C反应蛋白(CRP)增高。

(2)免疫学检查:血清免疫球蛋白升高,早期 IgG 增高。抗核抗体(ANA)有10%~20%患者呈阳性。类风湿因子(RF)有60%~80%患者呈阳性。

(3)特异性自身抗体检查:抗 RA33 抗体、抗核周因子抗体(APF)、抗角蛋白抗体(AKA)、抗聚角蛋白微丝抗体(AFA)、抗环瓜氨酸肽抗体(CCP)等检查有助于本病的早期诊断,敏感性在

30%~40%，免疫复合物（CIC）阳性者表示疾病呈进行性。

（4）滑液检查：半透明或不透明，黄色，黏度差，细胞数（3~5）×10^9/L，中性粒细胞（0.50~0.90）×10^9/L。

（5）X线检查：早期关节周围软组织肿胀，骨质疏松；后期关节软骨破坏、侵蚀，关节间隙狭窄、强直和畸形。

（6）磁共振成像（MRI）检查：可发现早期类风湿滑膜炎及骨质破坏。

【诊断依据】

在国内，类风湿性关节炎诊断标准主要参照1987年美国风湿病学会的类风湿性关节炎分类标准和2009年美国风湿病学会/欧洲抗风湿联盟关于类风湿性关节炎的分类标准。

1987年美国风湿病学会的RA分类标准，根据晨僵、发生关节炎的关节数量、手关节炎、对称性关节炎、类风湿结节、RF阳性、影像学改变等情况进行诊断，见表8-1。

表8-1　1987年美国风湿病学会的RA分类标准

项目	定义
晨僵	关节及其周围僵硬感每次至少持续1小时，持续至少6周
≥3个以上关节区的关节炎	医生观察到14个关节区（两侧的近端指间关节，掌指关节，腕、肘、膝、踝及跖趾关节）中至少3个关节有软组织肿胀或积液（不是单纯骨隆起），持续至少6周
手关节炎	腕、掌指或近端指间关节区中，至少有一个关节区肿胀，持续至少6周
对称性关节炎	左右两侧关节对称性同时受累（两侧近端指间关节、掌指关节及跖趾关节受累时，不一定绝对对称），持续至少6周
类风湿结节	医生观察到在骨突部位、伸肌表面或关节周围有皮下结节

续表

项目	定义
RF阳性	任何检测方法证明血清中 RF 含量升高(该方法在健康人群中的阳性率<5%)
影像学改变	在手和腕的后前位相上有典型的 RA 影像学改变:必须包括骨质侵蚀或受累关节及其邻近部位有明确的骨质脱钙
备注	以上7条具备4条或4条以上,并排除其他关节炎可诊断RA

2009 年美国风湿病学会/欧洲抗风湿联盟关于 RA 的分类标准,根据受累关节、血清学、滑膜炎持续时间、急性期反应物等情况进行诊断,见表8-2。

表8-2 2009 年美国风湿病学会/欧洲抗风湿联盟关于 RA 的分类标准

项目	评分
1. 受累关节(0~5分)	
① 1 个中大的关节	0 分
② 2~10 个中大关节	1 分
③ 1~3 个中小关节	2 分
④ 4~10 个小关节	3 分
⑤ 超过 10 个小关节	5 分
2. 血清学(0~3分)	
① RA 和 CCP 抗体阴性	0 分
② 两个实验室结果中至少有一个是低滴度阳性。低滴度定义为超过正常值的上限,但不高于正常值的 3 倍的上限	2 分
③ 至少有一个实验室结果高滴度阳性,即滴度超过正常上限的 3 倍	3 分
3. 滑膜炎持续时间(0~1分)	
① 少于6周	0 分
② 6 周或更长的时间	1 分

续表

项目	评分
4.急性期反应物（0~1分） ① CRP 和 ESR 均正常 ② CRP 或 ESR 异常	0分 1 分

标准: 以上 4 项累计最高评分≥6 分则可肯定 RA 诊断

二、类风湿性关节炎后抑郁症研究概况

类风湿性关节炎(RA)是一种具有高度致残性的自身免疫病，基本病理表现为滑膜炎、血管翳形成，并逐渐出现关节软骨和骨破坏，最终导致关节畸形和功能丧失。由于病程长，迁延不愈，疼痛及愈后易复发等特点，使患者活动减少，睡眠质量不佳，生活质量降低或不能自理，甚至残疾，除可并发肺部疾病、心血管疾病、恶性肿瘤等躯体疾病外，还可诱发抑郁症。

临床依靠病人的症状和体征、常规放射学检查、CT检查、MRI检查和超声检查，对RA作出准确诊断。双手、腕关节以及其他受累关节的X线检查对RA的诊断有重要意义。CT检查对大关节病变（RA骨侵蚀情况）及肺部疾病的检测有一定的价值。MRI是检测早期RA病变最敏感的工具，可早期发现滑膜增厚、骨髓水肿和轻微关节面侵蚀，对RA的早期诊断有意义。多普勒超声能观察到关节滑膜、滑囊、关节腔积液、关节软骨厚度及形态等。通过彩色多普勒血流显像和彩色多普勒能量图，观察到关节组织内的血流分布，反映滑膜炎症情况。超声检查还可以动态判断关节积液量及积液与体表的距离，用以指导关节穿刺及治疗。

虽然目前尚无根治RA的方法，但通过达标治疗可有效缓解症状和控制病情。《2018中国类风湿关节炎诊疗指南》指出，RA的治疗原则为早期、规范治疗，定期监测与随访。RA的治疗目标是达到疾病缓解或低疾病活动度，即达标治疗，最终目的为控制病情，减少致残率，改善患者的生活质量。RA治疗根据关节疼痛、肿胀数量，ESR、CRP、RF及抗环瓜氨酸蛋白抗体（ACPA）的数值等实验室指标，同时考虑关节外受累情况，并注意监测RA的常见合并症，如心血管疾病、骨质疏松、恶性肿瘤等，确定最佳治疗方案。指南指出：RA患者一经确诊，应尽早开始应用传统合成改善病情抗风湿药（DMARDs）治疗。推荐首选甲氨蝶呤单用。存在甲氨蝶呤禁忌时，考虑单用来氟米特或柳氮磺吡啶。单一传统合成DMARDs治疗未达标时，建议联合另一种或两种传统合成DMARDs进行治疗，或一种传统合成DMARDs联合一种生物制剂DMARDs进行治疗，或一种传统合成DMARDs联合一种靶向合成DMARDs进行治疗。中/高疾病活动度的RA患者建议应用传统合成DMARDs联合糖皮质激素治疗，以快速控制症状。治疗过程中应密切监测不良反应。不推荐单用或长期大剂量使用糖皮质激素。RA患者在使用生物制剂DMARDs或靶向合成DMARDs治疗达标后，可考虑对其逐渐减量，减量过程中需严密监测，谨防复发。在减量过程中，如RA患者处于持续临床缓解状态1年以上，临床医师和患者可根据实际情况讨论是否停用。建议RA患者注意生活方式的调整，包括禁烟、控制体重、合理饮食和适当运动。

2021年6月，美国风湿病学会（ACR）发布的RA诊疗指南指出：在使用糖皮质激素方面，既往未用DMARDs的中高度疾病活动患者有条件推荐DMARDs不联合短疗程糖皮质激素（<3个月），而非DMARDs联合短疗程糖皮质激素。强烈推荐DMARDs不联合长疗

程糖皮质激素（≥3个月），而非DMARDs联合长疗程糖皮质激素。未达患者糖皮质激素使用需要糖皮质激素维持达标的患者，有条件推荐加用/转换DMARDs，而非继续使用糖皮质激素。接受DMARDs治疗而未达标的患者，有条件推荐加用/换用DMARDs，并联合和不联合关节腔注射糖皮质激素，而非单独关节腔注射糖皮质激素。

研究显示，类风湿性关节炎的全球发病率为0.5%~1%，中国发病率为0.42%。国内一项研究显示，类风湿性关节炎患者抑郁症患病率高达44.7%，其中轻度抑郁发生率为30.2%，中重度抑郁发生率为16.5%；年龄越小，抑郁症的发生率越高；女性类风湿性关节炎患者较男性患者抑郁发生率高。病情处于高度活动的类风湿性关节炎患者更容易发生抑郁症。多项研究结果支持类风湿性关节炎与抑郁症之间存在双向的密切联系，但共病机制仍不明确。

《2018中国类风湿关节炎诊疗指南》未明确指出类风湿性关节炎合并抑郁症的用药策略。有研究显示，认知行为疗法、心理干预、情志疗法、健身功法、饮食疗法等有利于缓解类风湿性关节炎患者的疼痛，对改善抑郁症状有较好的疗效。既往研究显示，帕罗西汀、氟西汀、加味逍遥散、氟哌噻吨美利曲辛片（黛力新）等能改善类风湿性关节炎患者的抑郁症状。此外，还有研究显示，远红外线照射联合心理干预可改善RA患者的焦虑抑郁情绪，缓解关节肿痛，改善关节活动度。瑜伽练习也可改善类风湿性关节炎患者的抑郁、焦虑、疼痛、日常生活能力和睡眠质量。

三、类风湿性关节炎合并抑郁症的诊断

（1）《2018中国类风湿关节炎诊疗指南》中指出，RA的早期诊断对治疗和预后影响重大,临床医师需结合患者的临床表现、实验室和影像学检查对RA作出诊断。建议临床医师使用1987年ACR发布的RA分类标准与2010年ACR/EULAR发布的RA分类标准作出诊断。

（2）符合《2018中国类风湿关节炎诊疗指南》中的RA诊断要求,同时符合ICD-10精神与行为障碍分类和《中国抑郁障碍防治指南》(第二版)确定的抑郁症诊断标准。

（3）先患类风湿性关节炎,后诱发抑郁发作,而且患病前无焦虑、抑郁障碍等精神病史。

参考文献

［1］马剑达,戴冽. 美国风湿病学会发布2020年类风湿关节炎药物治疗指南(草案)［J］. 中华风湿病学杂志, 2021, 25(4): 286—288.

［2］中华医学会风湿病学分会. 2018中国类风湿关节炎诊疗指南［J］. 中华内科杂志, 2018, 57(4): 242—251.

［3］Smolen JS, Aletaha D, McInnes IB. Rheumatoid arthritis［J］. Lancet, 2016, 388(10055): 2023—2038. DOI: 10.1016/S0140-6736(16)30173-8.

［4］Da ML, Cruz BA, Brenol CV, et al. 2011 Consensus of the Brazilian Society of Rheumatology for diagnosis and early assessment of rheumatoid arthritis［J］. Rev Bras Reumatol, 2011, 51(3): 199—219.

［5］Marrie RA, Hitchon CA, Walld R, et al. Increased burden of psy-chiatric disorders in rheumatoid arthritis［J］. Arthritis Care Res, 2018, 70(7): 970—978.

［6］杨春军,王君颖,孙春艳,等. 我国类风湿关节炎患者抑郁

发生率的Meta分析[J]. 中华风湿病学杂志, 2015, 19(10): 662—668.

[7]中华医学会风湿病学分会. 类风湿关节炎诊断及治疗指南[J]. 中华风湿病学杂志, 2010, 14(4): 265—270.

[8]Bird H, Broggini M. Paroxetine versus amitriptyline for treatment of depression associated with rheumatoid arthritis: arandomized, doubleblind, parallel group study[J]. J Rheumatol, 2000, 27(12): 2791—2797.

[9]任振辉, 朱铁锤, 刘凤艳, 等. 远红外线照射联合心理干预对类风湿关节炎患者临床症状及负性情绪的影响[J]. 国际精神病学杂志, 2021, 48(3): 563—569.

[10]中华中医药学会. 类风湿性关节炎诊疗指南[J]. 中国中医药现代远程教育, 2011, 9(11): 150—151.

[11]张雪, 岳辰, 曹焱, 等. 瑜伽练习对类风湿关节炎患者抑郁影响的研究[J]. 风湿病与关节炎, 2021, 10(6): 32—36.

[12]姜小帆, 李娟娥, 雷鹏, 等. 类风湿关节炎痰湿证素量化诊断标准的探索性研究[J]. 中华中医药杂志, 2020, 35(1): 392—395.

[13]张博. 类风湿性关节炎与抑郁症相关研究进展[J]. 中国处方药, 18(11): 17—18.

[14]任艳, 尹耕. 类风湿关节炎与抑郁症的认识现状及展望[J]. 华西医学, 2018, 33(12): 1554—1557.

[15]高艳. 分析抗环瓜氨酸肽抗体联合类风湿因子对老年类风湿性关节炎的诊断价值[J]. 中国社区医师, 2019, 35(19): 116.

第九章　糖尿病相关抑郁障碍

糖尿病是一种以高血糖为特征的慢性疾病,临床典型症状为多饮、多尿、多食和消瘦。由于长期存在高血糖,导致患者眼、肾、心脏、血管、神经等多器官、多系统的慢性损害,治疗需要长期监测血糖、终生用药,治疗持续性和影响饮食造成患者生活不便,容易引发抑郁等负面情绪,负面情绪又可诱发糖尿病的发生和加速糖尿病的进程。长期高血糖还会导致机体出现应激样反应,血浆皮质醇、胰高血糖素、生长激素等水平上升,皮质醇活性发生改变,进一步增加了患者的经济负担及心理压力,形成恶性循环。

一、糖尿病诊断

【临床表现】

(1)典型的糖尿病症状为多饮、多食、多尿和体重下降,依据患者微血管、大血管、周围神经等并发症情况,可同时伴有乏力,视物模糊,胸闷憋气,汗出心慌,头晕头痛,食欲减退,肢体麻木、刺痛、发凉,足部破溃,尿中有泡沫,尿失禁或尿潴留,腹泻与便秘交替等症状。

(2)分类:根据病因学证据将糖尿病分为 1 型糖尿病、2 型糖尿病、特殊类型糖尿病和妊娠期糖尿病四个主要类型。

【实验室检查】

关于糖尿病的诊断，认为空腹血糖、餐后2小时血糖及糖化血红蛋白是诊断糖尿病和糖尿病前期的标准。糖尿病的临床诊断应依据静脉血浆血糖，而不是毛细血管血糖检测结果。如果测得的糖化血红蛋白与血糖水平之间存在明显的不一致，应考虑血红蛋白变异（如血红蛋白病）对糖化血红蛋白检测干扰的可能性，并考虑用无干扰的方法或血浆血糖的标准诊断糖尿病。在红细胞更新速度加快的情况下，如镰状细胞病，妊娠（妊娠中期和晚期），血液透析，近期失血、输血或促红细胞生成素治疗，仅应用血浆血糖标准来诊断糖尿病。

【诊断依据】

糖尿病的临床诊断依据糖代谢状态分类、静脉血浆血糖。糖代谢状态分类，如表9–1所示。糖尿病的诊断标准，如表9–2所示。

表9–1　糖代谢状态分类（WHO 1999）

糖代谢分类	静脉血浆葡萄糖（mmol/L）	
	空腹血糖	糖负荷后2小时血糖
正常血糖	<6.1	<7.8
空腹血糖受损	≥6.1, <7.0	<7.8
糖耐量异常	<7.0	≥7.8, <11.1
糖尿病	≥7.0	≥11.1

注：①空腹血糖受损和糖耐量异常统称为糖调节受损，也称糖尿病前期。②空腹状态指至少8小时没有进食热量。

表9-2　糖尿病的诊断标准

诊断标准	静脉血浆葡萄糖或HbA_{1c}水平
典型糖尿病症状	
加上随机血糖	≥11.1mmol/L
或加上空腹血糖	≥7.0mmol/L
或加上OGTT 2小时血糖	≥11.1mmol/L
或加上HbA_{1c}	≥6.5%
无糖尿病典型症状者, 需改日复查确认	

注: OGTT为口服葡萄糖耐量试验, HbA_{1c}为糖化血红蛋白。典型糖尿病症状包括烦渴多饮、多尿、多食、不明原因体重下降。随机血糖指不考虑上次用餐时间,一天中任意时间的血糖,不能用来诊断空腹血糖受损或糖耐量减低。空腹状态是指至少8小时没有进食热量。

【糖尿病的治疗】

糖尿病的治疗包括糖尿病知识教育、糖尿病患者自我监测、饮食控制、运动疗法及降糖药物治疗。①糖尿病知识教育: 内容包括糖尿病基础知识, 糖尿病血糖监测指标、方法, 饮食、运动、药物治疗的方法及注意事项, 糖尿病并发症的预防。②糖尿病患者自我监测: 监测项目包括空腹血糖、餐后血糖, 必要时监测全天血糖(三餐前后、晚睡前和夜间), 有时还需监测糖化血红蛋白、血脂、血尿酸、肾功能、尿糖、尿酮、尿蛋白、尿微量白蛋白、眼底、心电图、肌电图及血压、体重等。③饮食控制: 合理的饮食是治疗糖尿病的基础, 应在规定的热量范围内达到营养平衡, 从而保证患者正常的体重和体力, 并减轻胰岛β细胞的负担。④运动: 运动是2型糖尿病治疗的基础, 糖尿病患者通过运动可以直接消耗部分能量, 从而达到控制血糖的目的。运动也可以增加肌肉的容积, 并使胰岛素敏感性得到持续改善。同时，运动对受损的胰岛 β 细胞功能具有修复作用，可改善糖、脂代谢，从而使糖尿病个体达到良好的代谢水平。⑤药物治疗：从小剂量起始，根据血糖情况逐渐加量。口服降糖药物主要有磺酰脲类、格列奈类、双胍类、噻唑烷二酮类、α-糖苷酶抑制剂。注射制剂有胰岛素、胰岛素类似物和胰高血糖素样肽-1受体激动剂。在饮食和运动不能使血糖控制达标时，要及时应用降糖药物治疗。

二、糖尿病与抑郁症研究进展

抑郁症与糖尿病是现代社会面临的两大公共卫生问题。流行病学数据表明，糖尿病合并抑郁的发生率高于健康人2~3倍，至少有三分之一的糖尿病患者会出现相关抑郁障碍，而抑郁症患者发生糖尿病的风险会增加37%。据国际糖尿病联盟2019年发布的第九版全球糖尿病地图显示，2019年全球约4.63亿人患有糖尿病，预计到2045年这一数字将会变为7亿，全球每年的糖尿病相关医疗开支约为7600亿美元，约有420万人死于糖尿病或其并发症。国内一项老年2型糖尿病并发抑郁症与脑源性神经营养因子的相关性研究中，老年2型糖尿病人群抑郁症的患病率为22.4%，糖尿病患者血清脑源性神经营养因子水平显著下降。另一项新型冠状病毒肺炎疫情期间糖尿病患者的血糖控制情况的研究结果显示，疫情期间糖尿病患者的血糖水平整体偏高，影响血糖控制的因素有糖尿病病程较长、运动时间短、测血糖频率较低、出现睡眠障碍，尤其是抑郁症的患病率高达43.1%。

糖尿病合并抑郁症的危险因素包括年龄、病程、肥胖、吸烟、酗酒、教育程度、单身或离异、家族史、运动锻炼少、糖尿病并发症以及长期的胰岛素治疗等。研究显示,40~65岁糖尿病患者抑郁症的发病率高于40岁以下和65岁以上的糖尿病患者,女性明显高于男性。我国糖尿病的流行特点:①以2型糖尿病为主,1型及其他类型糖尿病少见。2型糖尿病患病率为10.4%,男性高于女性。②经济发达地区患病率明显高于不发达地区,城市高于农村。③未诊断糖尿病比例较高,占患者总数的63%。④肥胖和超重人群糖尿病患病率显著增加,肥胖人群糖尿病患病率升高了2倍。

我国近30年来多次的流行病学调查数据显示,在糖尿病总患病率增高的同时,老年人群患病率也在明显增加。随着我国老龄化的不断进展,老年糖尿病患者还将大幅度增加。老年糖尿病患者急性并发症、大血管并发症的发病风险巨大,也更容易导致和加重老年综合征,造成骨折、认知障碍、营养不良、慢性疼痛、尿失禁、多重用药等。另外,随着二胎政策开放以及生活方式的改变,妊娠期糖尿病的发生率不断升高。妊娠期糖尿病是指妊娠期首次发现的不同程度的糖代谢异常,但血糖未达到显性糖尿病的水平,是一种常见的妊娠期并发症。研究显示,在世界范围内妊娠期糖尿病发病率为9.3%~25.5%。我国妊娠期糖尿病发生率处于中等水平,为9.3%~18.9%。共病糖尿病的抑郁症患者在精神病专科医院或综合医院进行治疗,应在控制血糖的同时进行抗抑郁治疗。

三、糖尿病合并抑郁症的诊断

在已确诊糖尿病的基础上,同时符合抑郁症的诊断标准,即可诊断为糖尿病合并抑郁症。抑郁发作以心境低落为主,与其处境不相称,可以从闷闷不乐到悲痛欲绝,甚至发生木僵。严重者可出现幻觉、妄想等精神病性症状。某些病例的焦虑与运动性激越很显著。

【症状标准】

以心境低落为主,并至少有下列各项中的4项:①兴趣丧失,无愉快感;②精力减退或疲乏感;③精神运动性迟滞或激越;④自我评价过低,自责或有内疚感;⑤联想困难或自觉思考能力下降;⑥反复出现轻生的念头或有自杀、自伤行为;⑦睡眠障碍,如失眠、早醒,或睡眠过多;⑧食欲降低或体重明显减轻;⑨性欲减退。

【严重标准】

社会功能受损,给患者本人造成痛苦或不良后果。

【病程标准】

①符合症状标准和严重标准至少已持续2周。②可存在某些分裂性,但不符合分裂症的诊断。若同时符合分裂症的症状标准,在分裂症状缓解后,满足抑郁发作标准至少2周。

【排除标准】

排除器质性精神障碍或精神活性物质和非成瘾物质所致的抑郁。

【轻度抑郁症】

除了社会功能无损害或仅轻度损害外,发作符合抑郁发作的全部标准。

【复发性抑郁症诊断标准】

①目前发作符合某一型抑郁症标准,并在间隔至少2个月前,有过另一次发作符合某一型抑郁症标准;②以前从未有符合任何一型躁狂、双相情感障碍或环性情感障碍标准;③排除器质性精神障碍

或精神活性物质和非成瘾物质所致的抑郁发作。

参考文献

[1] Diabetes Atlas E E C. IDF Diabetes Atlas Nineth Edition 2019. 8 ed. 2019.

[2] 杨艾利, 王晓光, 卫静, 等. 新型冠状病毒肺炎疫情期间糖尿病患者血糖水平的影响因素分析 [J]. 中华糖尿病杂志, 2020, 12 (7): 500—503.

[3] Ali S, Stone MA, Peters JL, et al. The prevalence of co-morbid depression in adults with type 2 diabetes: a systematic review and Meta-analysis [J]. Diabet Med, 2006, 23 (11): 1165—1173.

[4] Knol MJ, Twisk JW, Beekman AT, et al. Depression as a risk factor for the onset of type 2 diabetes mellitus. A Meta-analysis [J]. Diabetologia, 2006, 49 (5): 837—845.

[5] 周建新, 陈莉明, 白学军, 等. 老年2型糖尿病患者并发抑郁症与脑源性神经营养因子的相关性 [J]. 中华糖尿病杂志, 2011, 3 (2): 126—130.

[6] 胡文菲, 符琳鑫, 邵云. 妊娠期间体重增加状况对妇女糖尿病发病的影响分析 [J]. 实用糖尿病杂志, 16 (4): 39—40.

[7] 苑建敏, 常宁. 妊娠期糖尿病的规范化治疗对妊娠结局的影响 [J]. 实用糖尿病杂志, 16 (4): 43.

[8] 薛娇, 张莹. 妊娠期糖尿病的预防时机及方法 [J]. 医学综述, 2020, 26 (18): 3668—3673.

[9] 周春梅. 妊娠期糖尿病早期筛查与治疗对妊娠结局的影响 [J]. 糖尿病新世界, 2020, 6: 9—31.

［10］吴红花. 胰岛素抵抗与妊娠期糖尿病［J］. 中华糖尿病杂志, 2020, 12（7）: 436—439.

［11］谭育松. 长春地区妊娠期糖尿病风险预测模型的临床研究［J］. 中国妇幼保健, 2020, 35（16）: 2957—2959.

［12］中华医学会糖尿病学分会. 中国2型糖尿病防治指南［J］. 2020年版. 中华糖尿病杂志, 2021, 13（4）: 315—409.

第十章 脑卒中后抑郁症

　　脑卒中后抑郁（post stroke depression, PSD）是脑卒中后常见的一种精神障碍并发症，以情绪低落、兴趣减退、睡眠障碍、悲观厌世，甚至产生自杀倾向等为主要临床表现。约有1/3的脑卒中幸存者在卒中后不同阶段罹患PSD。

　　研究显示，卒中后5年内抑郁障碍的累积发病率为39%～52%，通常在发生卒中后的第1个月开始逐渐上升，在第 6 个月左右达到高峰。抑郁情绪的发生影响了中风患者神经功能、认知和肢体功能等各方面的康复。PSD目前尚没有明确的概念和诊疗标准，发病机制尚不明确。《国际疾病分类》第 10 版（ICD-10）将 PSD 归类为"器质性精神障碍"，《中国精神障碍分类与诊断标准》第三版（CCMD-3）将其归类为"脑血管病所致精神障碍"。

　　脑卒中（stroke），也可称为脑血管意外。蒙医学亦称其为"萨病"，是体内三根失衡，巴达干增多，黏附于血管壁上导致血管堵塞，或恶血、希拉增多导致血管破裂，导致赫依血运行受阻，影响白脉之海大脑的功能所致。具有发病率、死亡率和致残率高的特点。多见于中年以上人群，发病急骤，病势危重。

　　脑卒中已成为世界范围内第二大死亡和残疾的原因，每年有超过 1300 万新发病例，且近年来缺血性脑卒中的发病率在青壮年人群（18～50岁）中显著增加，已对人们的健康构成巨大威胁。脑卒中主要包括两大类，即缺血性脑卒中和出血性脑卒中，其中缺血性脑卒中占70%～80%。脑卒中病人的临床表现由于卒中部位的不同而有所不同，但大多表现为猝然昏仆、不省人事，或是突然发生口眼歪斜、肢体瘫痪（半身不遂）、感觉障碍、平衡和协调障碍、言语不利或失语、失用、失认、构音障碍（声音嘶哑）、吞咽困难、偏盲、瞳孔改变、记忆和智力障碍等。脑卒中后遗症包括运动障碍、肌力障碍、肌张力障碍、感觉障碍、言语障碍、吞咽障碍、认知功能障碍、二便障碍、疼痛、步行障碍、社会功能障碍等。

一、脑卒中诊断

（一）缺血性脑卒中临床表现

脑梗死又称缺血性脑卒中，是由各种原因所致的局部脑组织区域血液供应障碍，导致脑组织缺血缺氧性病变坏死，进而产生对应的神经功能缺失表现。脑梗死根据发病机制的不同，一般分为大动脉粥样硬化性脑梗死、脑栓塞、小动脉闭塞性脑梗死、脑分水岭梗死、出血性脑梗死、其他病因脑梗死、原因不明脑梗死等。脑梗死的前驱症状无特殊性，部分患者可能有持续时间较短和程度轻微的头昏、一时性肢体麻木、无力等短暂性脑缺血发作的表现。脑梗死急性发作，多在休息或睡眠中发病，其临床症状在发病后数小时或1～2天达到高峰。由于闭塞部位的不同，临床表现有所不同。

（1）颈内动脉闭塞时导致病灶侧一过性单眼黑蒙，有的同侧眼裂变小、瞳孔变小、眼球内陷及面部少汗，视力减退或失明，对侧偏瘫、偏身感觉障碍。颈内动脉闭塞可以无症状，有症状的颈内动脉闭塞类似大脑中动脉综合征。颈内动脉闭塞导致的缺血性卒中年复发率为5.3%~10.0%。20%~35%的患者突然出现偏瘫、失语、感觉障碍，甚至昏迷，发病后短时间内达到高峰。

（2）大脑中动脉闭塞综合征最为常见，表现为对侧中枢性面瘫、舌瘫和偏瘫（上下肢瘫痪程度基本相同），对侧半身感觉障碍和对侧偏盲，可伴有不同程度的意识障碍。因内囊受损，上下肢损害程度无明显差异。若优势半球受累还可出现失语。大脑中动脉主干完全闭塞时，由于脑水肿致颅内压增高，甚至出现脑疝致死。①大脑中动脉上侧皮质支闭塞时，出现对侧偏瘫和感觉缺失，Broca失语（优势半球损害）或体象障碍（非优势半球）。②大脑中动脉下侧皮质支闭塞时（单独发生较少见），导致对侧同向偏盲，对侧肢体的图形、实体和空间感觉障碍，命名性失语和行为障碍等，而无偏瘫；也可出现Wernicke失语（优势半球损害）、急性精神错乱（非优势半球损害）。③深穿支闭塞时对侧中枢性上下肢均等性偏瘫，可伴有面舌瘫，对侧偏身感觉障碍，有时可伴有对侧同向性偏盲，优势半球病变可出现皮质下失语。④大脑中动脉分叉处损害时，即皮质上下分支和/或大脑中动脉的病变，症状重，合并上下侧皮质支综合征的表现，面部和上肢重于下肢，优势半球损害则出现完全性失语（表达和感受语言障碍）。

（3）大脑前动脉主干闭塞时，如前交通动脉以后闭塞时额叶内侧缺血，出现对侧小腿运动及感觉障碍，因旁中央小叶受累小便不易控制，对侧出现强握、摸索及吸吮反射等额叶释放症状。若前交通动脉以前大脑前动脉闭塞时，由于有对侧动脉的侧支循环代偿，不一定出现症状。如果双侧动脉起源于同一主干，易发生双侧大脑前动脉闭塞，出现淡漠、欣快等精神症状，双侧脑性瘫痪、二便失禁、额叶性认知功能障碍。

（4）大脑后动脉闭塞时，可出现对侧同向性偏盲或视野受损，而黄斑回避，偏身感觉障碍，近记忆力减退，失语、失读，手徐动或舞蹈，偏瘫。大脑后动脉皮层支受损时，对侧偏盲，而黄斑回避。大脑后动脉深穿支闭塞时，丘脑穿通动脉闭塞产生红核丘脑综合征，如病灶侧小脑性共济失调、肢体意向性震颤、短暂的舞蹈样不自主运动、对侧面部感觉障碍。丘脑膝状体动脉闭塞时，可出现丘脑综合征，如对侧感觉障碍（深感觉为主），以及自发性疼痛、感觉过度、轻偏瘫和不自主运动，可伴有舞蹈、手足徐动和震颤等锥体外系症状。

（5）椎基底动脉主干闭塞时，常引起广泛梗死，出现脑神经、锥体束损伤及小脑症状，如眩晕、共济失调、瞳孔缩小、四肢瘫痪、消化道出血、昏迷、高热等，患者常因病情危重而死亡。

（6）中脑梗死时，可出现Weber综合征（同侧动眼神经麻痹，对侧面舌瘫和上下肢瘫）、Benedikt综合征（同侧动眼神经麻痹，对侧肢体不自主运动，对侧偏身深感觉和精细触觉障碍）、Claude综合征（同侧动眼神经麻痹，对侧小脑性共济失调）、Parinaud综合征（垂直注视麻痹）。

（7）脑桥梗死时，可出现Foville综合征（同侧周围性面瘫，双眼向病灶对侧凝视，对侧肢体瘫痪）、Millard-Gubler综合征（同侧面神经、展神经麻痹，对侧偏瘫）、Raymond-Cesten综合征（对侧小脑性共济失调，对侧肢体及躯干深浅感觉障碍，同侧三叉神经感觉和运动障碍，双眼向病灶对侧凝视）、闭锁综合征（又称为睁眼昏迷，系双侧脑桥中下部的副侧基底部梗死。患者意识清楚，由于四肢瘫痪、双侧面瘫及球麻痹，不能言语、不能进食、不能做各种运动，只能以眼球上下运动来表达自己的意愿）。

（8）延髓梗死时，最常出现的是Wallenberg综合征（延髓背外侧综合征），表现为眩晕，眼球震颤，吞咽困难，病灶侧软腭及声带麻痹，共济失调，面部痛温觉障碍，Horner综合征，对侧偏身痛温觉障碍。

（9）分水岭脑梗死是指两支或两支以上动脉分布区的交界处或同一动脉不同分支分布区的边缘带发生的脑梗死。皮质前型，病灶位于大脑前与大脑中动脉交界处，出现以上肢为主的偏瘫及偏身感觉障碍，优势侧病变可出现经皮质性运动性失语。皮质后型，病灶位于大脑中动脉与后动脉交界处，即顶、枕、颞交界处，其以偏盲最常见，可伴有情感淡漠、记忆力减退和皮质性感觉性失语（优势半球受累）。皮质下型，病变位于大脑中动脉皮质支与深穿支的边缘区，可出现偏瘫和/或偏身感觉障碍等。

【缺血性脑卒中诊断依据】

（1）中老年患者，多有脑血管病的相关危险因素病史，发病前可有短暂性脑缺血发作。

（2）安静休息时发病者较多，常在睡醒后出现症状。迅速出现局灶性神经功能缺失症状并持续24小时以上，症状可在数小时或数日内逐渐加重。

（3）多数患者意识清楚，但偏瘫、失语等神经系统局灶体征明显。

（4）可做头颅CT、头颅MRI和脑血管影像学检查明确诊断。

【一般检查】

一般检查包括血小板聚集率、凝血功能、血糖、血脂、肝功能、肾功能及心电图、胸部X光片等，这些检查有助于明确患者的基本病情, 部分检查结果还有助于病因的判断。

【影像学检查】

（1）头颅CT: 是最方便和常用的脑结构影像检查。在超早期阶段（发病6小时内），CT可以发现一些细微的早期缺血改变，但是CT对超早期缺血性病变和皮质或皮质下小的梗死灶不敏感，尤其后颅窝的脑干和小脑梗死更难检出。

（2）头颅MRI: 标准的MRI序列（T_1、T_2和Flair相）可清晰显示缺血性梗死、脑干和小脑梗死、静脉窦血栓形成等，但对发病几小时内的脑梗死不敏感。

（3）脑血管影像学: 包括颈部血管超声和经颅多普勒（TCD）、磁共振血管成像（MRA）和计算机成像血管造影（CTA）、数字减影血管造影（DSA）、脑灌注检查和脑功能评定等。

（二）出血性脑卒中临床表现

脑出血原因很多, 如高血压脑出血, 脑血管畸形或动脉瘤脑出血, 淀粉样脑血管病脑出血, 药物性脑出血, 脑动脉炎脑出血, 其他原因脑出血, 原因未明脑出血, 蛛网膜下腔出血和外伤引起的硬膜下出血、硬膜外出血等。临床症状常在数分钟至数小时达到高峰, 表现因出血部位及出血量不同而异。大多数患者突然口眼歪斜、口角流涎, 说话不清、吐字困难或含糊不清, 或听不懂别人的话, 同时还有感觉全身疲乏、麻木、无力, 活动不便, 出虚汗、低热、胸闷, 走路不稳或突然跌倒, 心悸或突然出现打嗝、呕吐等。部分患者突然感到头晕, 周围景物出现旋转, 站立不稳甚至晕倒在地。头痛常常位于出血一侧的头部, 颅内压力增高时, 疼痛可以发展到整个头部, 反复出现或逐渐加重。某些患者突然感到眼部不适, 瞳孔不等大,有时还有偏盲和眼球活动障碍。有的突然出现意识障碍，表现为精神萎靡不振，嗜睡，也可出现表情淡漠、行动迟缓或多语易躁、短暂的意识丧失等。据统计，基底节、丘脑与内囊出血引起轻偏瘫是常见的早期症状，约10%的病例出现痫性发作，常为局灶性，重症者迅速转入意识模糊或昏迷。基底节区出血为脑出血最常见类型，其中壳核出血最多，约占脑出血的61%，丘脑出血占12%，尾状核出血较少见。大脑皮质出血占脑出血的18%，小脑出血占7%，脑干出血占1%。

1. 基底节区出血

壳核和丘脑是高血压性脑出血的两个最常见部位，它们被内囊后肢所分隔，下行运动纤维、上行感觉纤维以及视辐射穿行其中，外侧（壳核）或内侧（丘脑）扩张血肿压迫这些纤维产生对侧运动、感觉功能障碍，典型的可见三偏体征，即病灶对侧偏瘫、偏身感觉缺失和偏盲。大量出血可出现意识障碍，也可穿破脑组织进入脑室，出现血性脑脊液（Cerebro-Spinal Fluid, CSF），直接穿破皮质者不常见。

（1）壳核出血：亦称内囊外侧型，主要是豆纹动脉外侧支破裂，通常引起对侧肢体运动功能缺损，持续性同向性偏盲，可出现双眼向病灶对侧凝视不能，主侧半球可有失语。

（2）丘脑出血：亦称内囊内侧型，由丘脑膝状体动脉和丘脑穿通动脉破裂所致，产生较明显感觉障碍，短暂的同向性偏盲；出血灶压迫皮质语言中枢可产生失语症，丘脑局灶性出血可出现独立的失语综合征，预后好。如病情发展，血液大量破入脑室或损伤丘脑下部及脑干，则昏迷加深，出现去脑强直或四肢弛缓，面色潮红或苍白，出冷汗，鼾声大作，上消化道出血，中枢性高热或体温过低，甚至出现肺水肿,最后多发生枕骨大孔疝死亡。

(3)丘脑出血特点:上下肢瘫痪均等,深感觉障碍突出;大量出血使中脑上视中枢受损,可有特征性眼征,可出现上视障碍或凝视鼻尖、眼球偏斜或分离性斜视、眼球聚合障碍和无反应性小瞳孔等。意识障碍多见且较重,出血波及丘脑下部或破入第三脑室则昏迷加深,瞳孔缩小,出现去皮质强直等;累及丘脑底核或纹状体可见偏身舞蹈-投掷样运动;如出血量大使壳核和丘脑均受累,难以区分出血起始部位,称为基底节区出血;昏迷时出现瞳孔常不等大,一般为出血侧散大,表明有小脑幕疝形成。

(4)尾状核头出血:较少见,表现头痛、呕吐及轻度脑膜刺激征,无明显瘫痪,颇似蛛网膜下腔出血,有时可见对侧中枢性面舌瘫,临床常易忽略,偶因头痛在CT检查时发现。

2. 脑叶出血

常由脑动脉畸形、Moyamoya病、血管淀粉样变性和肿瘤所致。常出现头痛、呕吐、失语症、视野异常及脑膜刺激征,癫痫发作较常见,昏迷较少见。顶叶出血最常见,可见偏深感觉障碍、空间构象障碍;额叶出血可见偏瘫、Broca失语、摸索等;颞叶出血可见Wernicke失语、精神症状;枕叶出血可见对侧偏盲。

3. 脑桥出血

多由基底动脉脑桥支破裂所致,出血灶位于脑桥基底与被盖部之间。大量出血(血肿>5ml)累及脑桥双侧,常常破入第四脑室或向背侧扩展至中脑,患者于数秒至数分钟内陷入昏迷,四肢瘫痪和去大脑强直发作,可见双侧针尖样瞳孔,呕吐咖啡样胃内容物,中枢性高热(躯干持续39℃以上,四肢不热),中枢性呼吸障碍和眼球浮动(双眼间隔约5秒的下跳性移动)等,通常在48小时内死亡。小量出血表现为交叉性瘫痪或共济失调性偏瘫，两眼向病灶侧凝视麻痹或核间性眼肌麻痹，可无意识障碍，能较好恢复。中脑出血罕见，轻症表现一侧和双侧动眼神经不全瘫痪或Weber综合征，重症表现深昏迷，四肢弛缓性瘫痪，迅速死亡；可通过CT确诊。

4. 小脑出血

由小脑齿状核动脉破裂所致，起病突然，数分钟内出现头痛、眩晕、频繁呕吐、枕部剧烈头痛和平衡障碍等，但无肢体瘫痪。病初意识清楚或轻度意识模糊，轻症表现一侧肢体笨拙、行动不稳、共济失调和眼球震颤。大量出血可在12~24小时内陷入昏迷和出现脑干受压征象，如周围性面神经麻痹、两眼凝视病灶对侧（脑桥侧视中枢受压）、瞳孔缩小而光反应存在、肢体瘫痪及病理反射等；晚期瞳孔散大，中枢性呼吸障碍，可因枕大孔疝死亡。暴发型发病立即出现昏迷，不易与脑桥出血相鉴别。

5. 原发性脑室出血

原发性脑室出血占脑出血的3%~5%，是脑室内脉络丛动脉或室管膜下动脉破裂所致。小量出血，可见头痛、呕吐、脑膜刺激征及血性脑脊液，无意识障碍及局灶性神经体征，酷似蛛网膜下腔出血，可完全恢复，预后好。大量脑室出血起病急骤，迅速陷入昏迷，四肢弛缓性瘫及去脑强直发作，频繁呕吐，针尖样瞳孔，眼球分离斜视或浮动等，病情危笃，多迅速死亡。

6. 蛛网膜下腔出血（subarachnoid hemorrhage，SAH）

任何年龄均可发病，青壮年更常见，女性多于男性，血管畸形多见于青少年。突然起病，以数秒钟或数分钟速度发生的头痛是最常见的起病方式。蛛网膜下腔出血典型临床表现为突然发生的剧烈头痛、恶心、呕吐和脑膜刺激征，伴或不伴局灶体征。剧烈活动中或活动后出现爆裂性局限性或全头部剧痛，难以忍受，呈持续性或持续进行性加重，有时上颈段也可出现疼痛。常见伴随症状有呕吐、短暂意识障碍、项背部或下肢疼痛、畏光等。绝大多数病例发病后数小时内出现脑膜刺激征，以颈强直最明显，Kernig征、Brudzinski征可阳性。约25%的患者可出现精神症状，如欣快、谵妄、幻觉等。还可有癫痫发作、局灶神经功能缺损体征，如动眼神经麻痹、失语、单瘫或轻偏瘫、感觉障碍等。部分患者，尤其是老年患者头痛、脑膜刺激征等临床表现常不典型，而精神症状较明显。

【出血性脑卒中诊断依据】

（1）大多数患者为壮年以上，有高血压和动脉硬化病史，情绪激动、体力活动、酒后突然发病，有头痛、呕吐、意识障碍等症状。

（2）发病快，在几分钟或几小时内出现肢体功能障碍及颅内压增高的症状，而且查体有神经系统定位体征。

（3）脑CT扫描检查可见脑内血肿呈高密度区域，对直径＞1.5cm的血肿均可精确显示，可确定出血的部位、血肿大小、是否破入脑室、有无脑水肿和脑疝形成。确诊以脑CT扫描见到出血病灶为准，CT对脑出血几乎100%诊断。腰穿可见血性脑脊液，目前已很少根据脑脊液诊断脑出血。

【实验室检查】

包括脑脊液检查、血常规、尿常规和血糖、血液生化、凝血功能、D-二聚体、胸部X线片、凝血活酶时间等。

【影像学检查】

（1）CT检查：颅脑CT扫描可清楚显示出血部位、出血量大小、血肿形态、是否破入脑室，以及血肿周围有无低密度水肿带和占位效应等。病灶多呈圆形或卵圆形均匀高密度区，边界清楚，脑室大量积血时多呈高密度铸型,脑室扩大。1周后血肿周围有环形增强,血肿吸收后呈低密度或囊性变。动态CT检查还可评价出血的进展情况。

(2)MRI和MRA检查:对发现结构异常,检出脑干和小脑的出血灶和监测脑出血的演进过程优于CT扫描,对急性脑出血诊断不及CT。

(3)数字减影脑血管造影(DSA):可检出脑动脉瘤、脑动静脉畸形、Moyamoya病和血管炎等。

(4)经颅多普勒超声(TCD)检查:有助判断颅内高压和脑死亡,当血肿>25ml,TCD显示颅内血流动力学不对称改变时,表示颅内压力不对称,搏动指数较平均血流速度更能反映颅内压力的不对称性。

(5)心电图检查:脑血管病患者因为脑-心综合征或心脏本身就有疾病,可有心脏功能和血管功能改变:①传导阻滞,如P-R间期延长,结性心律或房室分离;②心律失常,房性或室性期前收缩;③缺血性改变,S-T段延长,下降,T波改变;④其他,假性心肌梗死的心电图改变等。

二、脑卒中后抑郁症研究概况

《中国脑卒中防治报告2018》指出:脑卒中是我国成年人致残、致死的首位病因,具有发病率、致残率、死亡率和复发率高的特点。脑卒中后抑郁(post-stroke depression, PSD)是脑卒中后常见的并发症之一,表现为一系列抑郁和相应躯体症状的综合征。持久的抑郁情绪不仅影响患者的康复效果,还可加重功能障碍程度,延长病人住院时间,降低生活质量,增加残疾风险,甚至增加了患者的死亡率。国外有学者发现,脑卒中后5年内出现一种或多种抑郁症状患者的累计患病率为39%~52%。国内一项脑卒中后抑郁患病率 Meta 分析结果显示,脑卒中后抑郁患病率为32.8%;另一项2015—2019年中国脑卒中后抑郁检出率的Meta分析结果显示,脑卒中后抑郁总检出率为45.07%,而且女性卒中患者在急性期、恢复期或相同年龄组别的患病率都高于男性。

目前,脑卒中后抑郁的病因、病机尚未明确,研究领域仍是集中在单胺类神经递质基因、脑源性神经营养因子基因、细胞因子基因、血小板相关基因、一氧化氮合成酶基因、心房钠尿肽等。也有学者认为,由于脑卒中后病人躯体功能低下,自我调控能力差,病程长,功能恢复达不到预期效果,社会支持不足均会导致病人采取消极的应对方式,造成抑郁症发生率显著升高。解剖学研究认为,脑卒中后人体额叶、颞叶等神经微结构被破坏,导致病人出现情绪上的变化。脑影像学研究显示,脑卒中后抑郁和非抑郁病人大脑磁共振弥散张量成像(DTI)和磁共振波谱成像(MRS)检查指标有明显差异,有学者发现脑卒中后抑郁症病人小脑白质网络出现明显异常,提示小脑结构出现了变化。

脑卒中后抑郁的早期识别和正确诊断对脑卒中患者的康复和预后非常重要,但目前尚无明确的概念及诊断标准。诊断主要依据脑卒中病史及目前公认的国际ICD-10、美国DSM-V和中国CCMD-3三大精神疾病诊断标准,结合筛查工具,包括汉密尔顿抑郁评分量表、Zung抑郁自评量表、Beck抑郁自评量表、患者健康问卷 9项(PHQ-9)等具有较高的信度和效度的抑郁量表对患者进行评估,以判断抑郁症状的严重程度。

目前,临床脑卒中后抑郁的治疗包括药物治疗、心理治疗和其他治疗。

药物治疗一般选用以下药物:①选择性5-羟色胺再吸收抑制剂,临床代表性的药物包括舍曲林、艾司西酞普兰、西酞普兰、氟西汀、氟伏沙明、帕罗西汀等;②5-羟色胺去甲肾上腺素再摄取抑制剂,临床代表性的药物有文拉法辛和度洛西汀;③NE及特异性5-HT能抗抑郁剂,临床代表性的药物为米氮平;④三环类抗抑郁剂,临床代表性的药物为阿米替林、丙咪嗪、氯米帕明、多塞平等;⑤其他可用于PSD的药物,如黛力新(氟哌噻吨和美利曲辛复方制剂)。此外,还有中蒙药制剂。国内一项系统评价氟西汀治疗卒中后抑郁(PSD)的有效性和安全性研究显示,氟西汀能改善 PSD 患者的抑郁症状及神经功能缺损且不增加不良反应。

心理治疗包括认知行为疗法、支持性心理治疗方法、团体心理治疗、森田疗法、叙事心理治疗和蒙医心身互动疗法等。目前,认知行为疗法是临床上应用最为广泛的一种心理疗法。团体心理治疗是多个成员为了共同的目标在团体情境下相互交流、影响、支持、启发和鼓励,建立新的人际关系,改善不良行为,提高依从性的心理治疗方法,疗效较好。心理护理有助于脑卒中后抑郁患者心理状态趋向健康,改善患者受损神经功能和生活能力。

其他治疗中针灸治疗较为广泛应用。既往研究显示,针灸治疗脑卒中后抑郁在症状改善、神经功能评分,以及调节血清神经递质含量、神经细胞因子及炎症细胞因子等方面不弱于抗抑郁药治疗。低频重复经颅磁刺激可以改善PSD患者的抑郁情绪,提高患者的日常生活能力,改善患者的认知功能。

三、脑卒中后抑郁症的诊断

脑卒中后大部分患者出现闷闷不乐、兴趣减退、愉快感丧失、执行功能减退、记忆力下降、注意力不集中、体重减轻、睡眠障碍、不明原因疼痛、食欲减退或亢进等。影像学检查结果显示，病灶距离前额叶、颞叶和内囊区越近，卒中后抑郁发病率越高，抑郁症状越严重。

中国医师协会神经内科医师分会神经心理与情感障碍专业委员会编写的《卒中后抑郁临床实践的中国专家共识》推荐的PSD诊断标准如下：

（1）至少出现以下症状中的3项（同时必须符合①或②项症状中的一项），持续1周以上：①经常发生的情绪低落（自我表达或者被观察到）；②对日常活动丧失兴趣，无愉快感；③精力明显减退，无原因的持续疲乏感；④精神运动性迟滞或激越；⑤自我评价过低，或自责，或有内疚感，可达妄想程度；⑥缺乏决断力，联想困难，或自觉思考能力显著下降；⑦反复出现想死的念头，或有自杀企图/行为；⑧失眠，或早醒，或睡眠过多；⑨食欲不振，或体重明显减轻。

（2）症状引起有临床意义的痛苦，或导致社交、职业或者其他重要功能方面的损害。

（3）既往有卒中病史，多数发生在卒中后1年内。

（4）排除某种物质（如服药、吸毒、酗酒）或其他躯体疾病引起的精神障碍（如适应障碍伴抑郁心境，其应激源是一种严重的躯体疾病）。

（5）排除其他重大生活事件引起精神障碍（例如离丧）。

参考文献

［1］Ayerbe L, Ayis S, Wolfe C D, et al. Natural history, predictors and outcomes of depression after stroke: systematic review and Meta-analysis［J］. Br J Psychiatry, 2013, 202（1）: 14—21.

［2］王陇德, 刘建民, 杨弋, 等. 我国脑卒中防治仍面临巨大挑战——《中国脑卒中防治报告2018》概要［J］. 中国循环杂志, 2019, 34（2）: 105—119.

［3］王少石, 周新雨, 朱春燕. 卒中后抑郁临床实践的中国专家共识［J］. 中国卒中杂志, 2016, 11（8）: 685—693.

［4］李莹, 李光校. 中国脑卒中患者抑郁患病率Meta分析［J］. 中国公共卫生, 2015, 31（7）: 968—972.

［5］刘锐茵, 高静, 钟懿珠, 等. 2015年—2019年中国脑卒中后抑郁检出率的Meta分析［J］. 全科护理, 2021, 19（24）: 3314—3318.

［6］Wang Z X, Zhu M F, Su Z P, et al. Post-stroke depression: Different characteristics based on follow-up stage and gender-acohort perspective study from Mainland China［J］. Neurol Res, 2017, 39（11）: 995—1005.

［7］曾义, 王曦, 黄忠, 等. 卒中后抑郁的脑磁共振低频振幅变化及其与临床症状的关系［J］. 国际精神病学杂志, 2018, 45（2）: 305—307.

［8］张丹霓, 吴学良, 陈志钦. 脑卒中后抑郁与病变脑区功能磁共振影像的关系［J］. 中西医结合心脑血管病杂志, 2021, 19（14）: 2454—2457.

［9］王豆, 李涛, 杨一帆, 等. 氟西汀治疗卒中后抑郁有效性和安全性的 Meta 分析［J］. 中国医药导报, 2021, 18（16）: 74—77.

［10］高秀美. 心理护理对脑卒中后抑郁症患者的作用［J］. 心理月刊, 2021, 8（16）: 95—96.

［11］劾迎春, 羊璞, 马桥林, 等. 近5年针灸疗法治疗中风后抑郁症的临床研究进展［J］. 中医药学报, 2021, 49（8）: 100—104.

［12］陈亮, 陈洁, 金戈, 等. 低频重复经颅磁刺激治疗卒中后抑郁疗效的Meta分析［J］. 中国医学物理学杂志, 2019, 36（6）: 736—744.

［13］李同归, 纳贡毕力格, 沙日耐, 等. 蒙医心身互动疗法: 中国民族医药中发展起来的心理治疗方法［J］. 中国民族医药杂志, 2020, 26（3）: 59—62.

［14］甘丽娜. 蒙医心身互动疗法对急性脑梗死患者心理状态的影响［J］. 中国民族医药杂志, 2016, 9: 20—21.

第十一章 慢性疼痛相关抑郁障碍

国际疼痛研究协会（IASP）将疼痛定义为"与实际或潜在组织损伤，或描述的类似损伤相关的一种不愉快的感觉和情感体验"，此定义已为全球疼痛领域的卫生保健专业人员和研究人员所接受。近年来，一些业内人员对此定义提出异议，如Williams和Craig等将疼痛定义为"一种与组织损伤或潜在组织损伤相关的，具有感觉、情感、认知和社会要素的痛苦体验"；也有专家提出了以下修订定义，"疼痛是一种相互认可的躯体体验，反映了一个人对其身体或生存完整性受到威胁的忧虑"。2020年7月16日，国际疼痛学会在线发布了"疼痛"的最新定义：疼痛是一种与实际或潜在的组织损伤相关的不愉快的感觉和情感体验，或与此相似的经历。慢性疼痛是指持续或者反复发作超过3个月的疼痛。

一、慢性疼痛临床表现及诊断

《国际疾病分类》第十一次修订本（ICD-11）将慢性疼痛分为慢性原发性疼痛、慢性癌症相关性疼痛、慢性术后或创伤后疼痛、慢性继发性肌肉骨骼疼痛、慢性继发性内脏痛、慢性神经病理性疼痛、慢性继发性头痛或口面部疼痛等七大类。

（一）慢性原发性疼痛

慢性原发性疼痛是指发生在身体的一个或多个部位，伴有严重情感障碍（焦虑、愤怒/沮丧或抑郁情绪）或功能障碍（干扰日常生活和社交）的慢性疼痛。ICD-11中有关慢性原发性疼痛（Chronic primary pain, CPP）的诊断标准：疼痛持续或反复发作超过 3 个月，伴有显著的情感异常或功能障碍，且排除其他慢性疼痛性疾病时，可诊断为慢性原发性疼痛。根据疼痛部位、症状和体征分为：①慢性原发性内脏痛；②慢性弥漫性疼痛（包含纤维肌综合征）；③慢性原发性肌肉骨骼疼痛；④慢性原发性头痛或口面部疼痛（包含慢性偏头痛、灼口综合征、慢性紧张型头痛、三叉神经自主神经性头痛）；⑤复杂性区域疼痛综合征；⑥其他明确的慢性原发性疼痛；⑦未明确的慢性原发性疼痛；⑧肠易激综合征。

慢性原发性内脏痛是指位于胸腔、腹腔或盆腔的慢性疼痛，与严重的情感或功能障碍相关。不同内脏器官的典型牵涉痛表现可提示疼痛发生的解剖学位置。慢性原发性内脏痛的临床表现难以用慢性继发性内脏痛更好地解释，是由生物、心理和社会等多因素共同导致的疼痛综合征。除非有另外一个诊断可以更好地解释所表现出的症状，否则慢性原发性内脏痛的诊断就可成立，不管是否存在确认的生物或者心理因素。

慢性广泛性疼痛是分布广泛，迁延不愈，发病机制尚未明了的一类病理性反应。至少波及五分之四体表面积的弥漫性疼痛，与严重的情感障碍（焦虑、愤怒/沮丧或抑郁情绪）或功能障碍（干扰日常生活和社交）相关。美国风湿病学会在此基础上制定了纤维肌痛综合征的诊断标准：临床表现为肌肉骨骼系统广泛性疼痛，在特殊部位有敏感的压痛点,伴有晨僵、疲劳、焦虑、睡眠障碍等。只要疼痛部位具有典型的伤害性疼痛特征以及确认的心理和社会因素,但未受到直接的伤害性刺激,慢性广泛性疼痛诊断是成立的。

慢性原发性肌肉骨骼疼痛是指发生在肌肉、骨骼、关节或肌腱的慢性疼痛,伴有明显的情感障碍(焦虑、愤怒/沮丧或抑郁情绪)或功能障碍(干扰日常活动和社交)。临床上按解剖部位可分为上部疼痛(慢性原发性颈部疼痛)、中部疼痛(慢性原发性胸痛)、腰部疼痛(慢性原发性腰痛)和四肢疼痛(慢性原发性肢体疼痛)。病人可能在受累区域出现自发性或诱发性疼痛,伴有痛觉超敏和/或痛觉过敏。疼痛持续或反复发作超过3个月,疼痛病因不明,除非有另外一个诊断可以更好地解释所表现出的症状,否则慢性原发性肌肉骨骼疼痛的诊断就可成立,不论是否存在确认的生物或者心理因素。复杂性区域疼痛综合征通常继发于伤害性刺激(事件),表现为自发性疼痛或痛觉超敏/痛觉过敏,疼痛并不局限于受损神经分布区域,而且疼痛严重程度与伤害性刺激程度不成比例。同时,可伴有疼痛区域水肿、皮肤血流改变(温度)或泌汗功能异常、运动功能或营养代谢障碍。

(二)慢性癌症相关性疼痛

慢性癌症相关性疼痛是指由原发癌症本身或转移病灶(慢性癌痛)或癌症治疗(慢性癌症治疗后疼痛)所引起的疼痛。慢性癌症相关性疼痛与癌症患者合并疾病引起的疼痛不同,它是由癌症本身或癌症治疗引起的;若疼痛病因不明,则应归于原发性疼痛。分为以下类型:①慢性癌性疼痛;②慢性癌症治疗后疼痛;③其他明确的慢性癌症相关性疼痛;④未明确的慢性癌症相关性疼痛。

慢性癌性疼痛是肿瘤患者最常见的一种症状。据统计,每年约有 900 万人由于癌症相关的疼痛导致对治疗的耐受性下降。有研究指出,已经完成癌症根治性治疗的幸存者中33%~40%患有慢性疼痛,多是肿瘤压迫或侵犯了神经、脏器、骨膜及脑膜或治疗引起的有关,同时长期的抗癌治疗极易出现抑郁、焦虑、孤独、疲劳、失眠及社交障碍等症状,也会导致肿瘤疼痛敏感性的升高。慢性癌症治疗后疼痛是指任何治疗原发性肿瘤或转移性肿瘤所引起的疼痛,最常见的类型有:①化疗引起的慢性多发性神经痛:口服或静脉化疗引起的慢性周围性神经痛。②放疗后慢性疼痛:放疗区域内神经系统延迟性局部损伤导致的慢性疼痛。

(三)慢性术后或创伤后疼痛

术后或创伤后慢性疼痛是指因手术或组织损伤(包括烧伤在内的各种创伤)而产生或加剧的疼痛,其持续时间超出组织愈合时间,即在手术或组织创伤后至少持续3个月。分为以下类型:①慢性创伤后疼痛;②慢性术后疼痛;③复杂区域性疼痛综合征;④其他明确的慢性术后或创伤后疼痛;⑤未明确的慢性术后或创伤后疼痛。

慢性创伤后疼痛是指组织损伤(涉及任何创伤,包括灼伤)后产生的或逐渐增强的疼痛,且持续时间超出正常愈合过程,即组织创伤后至少3个月。疼痛既可局限于损伤区域,投射到该部位的神经支配区域,也可牵涉到皮节(手术/损伤后牵涉到深部躯体或内脏组织),鉴别需要排除感染、恶性肿瘤等其他原因引起的疼痛以及既往已有的持续性疼痛。创伤后慢性疼痛通常是神经病理性疼痛。虽然神经病理性疼痛的机制至关重要,但这种类型疼痛应该诊断为创伤后慢性疼痛。创伤后疼痛的病因应该是明确的；如果疼痛病因不明，则应把此类疼痛归为慢性原发性疼痛。

慢性术后疼痛是指发生于外科手术后，且持续时间超出正常愈合过程，即术后至少 3 个月的慢性疼痛。疼痛局限于手术部位，投射到该部位神经的支配区域，或牵涉到皮节（手术/损伤后牵涉到深部躯体或内脏组织），鉴别需要排除感染、恶性肿瘤等其他原因引起的疼痛以及既往已有的持续性疼痛。术后疼痛的病因应该是明确的；若疼痛病因不明，则应把此类疼痛归为慢性原发性疼痛。依据手术类型，术后慢性疼痛通常是神经病理性疼痛。虽然神经病理性疼痛的机制至关重要，但这种类型疼痛应该诊断为术后慢性疼痛。

（四）慢性继发性肌肉骨骼疼痛

慢性继发性肌肉骨骼疼痛是指骨骼（包括脊柱与关节）、肌肉、肌腱或相关软组织的慢性疼痛。源于局部或全身病因引起的骨骼（包括脊柱与关节）、肌肉、肌腱和相关软组织的持续伤害感受性刺激，也可与深部躯体损伤有关。分为以下类型：①持续性炎症引起的慢性继发性肌肉骨骼疼痛；②与结构改变相关的慢性继发性肌肉骨骼疼痛；③神经系统疾病引起的慢性继发性肌肉骨骼疼痛；④其他明确的慢性继发性肌肉骨骼疼痛；⑤未明确的慢性继发性肌肉骨骼疼痛。

持续性炎症引起的慢性继发性肌肉骨骼疼痛是指由于骨骼（包括脊柱与关节）、肌腱、肌肉、软组织的炎症机制引起的慢性疼痛。疼痛可能是自发的或运动诱发的，它以炎症的临床特点为特征，包括对疼痛刺激敏感性的增加。

与结构改变相关的慢性继发性肌肉骨骼疼痛是指由于骨骼（包

括脊柱与关节）或肌腱的解剖学结构改变引起的机制不明的慢性疼痛。结构改变需要从临床检查来推断和/或影像学检查来证明。疼痛可能是自发的或运动诱发的，它以肿胀、痛觉超敏或运动功能受限为特征。

神经系统疾病引起的慢性继发性肌肉骨骼疼痛是指与外周或中枢神经功能障碍相关的骨骼（包括脊柱与关节）、肌腱或肌肉的慢性疼痛，包括运动功能改变和感觉功能改变引起的疼痛。神经系统疾病引起的生物力学功能改变能够激活肌肉骨骼组织中伤害性感受器。疼痛可能是自发的或运动诱发的。

（五）慢性继发性内脏痛

慢性继发性内脏痛是指源自头颈部及胸腔、腹腔和盆腔内脏器官的持续性或反复发作性疼痛。疼痛的内脏病因应该是明确的；如果疼痛病因不明，则应把此类疼痛归为慢性原发性疼痛。鉴别需排除神经病理性疼痛。分为以下类型：①机械因素引起的慢性内脏痛；②血管源性慢性内脏痛；③持续性炎症引起的慢性内脏痛；④其他明确的慢性继发性内脏痛；⑤未明确的慢性继发性内脏痛。

机械因素引起的慢性内脏痛是指空腔脏器由于内部阻塞物移动（如结石）或狭窄，伴有阻塞物/狭窄上方的扩张而引起的慢性疼痛；或者内脏器官的韧带和血管牵拉或内脏器官受到外部压迫而引起的慢性疼痛。

血管因素引起的慢性内脏痛是指到达或源自头颈部、胸腔、腹腔和盆腔内脏器官的动脉和/或静脉血管的改变引起的慢性内脏痛，或血管系统引起其他部位的疼痛。

持续性炎症引起的慢性内脏痛是指头颈部及胸腔、腹腔或盆腔内脏器官的长期炎症引起的慢性疼痛。

（六）慢性神经病理性疼痛

神经病理性疼痛是神经系统受损导致的慢性或持续性疼痛，其主要特征是自发疼痛、痛觉过敏、触诱发痛和感觉异常，并在神经损伤后持续很长时间，常伴随焦虑、抑郁等情绪变化，严重影响患者的生活质量。慢性神经病理性疼痛发病机制复杂、难治。分为以下类型：①慢性中枢性神经病理性疼痛；②慢性周围性神经病理性疼痛（包含三叉神经痛、带状疱疹后神经痛）；③慢性神经病理性口面部疼痛（包含三叉神经）；④其他明确的慢性神经病理性疼痛；⑤未明确的慢性神经病理性疼痛。

研究显示，神经病理性疼痛在普通人群中的患病率为7%~10%，主要表现为长期顽固的自发性疼痛或诱发性疼痛、痛觉超敏及痛觉过敏，具有持续性、顽固性和反复发作的特点。目前的研究认为，慢性神经病理性疼痛主要有外周机制和中枢机制。慢性神经病理性疼痛的诊断有赖于神经系统损伤或病史，疼痛的部位应与相应的神经解剖学部位一致。反映躯体感觉神经系统受累的阴性（如感觉减退或缺失）和阳性（如痛觉超敏或痛觉过敏）感觉症状或体征必须与受累神经组织的支配范围相符。

（七）慢性继发性头痛或口面部疼痛

慢性继发性头痛或口面部疼痛是指所有有潜在病因的头痛和口面部疼痛。这种疼痛在3个月或更长时间内有一半以上的天数发作，每天疼痛至少持续2小时。分为以下类型：①慢性继发性口面部疼痛；②慢性牙痛；③慢性口面部神经病理性疼痛（包含三叉神经痛）；④慢性继发性颞下颌关节紊乱引起的头痛或口面部疼痛；⑤继发性头痛（包括头颅外伤性急性头痛和头颅外伤后持续性头痛）；⑥其他明确的慢性继发性头痛或口面部疼痛；⑦未明确的慢性继发性头痛或口面部疼痛。

慢性继发性口面部疼痛是指有明确潜在病因的口面部疼痛。这种疼痛至少3个月内有一半以上的时间发作。未经治疗时，疼痛持续时间从数小时到每天几次较短的发作不等。慢性牙痛是指由涉及牙齿或相关组织的疾病引起的疼痛。这种疼痛在3个月或更长时间内有一半以上的天数发作，每天疼痛至少发作2小时。龋齿或牙齿及相关组织的外伤是典型的致病因素。慢性继发性颞下颌关节紊乱疼痛是指由持续性炎症、结构改变（如骨性关节炎或脊椎病）、损伤、神经系统疾病引起的颞下颌关节、咬肌或颞肌的慢性疼痛。这种疼痛在3个月或更长时间内有一半以上的天数发作，每天疼痛持续时间至少2小时。继发性头痛包括头颅外伤性急性头痛和头颅外伤后持续性头痛。头颅外伤后持续性头痛是指头颅外伤引起的持续3个月以上的头痛。

二、慢性疼痛与抑郁症研究概况

慢性疼痛共患抑郁症是常见的健康问题，但其神经环路机制仍然不清楚。慢性疼痛可导致免疫功能减退、认知功能受损，引发失眠、抑郁、焦虑，遇事易激动烦躁、坐立不安，甚至自杀等不良后果。研究显示，慢性疼痛病人中出现重度抑郁症的概率为13%～85%。另一方面，慢性疼痛也是抑郁症患者的重要躯体症状。国外一项研究显示，92%的抑郁症患者至少一处有疼痛症状，76%

的患者多处有疼痛症状。慢性疼痛共患抑郁症患者抑郁症状持续时间长、易复发,悲伤或情绪低落明显,并伴有更严重的躯体症状,包括疲劳、失眠、工作记忆减退、精神运动迟滞、体重增加和注意力不集中。大量研究表明,慢性原发性疼痛与抑郁症关系密切,但是两者之间的具体关系仍不清楚。疼痛可掩盖抑郁症患者的情绪症状,延误早期诊断,增加治疗难度。

国内外在各类慢性疼痛与抑郁发作关系方面做了大量研究工作。研究表明,癌症病人治愈后疼痛患病率为39.3%,抗癌治疗期间疼痛患病率为55.0%,晚期或转移性癌症患者疼痛患病率为66.4%,并且有38.0%的患者诉中度至重度疼痛,2/3以上的癌症患者存在抑郁症状,其中胃癌、胰腺癌、头颈癌和肺癌的混合焦虑/抑郁症状水平较高。另一项研究表明,10%~50%的患者在术后出现持续性疼痛,其中,严重的慢性术后疼痛发病率为2%~10%;截肢术、开胸手术、乳癌根治术、冠脉搭桥术、剖宫产术后疼痛发病率较高,其中截肢术后幻肢痛的发病率为 30%~85%,且通常发生在缺失肢体的远端。截肢后疼痛、残肢痛和幻肢痛之间有很强的相关性。产后抑郁和焦虑在世界范围内发生率普遍较高,可影响10%~20%的产妇,剖宫产术后产妇更容易出现焦虑和抑郁等心理问题。氢吗啡酮静脉自控镇痛可显著缓解剖宫产术后产妇急性和慢性疼痛,尤其可缓解内脏痛,并可改善产妇焦虑、抑郁状况。慢性前列腺炎/慢性盆腔疼痛综合征具有骨盆区域或生殖器慢性疼痛特点。有报道显示,慢性前列腺炎/慢性盆腔疼痛综合征患者中抑郁症发病率可达78%,重度抑郁症高达60%。大量的研究证实,慢性疼痛与抑郁症共享一些神经递质和神经解剖通路,5-羟色胺和去甲肾上腺素等神经递质功能的失衡,既可产生抑郁,也有可能引起躯体疼痛。也有研究表明,抑郁症患者在疼痛处理过程中相关脑结构激活机制存在异常。

临床慢性疼痛共患抑郁症的治疗原则：减轻疼痛，改善功能，提高情绪，兼顾病因治疗。强调多学科参与，选择最安全、疗效好、副作用少的治疗方法，重视疼痛、抑郁情绪及疗效评估。治疗包括药物治疗、物理疗法、心理治疗等。临床研究证实，三环类抗抑郁药可以降低癌性疼痛、周围神经性疼痛。局部大剂量阿米替林对神经疼痛有治疗效果。阿米替林用于某些慢性疼痛时，镇痛效应快于抗抑郁效应，无抑郁者疼痛也可改善。抗抑郁药米氮平可以增加健康人群的疼痛耐受性。西酞普兰可能对疼痛患者有中度镇痛作用，并且这种镇痛作用似乎与抑郁症的变化无关。度洛西汀是一种SNRI类药物，已被证明可治疗抑郁和慢性疼痛，对糖尿病神经病变所致疼痛和慢性肌肉骨骼疼痛有效。另有一些研究表明，文拉法辛可用于神经疼痛的对症治疗，氯胺酮具有快速起效的抗抑郁作用和镇痛作用，美利曲辛、多塞平、舍曲林等均有治疗慢性疼痛作用，阿片类镇痛药物可以起到抗抑郁作用。Caspani等在慢性神经痛小鼠模型的检测中发现，曲马多可以改善由坐骨神经损伤所致的抑郁和焦虑情绪相关的行为。最近的临床研究表明，经颅重复磁刺激、认知行为疗法、音乐疗法、针灸治疗均可发挥强效镇痛作用，有效缓解抑郁症状。

三、慢性疼痛相关抑郁症的诊断要点

目前临床尚无慢性疼痛共患抑郁症的诊断标准，临床诊断仍是依据ICD-10精神与行为障碍分类及《中国抑郁障碍防治指南》（第二版）中抑郁发作或复发性抑郁障碍的诊断标准，结合90项症状自评量表、汉密顿抑郁量表、简易Mc Gill疼痛问卷表和视觉模拟评分量表等各类疼痛等级评价量表加以诊断。

参考文献

[1] 世界卫生组织. 慢性疼痛分类目录和定义 [J]. 曹伯旭, 林夏清, 吴莹, 等译. 中国疼痛医学杂志, 2021, 27 (1): 2—8.

[2] Valeberg B T, Rustoen T, Bjordal K, et al. Self-reported prevalence, etiology, and characteristics of pain in oncology outpatients [J].Eur J Pain, 2008, 12 (5): 582—590.

[3] 邓慧梅, 魏文冰, 罗慧娟. 癌痛患者疼痛治疗依从性调查及护理对策探讨 [J]. 中外医学研究, 2016, 14 (23): 76—77.

[4] Xing F F, Yong R J, Kaye A D, et al. Intrathecal drug delivery and spinal cord stimulation for the treatment of cancer pain [J].Curr Pain Headache Rep, 2018, 22 (2): 11.

[5] Williams A C, Craig K D. Updating the definition of pain [J]. Pain, 2016, 157 (11): 2420—2423.

[6] Cohen M, Quintner J, van Rysewyk S. Reconsidering the International Association for the Study of Pain definition of pain [J]. Pain Rep, 2018, 3 (2): e634.

[7] 李瑛珊. 癌痛护理对恶性肿瘤患者癌痛控制水平、治疗依从性及生活质量的改善作用 [J]. 齐齐哈尔医学院学报, 2016, 37 (29): 3720—3721.

[8] 姜卫荣, 蒋士新, 宋春梅, 等. 比较芬太尼与布托啡诺对吗啡不耐受的晚期中重度癌痛患者的镇痛疗效及相关指标的影响 [J]. 中国药房, 2016, 27 (33): 4662—4664.

［9］Andrew R, Derry S, Taylor RS, et al. The costs and consequences of adequately managed chronic non-cancer pain and chronic neuropathic pain［J］.Pain Pract, 2014, 14（1）: 79—94.

［10］Kehlet H, Jensen T S, Woolf C J. Persistent postsurgical pain: risk factors and prevention［J］.Lancet, 2006, 367: 1618—1625.

［11］申乐, 黄宇光. 术后疼痛管理的发展与变革［J］. 中国科学: 生命科学, 2021, 51（8）: 957—962.

［12］Falana SD, Carrington JM. Postpartum depression: Are you listening? Nurs Clin North Am 2019, 54: 561—567.

［13］Xie RH, Lei J, Wang S, et al. Cesarean section and postpartum depression in a cohort of Chinese women with a high cesarean delivery rate［J］. J Womens Health（Larchmt）2011, 20: 1881—1886.

［14］刘琼, 熊娟, 江辉, 等. 氢吗啡酮静脉自控镇痛降低剖宫产术后疼痛及相关焦虑抑郁的发生［J］. 神经损伤与功能重建, 2021, 16（8）: 462—465.

［15］Galek A, Erbsloh-Moller B, Kollner V, et al. Mental disorders in patients with fibromyalgia syndrome. Screening in centres of different medical specialties［J］.Schmerz, 2013, 27: 296—304.

［16］Egan KJ, Krieger JN. Psychological problems in chronic prostatitis patients with pain［J］. Clin J Pain, 1994, 10（3）: 218—226.

［17］赵婕, 谢健. 抑郁症和慢性疼痛的药物治疗［J］. 医药导报, 2019, 38（5）: 622—655.

[18] Caspani O, Reitz M C, Ceci A, et al. Tramadol reduces anxiety-related and depression-associated behaviors presumably induced by pain in the chronic constriction injury model of neuropathic pain in rats [J]. Pharmacol Biochem Behav, 2014, 124: 290—296.

[19] Kremer M, Salvat E, Mullr A, et al. Antidepres-sants and gabapentinoids in neuropathic pain: mechanistic insights [J]. Neuroscience, 2016, 338: 183—206.

[20] Kopsky D J, Hesselink J M. High doses of topical amitriptyline in neuropathic pain: two cases and literature eview [J]. Pain Practice, 2012, 12 (2): 148—153.

[21] Hossain S M, Hussain S M, Ekram A R.Duloxetine in painful diabetic neuropathy: a systematic review [J]. Clin J Pain, 2015, 32 (11): 1005.

[22] Smith H S, Smith E J, Smith B R. Duloxetine in the management of chronic musculoskeletal pain [J]. Therap Clin Risk Manag, 2012, 2012 (8): 267—277.

[23] Aiyer R, Barkin R L, Bhatia A. Treatment of neuro-pathic pain with venlafaxine: a systematic review [J]. Pain Med, 2017, 35 (5): 261.

[24] Van den Beuken-van Everdingen MH, Hochstenbach LM, Joosten EA, et al. Update on Prevalence of Pain in Patients With Cancer: Systematic Review and Meta-Analysis [J]. J Pain Symptom Manage, 2016, 51 (6): 1070—1090.

[25] Brintzenhofe-Szoc K M, Levin T T, Li Y, et al. Mixed

anxiety/depression symptoms in a large cancer co-hort: prevalence by cancer type [J]. Psychosomatics, 2009, 50 (4): 383—391.

[26] 宋学军, 樊碧发, 万有, 等. 国际疼痛学会新版疼痛定义修订简析 [J]. 中国疼痛医学杂志, 2020, 26 (9): 641—644.

[27] 王雪, 蔡春岚, 谢雯, 等. 抑郁症患者疼痛共情的初步研究 [J]. 中华精神科杂志, 2018, 51 (1): 34—38.

第十二章 抑郁症的
管理与药物治疗

抑郁症的管理对于促进抑郁症的康复至关重要,建立和维护医患关系是抑郁症管理的关键环节。医患关系指的是医生和患者通过医患沟通技术,建立一种友好的治疗所需的关系,共同致力于患者健康的联盟。建立和发展良好的医患治疗联盟,是开展抑郁症治疗的前提条件,抑郁症的诊断和治疗需要良好的医患关系作为基础。治疗联盟本身就是基本的治疗措施之一,也是精神科治疗的核心。良好的医患关系能够提高患者的治疗效果,增加医生对自己工作的满意程度。建立和维护医患关系,首先要求精神科医生要充分理解和了解抑郁症患者。抑郁症患者常常以消极悲观的眼光看待外界与自我,他们可能会觉得自己不值得帮助,内疚自责,躲避或疏远他人,可能觉得治疗已为时过晚。此外,对医患关系的维护还包括正确处理好移情和反移情。

一、监测患者的精神状态

"评估检查"要贯穿抑郁治疗的急性期、巩固期、维持期和停药期,根据检查的结果及时调整治疗方案。精神科管理除了要求医师仔细检测患者对治疗的反应、不间断地测评共病情况外, 制定和改进个体化的治疗方案也非常有必要。医生在选择抗抑郁药和治疗方案时, 要对抑郁症状的类型、发作频率和严重程度仔细、系统地评估, 也应对治疗获益及不良反应的应对决策进行评估。

二、提高治疗依从性

提高治疗的依从性是指提高患者服药、饮食、生活方式等行为与医学建议或健康教育一致的程度。提高治疗的依从性应从以下方面考虑: 首先, 目前抑郁症的病因在医学界仍未有一个全面权威的解释, 导致大众对抑郁症的认识存在诸多局限和误解, 认为抑郁症是个人软弱的表现, 不是真正的疾病, 不需要治疗。其次, 抑郁症急性期抗抑郁治疗后核心症状改善, 但还有注意力不集中、睡眠不深等残留症状涉及多个维度; 而且将近 3/4 的抑郁症患者治疗后仍面临复发的危险, 故有很多抑郁症患者对药物有抵触情绪, 并且对疾病恢复的态度表现得过度悲观。再次, 在抑郁症治疗过程中治疗效果不佳及药物的不良反应也会影响治疗的依从性, 因此相应地鼓励患者严格坚持治疗是治疗成功的关键。

三、患者和家属的健康教育

抑郁症患者的康复需要家庭、社会的支持, 患者和家属正确认识抑郁症是患者康复的前提, 故抗抑郁治疗过程中应加强患者和家属的健康教育。健康教育内容包括抑郁症病因、易感人群、危险因素、临床症状、常用药物、药物药理作用、药物起效时间、治疗中的不良反应和应对方法、安全保障措施, 以及多种缓解抑郁情绪的方法, 如音乐疗法、呼吸放松法、心理暗示法等。

四、抑郁症的预防措施

1. 坚持合理运动

合理运动是一种健康、低消费的预防措施, 规律性运动能加强人体的新陈代谢, 疏泄负性心理能量, 提高情绪, 有效防止抑郁症的发作。大量研究显示, 适当的运动量与抑郁改善情况之间呈正相关, 运动有助于增强体质, 产生积极的心理感受, 能较快地提高情绪、消除抑郁的一系列症状。

2. 避免不良事件影响

生活中, 我们要学会以积极的心态应对挫折, 可以从以下几个方面加强心理素质锻炼: 保持良好的沟通意愿和多种自我表达模式, 拥有良好的睡眠品质, 培养温和、朴实的生活态度, 进行适当的休闲运动, 有意识地停止不良情绪和思考, 不断地自我充实, 保有一颗期待的心。

3. 营造快乐童年

童年的不幸遭遇对抑郁症的发生有明显影响, 很多抑郁症患者都可追溯到童年的不快经历, 所以父母应关爱子女, 关注其成长, 给孩子一个有安全感的家, 尽量避免子女在童年期遭受精神创伤。

4. 重视遗传因素

抑郁症的预防方法之一是避免遗传因素的作用, 因此在择偶时要注意对方家族中有无情感障碍等精神病史, 有无人格异常、自杀、酗酒等病史。

五、抑郁症的治疗办法

1. 快乐地面对生活

在抑郁症的治疗过程中，保持乐观积极的心态很重要。罹患抑郁症后，患者自尊心降低，绝望、自暴自弃。易感抑郁症的人群往往是比较善良的、体贴他人、利他主义者，他们往往过低评价自己，贬低自己，拒绝应得的欢乐。因此，在心理治疗的时候，患者一定要快乐地面对生活，不要幻想生活总是那么圆满，拥有一份平常心态，甘于淡泊，微笑着享受生活，学会在风雨中昂扬。

2. 学会放松

抑郁症的心理治疗要学会放松，我们的生活不是一帆风顺的，总会遇到各种磕碰，每个人都会遇到工作或工作的某些方面进展不顺的情况，或夫妻关系发生矛盾，或个人爱好得不到满足，或事业发展的压力，或各种灾难、不良事件或突发事件的发生等。因此，如果将所有的自尊心都绑在生活的某一件事情上，你肯定会变得非常脆弱，极易出现紧张、失眠、疲劳感。只有学会放松，才能拥有一个好的心态。

3. 健康生活

拥有一个良好的生活、学习、运动、作息、饮食习惯。如果长期睡眠欠佳、作息不规律、食欲不振会导致精力不足，注意力不集中，工作效率下降，就很容易出现抑郁情绪。人们在日常生活中应多摄食水果（包括香蕉、葡萄柚、樱桃、龙眼、山楂等）、蔬菜（包括菠菜、大蒜、南瓜、黄花菜、马铃薯等）、全谷物、豆类、鱼类等，尽量少摄入加工食品，这种平衡饮食的健康生活方式有助于改善类似抑郁情绪的心理健康问题。此外，保持日常适量运动，良好的睡眠习惯，适当饮用低脂牛奶、玫瑰花茶、茉莉花茶、菊花茶、绿茶等。

4. 走出抑郁症的认知误区

抑郁症是一种心境障碍疾病，而不是单纯的心理问题，需要以抗抑郁药物足剂量、足疗程治疗的同时，还需要家庭、社会的支持，应早发现、早治疗。通过全面、全程评估，精准诊断，再有针对性地足剂量、足疗程规范治疗。抑郁症的最终治疗目标为达到抑郁症状完全缓解，并使受损的功能恢复，即患者的所有抑郁症状消失，心理、社会和认知功能康复至病前状态。规范治疗包括药物治疗、心理治疗、暗示治疗、针刺治疗和其他物理治疗。

5. 抑郁症的全程治疗

抑郁症的全程治疗包括急性期治疗、巩固期治疗和维持期治疗。全程治疗目标：首先，是提高临床治愈率，最大限度减少病残率和自杀率，减少复发风险。其次，提高生存质量，恢复认知功能在内的各种功能，即症状消失，同时执行功能，记忆力、注意力、工作、学习、社会交往、生活等各项活动的能力，幸福感，生活满意度恢复到病前状态。再次，防止复燃及复发。全程抗抑郁药物足剂量、足疗程治疗可以减少复发风险。症状完全消失后可考虑停药，如果存在残留症状，建议不停药。停药期间坚持随访，仔细观察停药反应或复发迹象。

六、抑郁症的药物治疗

根据中国抑郁障碍研究协作组专家共同完成的《中国抑郁障碍防治指南》（第二版），将抑郁症的药物治疗部分进行解读，供参考。抗抑郁药物的选择应考虑患者的症状特点，年龄，是否有共病，抗抑郁药物的药理作用，患者之前的治疗，对药物的偏好以及治疗成本等。抗抑郁药尽可能单一，从最小有效量开始用药，以减少不良反应，提高服药依从性。在足剂量、足疗程治疗和换药无效时，可考虑两种抗抑郁药联合使用。伴有精神病性症状的抑郁症，可采取抗抑郁药和抗精神病药合用的药物治疗方案。症状缓解后不能立即停药，停药前要征求医生的意见。

A级推荐的药物：选择性5-羟色胺再摄取抑制剂（SSRIs），如氟西汀、帕罗西汀、氟伏沙明、舍曲林、西酞普兰、艾司西酞普兰；选择性5-羟色胺和去甲肾上腺素再摄取抑制剂（SNRIs），如文拉法辛、度洛西汀、米那普仑；去甲肾上腺素和特异性5-羟色胺能再摄取抑制剂（NASSAs），如米氮平；去甲肾上腺素和多巴胺再摄取抑制剂（NDRIs），如安非他酮。

B级推荐的药物：5-羟色胺平衡抗抑郁药（SMAs），如曲唑酮；选择性去甲肾上腺再摄取抑制剂（NRIs），如瑞波西汀，三环类、四环类抗抑郁剂等。

C级推荐的药物：吗氯贝胺。

七、常用抗抑郁药物

根据抗抑郁药物化学结构和作用机制的不同分为三环类和四环类抗抑郁药，单胺氧化酶抑制剂，5-羟色胺和选择性5-羟色胺回收抑制剂（SSRIs），去甲肾上腺素双回收抑制剂（SNRIs），去甲肾上腺素和多巴胺双回收抑制剂，去甲肾上腺素再摄取抑制剂，5-羟色胺调节剂，去甲肾上腺素和特异性5-羟色胺能抗抑郁剂，褪黑激素激动剂, 复方抗抑郁剂, NMDA受体拮抗剂等。

(一)三环类和四环类抗抑郁药

三环类和四环类抗抑郁药(tricyclicand tetracyclic antidepressants, TCAs)是一类传统抗抑郁药。其中, 丙咪嗪是最早发现的具有抗抑郁作用的药物, 1957年开始应用于临床。除了阻滞NE和5-HT再摄取起到治疗作用外, 也有胆碱能M_1、去甲肾上腺素能α_1和组胺能H_1受体阻断带来的一系列不良反应。由于TCAs的治疗指数较为狭窄, 药物间相互作用较为突出, 代谢酶遗传多态性影响明显, 因此治疗药物监测和药物基因组学检测的必要性较大。三环及四环类化合物最初是根据化学结构命名的。三环类拥有三个环形结构, 四环类拥有一个四环结构, 这就是它们名字的由来。三环类代表性抗抑郁药有阿米替林、多塞平和氯米帕明, 四环类抗抑郁药有马普替林、米安色林。

1. 阿米替林

(1)药理作用: 阻断去甲肾上腺素、5-羟色胺在神经末梢的再摄取, 从而使突出间隙的递质浓度增高, 促进突触传递功能而发挥抗抑郁作用。口服吸收好, 8~12小时血药浓度达高峰, 血浆蛋白结合率90%。经肝脏代谢, 主要由肾脏排出, 排泄慢, 停药3周后仍在尿中检出, 半衰期一般32~40小时, 可随乳汁分泌。

(2)适应证: 治疗各种抑郁症及失眠、焦虑、神经性疼痛/慢性疼痛、纤维肌痛等。

(3)禁忌证: 对本品过敏者, 孕妇和哺乳期, 严重心脏病、尿潴留、前列腺增生、青光眼、甲亢、嗜铬细胞瘤、癫痫患者, 6岁以下儿童禁用。肝肾功能不全患者、老年患者慎用。服用单胺氧化酶抑制剂患者不能合用，易引起5-羟色胺综合征。

（4）不良反应：嗜睡、震颤、眩晕、口干、便秘、视物模糊、排尿困难、体位性低血压、心电图改变、心动过速、肝功能异常，偶见癫痫发作、骨髓抑制及中毒性肝损伤。

（5）用法用量：起始剂量25mg/次，2~4次/日，根据病情逐渐加量，可增至150~300mg/日，维持治疗量50~150mg/日。

2. 多塞平

（1）药理作用：抑制中枢神经系统对5-羟色胺及去甲肾上腺素的再摄取，从而使突触间隙中这两种神经递质浓度增高而发挥抗抑郁作用，也具有抗焦虑和镇静作用。此药具有一定的抗组胺H_1、H_2受体作用，可治疗过敏性皮肤病。口服吸收好，代谢迅速，分布到肝、肾、脑、肺等组织中。血浆蛋白结合率大于90%，半衰期平均17小时，可通过血-脑脊液和胎盘屏障，2~8天达稳态血药浓度。经尿液排出。

（2）适应证：用于治疗抑郁症及焦虑症，过敏性皮肤病。

（3）禁忌证：严重心脏病、癫痫、青光眼、尿潴留、谵妄、甲亢、肝功能损伤、粒细胞减少、对三环类抗抑郁药物过敏者禁用。

（4）不良反应：口干，多汗，视物模糊，震颤，眩晕，排尿困难，便秘，皮疹，体位性低血压，偶见癫痫发作、骨髓抑制和中毒性肝损伤等。

（5）用法用量：起始剂量25mg/次，2~3次/日，逐渐加量，最高量300mg/日，餐后服用。

3. 氯米帕明

（1）药理作用：抑制中枢神经系统对5-羟色胺及去甲肾上腺素的再摄取，从而使突触间隙中这两种神经递质浓度增高而发挥抗抑郁作用,也具有抗焦虑和镇静作用。口服吸收快而完全,蛋白结合率96%~97%,进食对吸收无影响,广泛分布于全身,可通过胎盘屏障。在肝脏有明显的首过效应。活性代谢产物为去甲氯米帕明,半衰期19~37小时。大部分经肾由尿排出体外,少量经粪便排出,也经乳汁分泌。

(2)适应证:治疗各类型抑郁障碍,强迫症性障碍,焦虑,失眠,神经症性疼痛。

(3)禁忌证:对本品过敏,严重心脏病,急性心梗、传导阻滞、低电压,青光眼,排尿困难,白细胞过低,服用单胺氧化酶抑制剂均禁用。

(4)不良反应:多汗、嗜睡、震颤、眩晕、头痛、口干、便秘、视物模糊、排尿困难,可发生意识模糊、焦虑、激越、睡眠障碍、体位性低血压,罕见癫痫发作、心电图异常、骨髓抑制及中毒性肝损伤。

(5)用法用量:起始量一次25mg,2~3次/日,逐渐加量,最大剂量250mg/日,维持量50~200mg/日。老年患者起始量一次12.5mg,逐渐缓慢加量到适合剂量。

4. 马普替林

(1)药理作用:马普替林是四环类抗抑郁药物,能选择性阻断中枢神经突触前膜对去甲肾上腺素的再摄取,但不能阻断5-羟色胺再摄取作用。长期应用后,突触后β肾上腺素受体的敏感性降低,也导致前膜α受体的脱敏性,使去甲肾上腺素系统功能恢复平衡,产生抗抑郁作用,起效比TCAs快,不良反应较少。口服吸收缓慢,血药浓度9~16小时达峰,血浆蛋白结合率88%~89%,6~10天达稳态血药浓度,半衰期平均43小时,治疗血药浓度150~300ng/ml。活性代谢物半衰期60~90小时。57%由尿排出,30%经粪便排出。

（2）适应证：抑郁障碍、惊恐障碍、强迫症，神经症性疼痛/慢性疼痛，失眠、焦虑症，精神分裂症后抑郁、难治性抑郁。

（3）禁忌证：对马普替林过敏者，急性心梗、癫痫患者或有惊厥史、孕妇禁用。

（4）不良反应：体位性低血压、心动过速、心律失常、口干、视物模糊、便秘、尿潴留等。少数病人偶见诱发躁狂、皮疹、心动过速或低血压。

（5）用法用量：起始量一次25mg，2～3次/日，一般治疗量150mg/日，最大剂量不超过200mg/日。老年人不超过75mg/日。

5. 米安色林

（1）药理作用：米安色林是四环类抗抑郁药物，能选择性阻断中枢神经突触前膜α_2受体，促进去甲肾上腺素的释放，同时阻断5-羟色胺受体作用。本品还具有镇静、抗焦虑作用，在外周有对抗组胺作用，但无抗胆碱作用。胃肠道吸收，具肝脏首过效应，2～3小时达峰。血浆蛋白结合率约90%。主要经尿排出，半衰期14～33小时，口服6天左右达稳态血药浓度。可透过血脑屏障和胎盘屏障，并随乳汁分泌。

（2）适应证：各类抑郁症，适合于伴有心血管疾病的抑郁症和老年抑郁症患者。

（3）禁忌证：对本品过敏者、躁狂患者禁用，癫痫和糖尿病、肝功能不全患者慎用。

（4）不良反应：嗜睡、头昏、体位性低血压、血糖浓度改变、皮疹、骨髓抑制。偶可见轻度黄疸、肝功能异常、抽搐，男性乳腺发育，乳头出汗、水肿等。

（5）用法用量：起始量一次10mg，3次/日，逐渐增量，有效剂量

30~90mg/日，最大剂量120mg/日。老年患者不超过30mg/日。

（二）单胺氧化酶抑制剂

单胺氧化酶抑制剂（monoamine oxidase inhibitors, MAOIs）是首批被批准的抗抑郁药，代表性药为吗氯贝胺。

吗氯贝胺

（1）药理作用：通过可逆性抑制脑内A型单胺氧化酶，提高脑内去甲肾上腺素、多巴胺和5-HT的水平，起到抗抑郁作用，具有作用快，停药后单胺氧化酶活性恢复快的特点。口服易吸收，达峰时间1~2小时，血浆蛋白结合率约50%。体内分布较广，经肝脏代谢，半衰期2~3小时。肝硬化病人平均滞留时间延长，因此这类病人需减半量。本品可经乳汁分泌。

（2）适应证：适用于各种类型的抑郁症，不仅改善抑郁症状，对认知功能改善也有益，对于社交恐惧症也有一定的疗效。疗效与丙咪嗪和阿米替林相似。

（3）禁忌证：儿童不宜服用，妊娠、哺乳期妇女，肝功能损坏者慎用，禁与其他抗抑郁药合用。

（4）不良反应：①头晕、直立性低血压和外周水肿是最常见的不良反应，并且都与服药剂量相关，高血压人群更易受到影响，还会增加老年人跌倒和骨折的风险；②高血压危象；③5-HT综合征；④撤药反应。

（5）用法用量：一般300mg/日，根据病情可减至150mg/日，也可增至600mg/日，分次饭后口服。老年人、肝功能不全者不必调整剂量，严重肝功能不良者应减量1/3~1/2。

（三）选择性5-羟色胺再摄取抑制剂（SSRIs）

选择性5-羟色胺再摄取抑制剂是20世纪80年代以来陆续开发并试用于临床的一类新型抗抑郁药物。这类药物主要是选择性抑制突触前膜上的5-羟色胺（5-HT）转运体，阻止5-HT的回吸收，对去甲肾上腺素（NE）影响很小，几乎不影响多巴胺（DA）的回收。目前常用的SSRIs类药有6种：氟西汀、舍曲林、帕罗西汀、氟伏沙明、西酞普兰、艾司西酞普兰。

1. 氟西汀

（1）药理作用：本品可选择性地抑制5-HT转运体，阻断突触前膜对5-HT的再摄取，延长和增加5-HT的作用，从而产生抗抑郁作用。对肾上腺素能、多巴胺能、组胺能、胆碱能受体的亲和力低，作用弱。口服后几乎全部吸收，食物不影响吸收，达峰时间6~8小时，血浆蛋白结合率约95%，易通过血脑屏障，由于肝脏的首过效应，通过去甲基化作用生成活性代谢产物去甲氟西汀，60%的去甲氟西汀由肾脏排泄。氟西汀半衰期4~6天，而去甲氟西汀则为4~16天。氟西汀分布广泛，包括乳汁中也有分布。一般情况下日一次给药。

（2）适应证：适用于各种抑郁症、强迫症和贪食症等神经症性障碍患者。

（3）禁忌证：禁用于对氟西汀过敏者，禁止与单胺氧化酶抑制剂、硫利达嗪联用。

（4）不良反应：性功能障碍，包括性功能减退、勃起障碍。中枢神经系统障碍，包括失眠、激越、震颤、头痛、头晕等。自主神经系统症状，以出汗为主。胃肠道症状，以食欲减退、恶心、腹泻、便秘、口干为主。严重不良反应，包括罕见的癫痫发作、诱发躁狂、激活自杀观念和行为等。

(5)用法用量:治疗抑郁症,起始剂量20mg/日,一般4周后显效。根据病情改善情况逐渐加量,最大推荐剂量80mg/日,维持治疗剂量20mg/日。治疗神经性贪食症,60mg/日。治疗强迫症,比治疗抑郁症的剂量高,最常用剂量20~80mg/日。治疗惊恐障碍,起始量5~10mg/日,渐增加剂量。

2. 舍曲林

(1)药理作用:本品是一种强效和选择性的神经元5-HT再摄取抑制剂,对去甲肾上腺素和多巴胺有微弱影响。研究显示,对肾上腺素能受体(α_1、α_2、β)、胆碱能受体、多巴胺受体、组胺受体、$5-HT_{1A}$、$5-HT_{1B}$、$5-HT_2$或苯二氮䓬受体没有亲和力。胃肠吸收缓慢,可能涉及肠肝循环,与食物同服达峰时间可缩短。蛋白结合率达95%。半衰期26~32小时,1周达稳态血药浓度。由肝脏代谢,经粪便排泄。

(2)适应证:适用于各种抑郁症、强迫症和社交恐惧症患者。

(3)禁忌证:对本品过敏者、严重肝功能不全患者禁用,老年和儿童、青少年患者慎用。

(4)不良反应:胃肠功能紊乱(口干、恶心、腹泻、厌食、消化不良、腹泻),神经系统反应(入睡困难、头痛、震颤、眩晕、乏力),性功能异常,少见的焦虑、激越、视物模糊、便秘、心悸等。

(5)用法用量:治疗抑郁症和强迫症,初始剂量通常为50mg/日,4~7天后增加到100mg/日。治疗惊恐障碍、社交焦虑障碍、创伤后应激障碍,初始剂量通常为25mg/日。治疗儿童强迫症25mg/日起始,而青少年强迫症50mg/日起始。个别患者可能会在低剂量起始的情况下耐受性提高。通常情况下,患者需要增大剂量,而不是使用初始剂量治疗。大多数焦虑或心境障碍的患者剂量通常为100~200mg/日。强迫症患者往往需要高剂量才能达到治疗效果。

3. 帕罗西汀

（1）药理作用：是强效/高选择性5-HT再摄取抑制剂，使突出间隙中5-HT浓度升高，增强中枢5-HT能神经功能。对去甲肾上腺素和多巴胺的再摄取有微弱抑制作用，对单氨氧化酶无抑制作用。口服吸收好，食物不影响吸收。服药后达峰时间约5.2小时，半衰期约24小时。蛋白结合率为95%左右。经肝脏代谢有首过效应，经肾排泄。

（2）适应证：重度抑郁、强迫症、惊恐障碍、社交焦虑症。

（3）禁忌证：对帕罗西汀及其赋形剂过敏者，孕妇和哺乳期妇女不宜使用，禁止与单胺氧化酶抑制剂联用。

（4）不良反应：嗜睡、失眠、眩晕、震颤、视力模糊、打哈欠、恶心、便秘、腹泻、口干、出汗、尿潴留、性功能障碍、瘙痒、体重增加、低钠血症、升血压等。

（5）用法用量：用于抑郁症初始剂量20mg/日，最大剂量可达50mg/日。用于强迫症初始剂量20mg/日，最大剂量可达60mg/日。用于惊恐障碍10~50mg/日。用于社交焦虑症20~50mg/日。

4. 氟伏沙明

（1）药理作用：能有效和特异性阻断突出前膜5-HT转运体而抑制5-HT的重摄取。对去甲肾上腺素和多巴胺影响小，对$5-HT_{1A}$、$5-HT_{1B}$、D_1受体、D_2受体、α_1受体、α_2受体、β受体、H_1受体、M受体无亲和力。生物利用度为53%，食物不影响其吸收。用药2~8小时达峰，连续服用10天后达稳态血药浓度，半衰期15~20小时，蛋白结合率（主要是白蛋白）大约为80%。经肝脏代谢，具有首过效应，代谢物无活性、经尿排泄,未见乳汁分泌。

(2)适应证:各种抑郁症、强迫症、双相抑郁症,包括儿童、青少年患者;有一定的睡眠改善作用。

(3)禁忌证:对氟伏沙明过敏者禁用。不能与单胺氧化酶抑制剂合用,不宜突然停药。

(4)不良反应:胃肠道反应(恶心、呕吐),中枢神经系统症状(嗜睡、眩晕、头痛、失眠、紧张、激动、焦虑、震颤),消化系统症状(便秘、厌食、消化不良、腹泻、腹部不适、口干),以及多汗,无力,心悸,心动过速。

(5)用法用量:强迫症患者起始剂量50mg/日,睡前给药。逐渐加量,最高剂量300mg/日。如果超过150mg/日应分次服用,分次剂量方案更容易调整药物剂量。抑郁症患者通常起始剂量25~50mg/日,有效剂量100~300mg/日。治疗惊恐障碍最好起始剂量为25mg/日,有效剂量通常为100~200mg/日。青少年和儿童强迫症的治疗应25mg/日起始,每4~7天增加25mg,有效剂量为50mg/日。

5. 西酞普兰

(1)药理作用:西酞普兰是一种二环氢化酞类衍生物,抑制中枢神经系统神经元对5-HT的再摄取,从而增强中枢5-HT能神经功能。口服吸收良好,不受食物影响。蛋白结合率80%。摄入4小时后达峰,重复给药约1周达稳态血药浓度。体内代谢产物为去甲西酞普兰,但活性弱。易透过血脑屏障,经乳汁分泌,由肾脏排出。

(2)适应证:治疗各种类型的抑郁症和惊恐障碍。

(3)禁忌证:对本品过敏者禁用。癫痫患者、有躁狂病史者、严重肾功能障碍者慎用,不能与含酒精的制品同时服用。

(4)不良反应:常见的不良反应有恶心、口干、头晕、嗜睡、睡眠时间缩短、多汗、震颤、腹泻,罕见血管性水肿、血小板减少、心律不齐,过量时引发恶性综合征、尖端扭转型室性心动过速、戒断综合征。

（5）用法用量：20～60mg/日,晨起或晚间顿服,与食物同服可增加吸收率,通常是初始剂量治疗至少1周后进行调整。65岁以上的患者和肝损害患者酌情减量,常用量10～30mg/日。有严重失眠或静坐不能的患者可合用镇静剂。

6. 艾司西酞普兰

（1）药理作用：本品是西酞普兰的左旋对应体,对5-HT再摄取的抑制作用是右旋体的30倍,对肝脏P450酶系的影响也比右旋体轻微。口服吸收好,血浆蛋白结合率约55%,达峰时间2～4小时,半衰期27～33小时,达稳态浓度需要给药约7天。首过效应低,由肾脏排出。

（2）适应证：重度抑郁症、强迫症、广泛性焦虑。

（3）禁忌证：禁用于对西酞普兰过敏者,禁止与单胺氧化酶抑制剂联用。癫痫患者、有躁狂病史者、严重肾功能障碍者慎用。不能与含酒精的制品同时服用,不适用于18岁以下的患者。

（4）不良反应：失眠、嗜睡、头晕、哈欠、恶心、腹泻、便秘、多汗、体重增加,突然停药后出现停药反应。

（5）用法用量：抑郁症患者推荐起始剂量为10～20mg/日,晨起或晚间顿服。通常在初始治疗1周后调整剂量,一般2～4周控制抑郁症状。惊恐障碍建议5mg/日作为起始剂量,持续1周后可增加到10mg/日,根据病情改善情况可以增加到20mg/日。最初几天最好与食物同服,之后是否与食物同服都可以。

（四）去甲肾上腺素双回收抑制剂（SNRIs）

1. 文拉法辛

（1）药理作用：文拉法辛和去甲文拉法辛属于双环苯乙胺类化合物，与其他的抗抑郁药和抗焦虑药结构不同。该药能阻止体外5-HT和NE的摄取，对5-HT转运体有更大的亲和力。其对毒蕈碱、组胺、α和β肾上腺素突触后受体几乎没有亲和力，对DA再摄取可能没有抑制作用。口服后在胃肠吸收良好，在肝脏进行首过代谢。与食物同服减慢速释剂型吸收速度，但不影响总体吸收，对于缓释剂型或者去甲文拉法辛无明显影响。文拉法辛速释型2~3小时达峰，缓释型5.5小时达峰，代谢物去甲文拉法辛9小时达峰。与速释剂型相比，缓释剂型峰浓度较低，血药水平曲线较平直。其达峰时间为7~9小时。

（2）适应证：重度抑郁症、广泛性焦虑障碍、慢性神经痛。

（3）禁忌证：禁用于对文拉法辛过敏者，禁止与单胺氧化酶抑制剂联用。癫痫、惊厥、躁狂、青光眼患者慎用。

（4）不良反应：性功能障碍，主要是性欲下降、高潮延迟或者射精困难，发生率可能为30%~40%。其他常见的不良反应有头痛、失眠、困倦、口干、头晕、便秘、乏力、出汗和紧张不安。高剂量文拉法辛治疗与血压持续升高的风险有关。此外，治疗双相抑郁的转躁率较高。

（5）用法用量：起始剂量75mg/日，一次口服，空腹或餐后均可。一般4天以上增加剂量，最高剂量通常为225mg/日。

2. 度洛西汀

（1）药理作用：度洛西汀是一种丙胺化合物，对5-HT再摄取抑制作用强,与毒蕈碱受体、组胺受体和α、β肾上腺素能受体无亲和力。对NE的再摄取抑制作用也相对较强,口服吸收良好,达峰时间约3小时,无活性代谢产物,3天达稳态血药浓度,半衰期12小时,血浆蛋白结合率约90%。经肝脏代谢后,主要经肾脏排泄。度洛西汀中度抑制CYP2D6同工酶。

(2)适应证:重度抑郁症、广泛性焦虑、慢性神经痛。

(3)禁忌证:未经治疗的闭角型青光眼禁用,未经控制的高血压禁用。从理论上来讲,与单胺氧化酶抑制剂相互作用可有潜在的致死风险,建议遵从文拉法辛治疗的原则。

(4)不良反应:与TCAS相比,无心脑血管或胆碱能方面的不良反应,具有良好的耐受性和安全性。最常见的不良反应有恶心、口干、疲乏、出汗、便秘、头晕和困倦,偶有失眠现象。有潜在的尿失禁、排尿困难、尿潴留作用。

(5)用法用量:起始剂量40~60mg/日,最大剂量可达120mg/日,分1~2次服用。

3. 托莫西汀

(1)药理作用:可选择性抑制去甲肾上腺素的突触前转运,增强去甲肾上腺素功能,前额叶中去甲肾上腺素的增加将有助于提高人的注意力和记忆力,随着时间的延长还会引起β肾上腺素受体的脱敏作用,从而起到抗注意力多动缺陷(ADHD)和抗抑郁作用。对其他神经递质受体(胆碱能、组胺、多巴胺、5-羟色胺以及α肾上腺素等受体)几乎无亲和力。

(2)适应证:儿童和青少年的注意缺陷障碍。

(3)禁忌证:对本品过敏者禁用,闭角型青光眼患者禁用。高血压、心脏病患者,肾功能不全者,黄疸、肝脏疾病患者,有药物依赖史者, 尿潴留、膀胱功能异常者, 孕妇与哺乳期妇女均慎用。

（4）不良反应: 消化不良、恶心、呕吐、食欲减退、疲劳、眩晕、情绪不稳。成人可出现口干、勃起功能障碍、阳痿、异常性高潮等。

（5）用法用量: 成人起始剂量40mg/日, 早顿服或早晚分2次服用, 3日后加到80mg/日, 最高剂量100mg/日。儿童体重不足70kg者, 推荐起始剂量为一日0.5mg/kg, 3日后逐渐增量至目标剂量80mg/日, 晨起1次或分早晚2次给药, 最高日剂量为1.4mg/kg; 体重大于70kg的用法用量同成人。

4. 米那普仑

（1）药理作用: 米那普仑是5-HT和去甲肾上腺素（NE）的再摄取抑制剂, 双通道抑制再摄取, 从而使突触间隙的递质浓度升高, 促进突触传递功能而发挥抗抑郁作用。对脑内NE受体和5-HT受体亲和力高, 对胆碱能受体、组胺受体、α或β肾上腺素能受体没有亲和力。口服吸收迅速, 生物利用度为85%, 达峰时间0.5~4小时, 半衰期约8小时, 血浆蛋白结合率13%。经肝脏代谢, 90%由肾脏排泄, 5%左右由粪便排出。

（2）适应证: 抑郁症、纤维肌疼痛、偏头痛、卒中后抑郁、早泄、糖尿病共病。

（3）禁忌证: 对本品过敏者、尿路梗阻者、哺乳期妇女禁用。

（4）不良反应: 常见不良反应有头晕、多汗、焦虑。米那普仑抗胆碱能和抗组胺能的不良反应更少, 胃肠道的不良反应要比SSRIs少。发生率高于SSRIs的不良反应主要包括头晕、出汗和排尿困难。

（5）用法用量: 成人初始剂量50mg/日, 根据病情和耐受情况逐渐增加至100mg/日, 分2~3次于餐后口服。可根据年龄和症状适当增减剂量。与SSRIs类药物对比的临床试验倾向于米那普仑用于治疗抑郁症状严重的患者。

（五）去甲肾上腺素和多巴胺双回收抑制剂

安非他酮

（1）药理作用：安非他酮属于氨基酮类抗抑郁药，是NE能激动剂/DA再摄取抑制剂，对5-HT无明显影响，不具有明显的5-HT再摄取抑制效应、$5-HT_{1A}$受体激动作用或$5-HT_2$受体拮抗作用。缺乏显著的5-HT效应被认为是安非他酮不出现性功能不良反应以及缺乏抗焦虑效应的主要原因。安非他酮是一种外消旋体混合物，能够被快速吸收，与食物或抗胆碱药物同服并不会显著影响吸收。给药后2小时血药浓度达峰，缓释片约需3小时，血浆蛋白结合率80%~90%。缓释片半衰期21小时，8天可达稳态血药浓度。肝脏首过效应，由尿液排出，可透过胎盘，进入乳汁中。

（2）适应证：重度抑郁症和戒烟。

（3）禁忌证：对本品过敏者、哺乳期妇女、神经性厌食或贪食症患者、癫痫患者禁用。

（4）不良反应：安非他酮治疗过程中可出现中枢神经系统激活现象，失眠、焦虑和激越，头痛、恶心、呕吐、便秘和震颤，皮疹，过敏样反应，癫痫发作，在抑郁症患者中也可出现较为罕见的治疗相关的精神病性症状。安非他酮尚无报告对于血压、心率或心脏传导的显著临床效应，因此常用于患有心脏疾病的患者。

（5）用法用量：安非他酮包括速释剂（75mg）和缓释剂（150mg）。所有剂型通常的起始剂量都是150mg/日，早晨服用；速释剂也常以每日2次，每次75mg起始。安非他酮用于抑郁症的平均治疗剂量是300~450mg/日。速释剂单次剂量超200mg时会增加癫痫发作的风险。缓释剂的常用治疗剂量是150mg，每日2次。用于戒烟时，安非他酮缓释剂通常150mg/日起始，可增加到300mg/日的目标剂量。

（六）去甲肾上腺素再摄取抑制剂

瑞波西汀

（1）药理作用：瑞波西汀通过抑制神经元突触前膜NE再摄取来增强中枢神经系统NE功能，从而发挥抗抑郁作用，对5-HT无影响或影响较小。该药有较弱的抗胆碱能活性，对大脑中的其他受体几乎没有亲和力。口服后吸收迅速，2小时达峰浓度，进食后服用峰浓度延迟2~3小时，半衰期13小时左右，血浆蛋白结合率约为97%，生物利用度为94%。经尿液排出，可通过胎盘，进入乳汁。

（2）适应证：用于治疗成人抑郁症。此外，瑞波西汀治疗多动注意缺陷障碍、惊恐发作、物质依赖、发作性睡病有效；用于附加治疗精神分裂症，可减少第二代抗精神病药所致的体重增加。

（3）禁忌证：有脑外伤史者，神经性贪食 / 厌食、过多饮酒者，妊娠、分娩、哺乳期妇女，肝肾功能不全者，癫痫、青光眼、低血压、心脏病、前列腺增生患者，有躁狂发作史者，18岁以下青少年和儿童禁用，老年人慎用。

（4）不良反应：瑞波西汀十分常见的不良反应包括入睡困难、口干、便秘、多汗，常见不良反应包括头痛、眩晕、心率加快、心悸、直立性低血压、视物模糊、厌食、恶心、排尿困难或尿潴留、尿路感染、性功能障碍、寒战。

（5）用法用量：每次4mg，一日2次，2~3周逐渐起效。用药3~4周后视需要可增加至每次4mg，一日3次，最大日剂量不能超过12mg。

（七）5-羟色胺调节剂

曲唑酮

（1）药理作用：主要药理作用是通过突触后5-HT$_2$受体介导，是强的5-HT$_{2a}$受体拮抗剂，对5-HT$_2$选择亲和力是5-HT$_1$的100倍。与其他抗抑郁药一样，长期使用曲唑酮可导致5-HT$_2$以及β肾上腺素能受体功能下调。主要代谢产物m-氯苯基哌嗪（mCPP）对5-HT受体也有活性作用，研究显示其可能是 5-HT$_{1b}$、5-HT$_{1c}$、5-HT$_{1d}$和5-HT$_{1a}$受体的激动剂，也对突触前α$_1$肾上腺素受体起拮抗作用。口服给药后大部分被消化道吸收，达峰时间约1.5小时，与食物同服能增加药物吸收的总量，但峰浓度降低，达峰时间增加1倍。血浆蛋白结合率为85%~95%。吸收后较多分布于肝、肾中，主要经由肝细胞色素P450系统通过羟基化和氧化代谢，均能透过血脑屏障，也分泌到乳汁中，其半衰期约4小时。

（2）适应证：用于抑郁症急性期的治疗，能有效改善抑郁、焦虑情绪和思维迟缓等症状，更适用于老年性抑郁症，也用于焦虑和睡眠障碍的治疗，对伴有心血管疾病的抑郁症是比较安全的，还可治疗药物依赖者戒断后的情绪障碍。

（3）禁忌证：对曲唑酮过敏者，肝功能严重受损者，孕妇和哺乳期妇女，严重心脏病、心律失常、意识障碍者忌用。不推荐用于18岁以下的患者，不宜与MAOIs合用。

（4）不良反应：最常见的不良反应是困倦、疲乏、头晕、头痛、失眠、紧张、震颤、视物模糊、口干、便秘，少见体位性低血压和心动过速、恶心、呕吐、腹部不适，少数患者出现肌肉骨骼疼痛及多梦等。

（5）用法用量：给药初始剂量为50~100mg/日，分次服用。之后每3~4天增加50mg，门诊患者最高400mg/日，住院患者最高600mg/日。睡前顿服与多次给药效果一致，且能改善睡眠，不良反应发生率更低，尤其是镇静作用明显。大多数患者治疗剂量在150~300mg/日，极个别患者需要更高剂量来治疗。治疗原发性或药物相关的失眠通常剂量为50~100mg/日。老年患者起始剂量为50mg/日，分2次口服，最高量不超过200mg/日。

（八）去甲肾上腺素和5-羟色胺调节剂

米氮平

（1）药理作用：米氮平是一种四环类哌嗪类化合物，是米安色林的衍生物，不抑制单胺递质再摄取，而是通过抑制肾上腺α_2受体和抑制突触后的5-HT$_2$及5-HT$_3$受体，减少了突触前NE神经元α_2自受体和5-HT神经元突触前α_2异受体的抑制作用，最终提高了NE和5-HT神经元的释放效率。对多巴胺受体无明显亲和力，对胆碱能受体的亲和力很低，对组胺H$_1$受体的亲和力极高，有助于镇静和增加食欲。口服吸收完全，达峰约2小时，食物对其吸收速度及吸收率几乎无影响，蛋白结合率约为85%，半衰期大约30小时，在治疗6天后达到稳态。在肝脏经CYP2D6、CYP1A2及CYP3A4代谢，经尿液排出体外。

（2）适应证：重度抑郁症。

（3）禁忌证：禁用于闭角型青光眼和米氮平过敏者。不推荐用于18岁以下的青少年和儿童，不可与单胺氧化酶抑制剂合用。

（4）不良反应：最常见的不良反应是嗜睡、过度镇静、眩晕、疲乏、食欲增加、体重增加及口干。

（5）用法用量：最低有效剂量15mg/日，被批准的最高剂量45mg/日，每日1次，睡前口服。

（九）褪黑素受体激动剂

阿戈美拉汀

阿戈美拉汀能调节生物节律，在睡眠结构、生物节律调节方面具有独特优势，已有充分临床研究显示其良好的抗抑郁疗效。

（1）药理作用：阿戈美拉汀是作用于褪黑素受体的抗抑郁药，是一种褪黑素受体激动剂和5-HT_{2C}受体拮抗剂。人体节律系统调节中枢位于视交叉上核，在此有褪黑素受体MT_1、MT_2和5-HT受体等，光刺激抑制褪黑素的分泌，并抑制MT_1和MT_2受体，从而产生节律。阿戈美拉汀可能通过激动MT_1和MT_2受体使生物节律获得同步化，从而达到抗抑郁的效果。同时，阿戈美拉汀也是5-HT_{2C}受体拮抗剂，它与5-HT_{2C}受体结合部位主要集中在大脑的杏仁核、海马和前额叶皮质。5-HT_{2C}受体激活后在一些脑区可以抑制NE和DA释放，阿戈美拉汀能够阻断这种抑制效应，增加NE和DA在前额叶的浓度，从而发挥抗抑郁作用。阿戈美拉汀对单胺再摄取无明显影响，对α、β肾上腺素受体，组胺受体，胆碱能受体，多巴受体以及苯二氮䓬类受体无明显亲和力。口服后吸收迅速且良好（≥80%），进食不影响其生物利用度或吸收率。血浆蛋白结合率为95%，与药物浓度无关，不受年龄或者肾功能影响，但肝功能损害的患者游离药物浓度可升高1倍。

（2）适应证：抑郁症，焦虑，精神分裂症，注意缺陷多动障碍，孤独症谱系，肠易激综合征，偏头痛。

（3）禁忌证：禁止与强效CYP1A2抑制剂联合使用。氟伏沙明、环丙沙星等药是强CYP1A2和中度CYP2C9抑制剂，明显抑制阿戈美拉汀代谢，使其暴露量增高60倍。对本品过敏者禁用，乙肝病毒携带者、丙肝病毒携带者、肝功能损害患者禁用。18岁以下抑郁症患者，伴有痴呆的老年抑郁症患者不推荐使用。

（4）不良反应：最常见不良反应为恶心和头晕，通常为轻中度，多为一过性，不会导致治疗中止。常见不良反应包括头痛、头晕、困倦、失眠、恶心、腹泻、便秘、上腹部疼痛、多汗、背痛、疲劳、焦虑等。不常见不良反应包括感觉异常、视物模糊、湿疹等。对体重、血压影响不明显。

（5）用法用量：推荐剂量为25mg，每日1次，睡前服用。如果治疗2周后症状没有改善，可以增加至50mg，每日1次，睡前服用。建议6周、12周、24周进行肝功能复查。

（十）复方抗抑郁药

氟哌噻吨美利曲辛

本品是噻吨类神经阻滞剂氟哌噻吨和三环类抗抑郁剂美利曲辛两种化合物组成的复方制剂。

（1）药理作用：氟哌噻吨小剂量具有抗焦虑和抗抑郁作用，美利曲辛是一种双相抗抑郁剂，低剂量应用时具有兴奋特性，两种成分的复方制剂具有抗抑郁、抗焦虑和兴奋特性。口服达峰时间4~5小时，半衰期19~35小时。经肝脏代谢，由粪便排出，部分由尿液排出。

（2）适应证：轻中度抑郁和焦虑，更年期抑郁，嗜酒及药瘾者的焦虑抑郁。

（3）禁忌证：对本品过敏者，循环衰竭、肾上腺嗜铬细胞瘤、血恶液质、闭角型青光眼、心脏疾病等患者禁用。不能与单胺氧化酶抑制剂合用。

（4）不良反应：头晕、震颤、疲劳、睡眠障碍、躁动不安、视物模糊、口干、便秘等。

（5）用法用量：一般早午各1片，严重病例可加到早午各2片，每日最大剂量为4片，维持剂量一般早1片，口服。老年患者减量，每日早服1片即可。

参考文献

[1]喻东山，顾镭，高伟博. 精神科合理用药手册［M］. 第4版. 南京：江苏凤凰科学技术出版社，2020.

[2]刘铁榜. 精神科常用药物手册［M］. 北京：人民卫生出版社，2016.

[3]李华芳. 精神药物的临床应用［M］. 北京：人民卫生出版社，2012.

[4]王晓萍，陈振华. 精神疾病与共病鉴别诊断与治疗［M］. 北京：科学技术文献出版社，2009.

下篇

蒙医药治疗抑郁症

第十三章　蒙医学对抑郁症的认识

蒙医学经典著作《甘露四部》曰：疾病有躯体疾病和"斯德合勒因额贝秦"（情绪疾病），情绪疾病包括健忘症和癫狂症。《蒙医临床学》记载：健忘症以记忆力减退为主要表现，可伴有心悸不寐、心神不宁、游走性疼痛，或胸闷气短、腹胀等症状。癫狂症是因赫依偏盛，并与希拉、巴达干相搏，侵袭心和白脉所致，临床上分为赫依型、希拉型、巴达干型、聚合型和中毒型。赫依型以头痛、心悸、心神不定、谵语、手足颤抖、失眠为主要表现，希拉型以发热、口苦、头痛、胸胁部刺痛、易怒为主要表现。巴达干型以满脸愁容、动作笨拙、懒郁沉睡、少语发呆，对任何事情丧失情趣，喜一人独居，伴有不思饮食、腹胀、呕吐等为主要表现。聚合型为以上症状可能同时出现或交替出现。中毒型是药物或毒性物质侵袭心和"特因·目德日勒"所致的情感障碍性疾病。很显然，同样是心境低落、兴趣减退、愉快感丧失、郁闷、活动减少、精力不足，西方精神病学界定为"抑郁症"，而蒙医学对抑郁症的理解和诊断不同于西方医学；但是随着社会的发展，"抑郁症"这个西方医学的概念逐渐被蒙古族接受。

一、抑郁症的发病部位

蒙医学将躯体疾病的患病部位归纳如下：散布于皮肤、扩展于肌肉、窜行于脉、渗于骨骼、降于脏、落于腑、侵于五官。根据病程分为蓄积、发作、平息三个阶段。抑郁症属于"斯德合勒因额贝秦"（情绪疾病）范畴。斯德合勒产生于特因·目德日勒，心和脑是特因·目德日勒的集居区。

1. 特因·目德日勒

蒙医学中，感觉和思维总称为"特因·目德日勒"，人通过五官的视、听、嗅、味、触来感受客观事物，称为"五感"，亦称"感知"。五感通过白脉之分支传导至脑，于是脑海里产生"五知"，亦称"知觉"。对客观事物进行综合、分析、判断活动的过程为思维。"特因·目德日勒"集居在心和脑，被七素之精华所滋养，在赫依的协同作用下运行于白脉，主司五官功能及思维活动。白脉之海脑主司精神及"五知"的活动。心使"五感"清明，使人精神振奋，神采奕奕，思维敏捷。七素之精华位居于心，濡养"特因·目德日勒"，七素之精华充沛使人的心、言、思维活动稳定，缺乏或运行受阻则出现情绪消沉或神志异常、反应迟钝、健忘、情志懈怠、疲倦无力、思维紊乱等症状。

2. 五脏、六腑与特因·目德日勒的关系

蒙医学认为，人体有五脏六腑。五脏是指心、肺、肝、脾、肾脏。六腑是指胃、小肠、大肠、胆、膀胱和精府。五脏为空、气、火、土、水五元精华所藏之实心的器官，属阳。六腑为土、空、气、火、水五元精华之糟粕聚积的具有空腔的器官，属阴。五脏中，心是君主

器官，"特因·目德日勒"的集居区；肺左右各一，覆盖于心脏之上，肺主气，司呼吸，位于巴达干之位，五元中属气，在窍为鼻；肝位于希拉之总位，也是病变希拉窜行之途，在五元中属木，七素之精华生化和谷精微转化为血的主场所，在窍为目，眼得肝血的濡养才能发挥正常的视觉功能；脾位于希拉之总位，病变巴达干窜行之途，土元素精华藏于脾，在窍为唇，脾脏具有协助胃之消化、吸收、运送以及统摄血的功能；肾为巴达干居住的脏器，水元素之精华藏于肾，藏生殖之精华，调节体内水之平衡，肾开窍于耳。六腑中，胃、小肠、大肠属于消化系统；胆是排泄胆汁，濡养希拉，加强胃火，促进消化的器官；膀胱具有贮尿和排尿功能；精府是生殖的基本物质，在下行赫依之作用下，使男子射精，女子行经，有繁衍后代的功能。五脏六腑中，小肠属于心的附属腑，大肠属于肺的附属腑，胆属于肝的附属腑，胃属于脾的附属器官，膀胱属于肾的附属器官。五脏、六腑通过三根、七素的作用完成其生理功能，且五脏、六腑的生理功能直接影响着七素之精华的生化。蒙医学认为，七素之精华充沛，特因·目德日勒的给养才能充足，人的感觉功能和意识、思维活动才能正常运行。

3. 心脑与特因·目德日勒的关系

脑是白脉之海，白脉系统是由脑、脊髓、白脉所组成，大脑是由无数支白脉所形成，是能足巴达干所依赖之处，司命赫依窜行之途，在司命赫依和能足巴达干的作用下司理五官感觉。脊髓起源于脑，系主白脉，从脑部白脉的海洋里，像树根一样在椎管里向下延伸与四肢和脏腑相通，三根中的赫依循行于白脉，司管脏腑功能。调节五脏、六腑的内白脉（隐匿脉）共有13条，除了调节五脏六腑的生理功能外，还调节脏与脏、腑与腑、脏与腑之间的功能，其形成五脏—六腑—大脑的通路。13条白脉中，赫依型白脉有4条，其中调节心脏的赫依型白脉2条，调节小肠的赫依型白脉2条；希拉型白脉有4条，其中调节肺的希拉型白脉1条，调节肝的希拉型白脉1条，调节大肠的希拉型白脉1条，调节胆的希拉型白脉1条；巴达干型白脉有4条，其中调节脾的巴达干型白脉1条，调节胃的巴达干型白脉1条，调节肾的巴达干型白脉1条，调节膀胱的巴达干型白脉1条；混合型白脉1条，调节精府的混合型白脉具有赫依、希拉、巴达干的聚合性质。

蒙医学认为，心脏是五脏之首，五元精华所藏之处，位于胸中，巴达干之总位，在窍为舌，五元中属火，火性光明、五感清明，是人类生命活动的统帅。三根之"普行赫依""能成希拉"位于心脏，特因·目德日勒也集居于心。心在普行赫依的支配下既可推动血液流注于全身脉道，又能滋养七素之精华。心脏的搏动，主要依赖于普行赫依的作用。普行赫依充沛，心脏搏动有力、节律一致，血液才能正常地在全身脉管内流动，发挥其补益正精、增强智力、延年益寿作用。位居于心的"能成希拉"支配人的精神、意志、思维等意识活动。能成希拉充沛才能提高智力，使人精神饱满、思维敏捷。临床上心脏病的表现多有赫依症或者与血症相关的症状，如易怒、唉声叹气、失眠、多梦、健忘、面红、胸闷、心悸、胸肋刺痛、头痛、易出汗，甚至出现焦虑、抑郁、神志紊乱等症状。蒙医经典著作《甘露四部》曰："至若悲伤、过虑，则总由乎心，此因悲伤、过虑等郁而病也。"

蒙医学认为，特因·目德日勒集居于心和白脉之海脑，赫依的作用下行于全身白脉，主司感觉、思维活动。七素之精华濡养特因·目德日勒。七素之精华来自谷精微、血、肌肉、脂肪、骨骼、骨髓、精液的最终精华。七素之精华充足，运行正常，使人思维敏捷、反应灵敏、意志坚强、五感清明。七素之精华不充足，运行不畅，可出现意识恍惚、精神萎靡、健忘等症状，又可引起特因·目德日勒的给养不足，导致五感和思维活动紊乱。因此，蒙医学认为出现郁闷、兴趣爱好减退、悲伤、失眠等症状可能与心和脑的七素之精华缺乏、特因·目德日勒的给养不足或中毒有关。

二、赫依与抑郁症的关系

赫依是人体三根之一，具有以轻、糙为主的六种秉性，并具有阴阳双重性，属气源，其属性为寒热双重性。赫依病是指以赫依秉性特征为主要表现的病症，是赫依失去相对平衡所产生的病理变化。蒙医认为，赫依具有阴阳两面性，从五元学说角度解释乃属于气。赫依具有维持生命活动，推进血液运行，司理呼吸，分解食物，输送精华和糟粕，增强体力，支配肢体和意识活动等作用。赫依在人体中无孔不入，无处不在，但它主要依赖于腰胯部，存在于心脏、大肠，骨骼、耳朵和触觉部位。赫依偏盛后也可散布于皮肤，扩展于肌肉，窜行于脉，渗于骨骼，降于脏，落于腑，侵于五官。根据赫依运行部位和作用，可分为司命赫依、上行赫依、普行赫依、调火赫依及下清赫依等五个亚型。司命赫依为一切赫依的基础，位于主脉和头顶部，运行于咽喉及胸腔内，主管吞咽、呼吸、排出唾液、打喷嚏、嗳气，能使头脑和感觉器官清明，增强记忆，维持精神正常。上行赫依位于胸部，运行于喉、舌、鼻三处，主言语、增力量，有维持精力充沛、使记忆器官保持清醒等功能。普行赫依位于心脏，遍行于全身，有主四肢和肌肉活动、心脏收缩，推进血液循环、孔窍开闭及输送精华于全身的功能。调火赫依位于胃肠，运行于腹腔内各消化系统，具有调节胃火、司胃肠蠕动、促进消化吸收的功能。下清赫依位于肛门，运行于大肠、直肠等消化道末端、精府、生殖器官及膀胱、尿道、大腿内侧等处，主调节精液、月经、二便的排泄与控制及产妇的分娩等。赫依增多是诱发赫依型疾病的主要内在因素。赫依病是由于长期或突然受风寒，过量食用苦、辛味，轻、涩性饮食，以及心、意、言活动过度或其他因素致身体三根七素的相对平衡被破坏，使体内赫依增多，赫依运行和功能失常而发病。

赫依功能失常则出现神志异常、失眠、健忘、疲乏、眩晕、麻木、抽搐等症状。抑郁症是各种原因引起的以显著而持久的心境低落为主要临床特征的一种常见的心境障碍疾病，而赫依的生理功能之一则是主管神志。蒙医经典著作《甘露四部》记载："赫依能调节希拉、巴达干之平衡，开发智力，支配肢体和意识活动，使五官功能保持正常运行。"五种不同赫依中，司命赫依和普行赫依对精神神志功能的作用更为显著，如"司命赫依位于主脉和头顶部，运行于咽喉及胸腔内，能使头脑和感觉器官清明，增强记忆，维持精神活动正常。普行赫依位于胸部，有主司语言、增气力、焕发容颜，充满活力，使记忆器官保持清畅等功能"。《哲对宁诺尔》记载："正常赫依具有思考并保持神志安定的功能，若赫依的功能正常，则机体对事物的思辨能力、精神、神志正常。"蒙医学认为，外界环境的过度刺激，如过度惊恐、悲伤，受长期的不良轻度应激刺激等可引起五种赫依平衡失调、功能异常而诱发疾病。蒙医学中，司命赫依紊乱则出现神志不清、五官感觉异常、情绪异常、睡眠不安等症状,上行赫依紊乱则出现疲乏无力、少语或多语,普行赫依紊乱患者出现运动迟缓、四肢举止异常等症状,调火赫依紊乱患者不思饮食、形体消瘦等症状,下清赫依紊乱则出现腹胀、便秘、性欲减退等症状。这些恰好与抑郁症诊断依据的情绪低落、丧失兴趣或愉快感、精力不足或过度疲劳、自信心丧失和自卑、无理由的自责或过分和不适当的罪恶感、注意能力降低、激越或迟滞、睡眠障碍、食欲改变等症状吻合,故认为赫依功能异常是抑郁症发病的主要原因之一。

三、三根失调是抑郁发作的根本原因

蒙医学认为,人体是由三根、七素与三秽相互依赖所构成的有机整体。赫依、希拉、巴达干,谓之"三根"。其中,赫依具有以轻、糙为主的六种秉性,并具有阴阳双重性,属气源,其属性为寒热双重性。希拉具有以热、锐为主的七种秉性,为阳性,属火源,其属性为热。巴达干具有以重、寒为主的七种秉性,为阴性,属水、土源,其属性为寒。三者是主宰人体从受胎开始直至生、老、病、死之内在因素,是人体生存的根本。赫依、希拉、巴达干各有特性,自具其能,相互依存,相互制约,处于相对平衡状态。七素(食物精微、血、肌肉、脂肪、骨骼、骨髓、精液)是三根赖以生存的物质基础。三根与七素存在着对立统一的关系,三根是主要方面,又统驭七素,它们的平衡相处是生命活动的基础。在病理上,失去平衡状态的三根是一切疾病产生的根本因素。若受外因的影响,任何一方出现偏盛偏衰,致使平衡失调,将导致疾病发生。三根中任何一根发生异常,首先侵犯七素,后侵入脏腑或各组织器官导致发病。

三根中的赫依既是维持生命活动的动力,又是情感、意识、思维活动的主宰,与抑郁发作密切相关,但唯一赫依病变的症状不能完全阐释抑郁症核心症状的出现,包括情志懈怠、心情沉闷等。

三根中的希拉具有产生热量,促进消化、开胃,使人容光焕发,有雄心,促使七素之精华成熟的功能。希拉包含消化希拉、变色希拉、能成希拉、能视希拉、明色希拉等五个亚型。其中:①消化希拉主司消化、腐熟食物、产生热量,为其他希拉之依靠。②变色希拉具有促使食物转化成血,促进七素生化,使血液与胆汁变色的功能。③能成希拉支配精神意识和思维活动,具有使人自豪、精力充沛、思维敏捷、勤奋上进的功能。④能视希拉具有视觉、明辨外界一切色相的功能。⑤明色希拉具有使皮肤细腻、柔润、光泽的作用。希拉功能失常则出现口苦、吐酸、烦渴、思维紊乱、神情狂躁等症状。

三根中的巴达干具有滋养正精,促使人体生长,增强耐力,产生睡意,使人心宽体胖,滋润皮肤,增强记忆,延年益寿的功能。巴达干包含主靠巴达干、腐熟巴达干、司味巴达干、能足巴达干、能合巴达干等五个亚型。其中:①主靠巴达干为其他四种巴达干之基础,主司水液。②腐熟巴达干具有腐熟胃内食物的功能。③司味巴达干主司味觉。④能足巴达干主司五官感觉功能,使人产生满意感和知足感。⑤能合巴达干具有巩固关节,使关节活动灵活和润滑的功能。巴达干功能紊乱则出现消化不良、恶心呕吐、胃胀闷、味觉不敏、反应迟钝、情志懈怠、精神萎靡、心情沉闷等症状。

众所周知,抑郁症患者除内源性动力不足,自身活力减退,欲望满足感缺失外,还有很多躯体症状,包括睡眠障碍、疼痛、消化不良、腹胀等。因此,蒙医学认为抑郁症是赫依偏盛,并与希拉、巴达干相搏,侵袭心和白脉之传导所致,三根平衡失调是抑郁发作的根本原因。

四、蒙医针灸治疗抑郁症

蒙古族是一个历史悠久而又富于传奇色彩的民族。蒙古民族在漫长的历史进程中,形成了博大精深、绚丽多彩的民族文化,在居住、饮食、服饰、语言、文字、歌舞、艺术、医药、卫生等多个方面积累了丰富的成果。

蒙医传统针刺疗法是蒙古族人民长期劳动生产和智慧积累的产物,具有简、便、廉、验,以及安全性高、实践性强、疗效独特等优点,以调理寒热、改变局部、引病外除、调节整体为治疗总原则。蒙医传统针刺疗法是以蒙医基础理论为依据,以辩证法为理论基础,通过使用特制的针刺入人体特定部位给予刺激,调理三根平衡,疏通白脉功能,从而达到治疗疾病目的的一种峻疗法。蒙医传统针刺疗法主要是通过血液循环、神经系统、免疫功能等多系统、多渠道、多途径调节机体功能,起到改善血液循环,通畅脉道,增强人体免疫功能,增强抗病能力等作用。

蒙医三根平衡针法是以蒙医三根平衡理论为基础,将针刺和温热刺激穴位相结合的传统疗法,具有镇赫依,调节三根,安神宁心,疏通白脉,调整脏腑功能,可达到抗抑郁效果。多项临床研究显示,基于蒙医三根平衡理论的针刺法在改善抑郁患者情绪低落、兴趣缺乏、乐趣丧失等核心症状方面疗效确切,尤其在改善躯体化症候群、认知障碍症候群和生活质量等方面疗效持续、全面。蒙医针刺治疗抑郁症取穴少,起效快,疗程短,疗效显著,尤其改善患者躯体症状疗效更为明显,并且具有患者依从性好的特点。动物实验已证实,基于蒙医三根平衡理论的针刺法能提高特异性cAMP依赖性蛋白激酶的产量,增加CREB的表达水平及其磷酸化程度,上调5-HT、NE、DA表达水平,激活cAMP-CREB-BDNF信号通路,促进神经元自我修复、自我重塑过程。有临床研究报道,蒙医温针能够改善抑郁症患者肠动力不足导致的食欲减退、腹胀、腹痛症状,显著提高睡眠质量。包伍叶等将雄性Wistar大鼠随机分为正常组、模型组、氟西汀组、灸赫依穴组,采用慢性不可预知温和应激方法和孤养相结合的方法制备抑郁大鼠模型。采用体重、旷场实验评价大鼠行为学变化,用ELISA方法检测大鼠海马5-HT的含量,发现灸"赫依穴"可改善慢性应激抑郁模型大鼠行为学变化,提高海马5-HT含量,具有明显的抗抑郁作用。李学勇等研究报道,蒙医针刺可明显改善抑郁状态,提高卒中后抑郁患者生活质量。蒙医脑-白脉调控针刺可改善卒中后抑郁大鼠行为异常,明显提高前额叶皮质NE、DA、5-HT含量,具有抗抑郁作用。

参考文献

[1]伊希巴拉珠尔.甘露四部[M].却诺,译.呼和浩特:内蒙古人民出版社,1998.

[2]策·苏荣扎布.蒙医临床学[M].呼和浩特:内蒙古人民出版社,1999.

[3]高哈斯宝力高,阿古拉,包青林,等.蒙医温针治疗中轻度抑郁症患者胃肠道躯体症状临床观察[J].中国民族医药杂志,

2020, 26（3）：8—10.

［4］赛音朝克图, 白淑英, 朱海龙, 等. 蒙医三根平衡针对首发抑郁症的疗效观察［J］. 中国中医药科技, 2013, 20（2）：170—171.

［5］白亮凤, 佟海英, 布仁达来, 等. 浅析蒙医赫依与抑郁症的关系［J］. 北京中医药, 2014, 33（3）：189—192.

［6］李学勇, 乌兰, 苗美. 针刺法对卒中后抑郁模型大鼠额叶皮质单胺递质和脑源性生长因子的影响［J］. 中医学报, 2018, 33（7）：1294—1297.

［7］包伍叶, 佟海英, 包哈申. 蒙医学对抑郁症的认识与治疗进展［J］. 中国民族医药杂志, 2012, 5（5）：68—69.

［8］赛音朝克图, 邓套图格, 白淑英, 等. 蒙医三根平衡针对抑郁模型大鼠行为学和不同脑区cAMP、AngⅡ的影响［J］. 世界中西医结合杂志, 2017, 12（4）：487—491.

［9］邢萨茹拉, 佟海英, 赵福全, 等. 蒙药槟榔十三味丸治疗抑郁症30例临床疗效的初步观察［J］. 中国民族民间医药, 2012, 21（2）：10—12.

［10］赛音朝克图, 白淑英, 景泉凯, 等. 蒙医三根平衡针对慢性应激抑郁模型大鼠海马神经元形态及BDNF–CREB信号通路的影响［J］. 中华中医药杂志, 2017, 32（8）：3667—3670.

［11］包哈申, 金海, 娜仁高娃. 蒙药与疗术结合治疗抑郁发作50例观察［J］. 内蒙古民族大学学报：蒙医药版, 2003, 2（13）：49.

［12］胡斯楞, 陈英松. 抑郁症的蒙医学研究进展［J］. 中国民族民间医药, 2016, 25（4）：11—12.

［13］任小梅, 任常胜. 抑郁症蒙医治疗概述［J］. 中国民族医药杂志, 2015, 7（7）：50—52.

［14］李学勇, 姚哈斯, 苗美, 等. 蒙医脑–白脉调控针刺对卒中后抑郁模型大鼠行为及前额叶皮质NE、DA、5–HT 含量影响［J］. 中国中医急症, 2016, 25(11)∶ 2029—2031.

第十四章 治疗抑郁症的常用蒙药

在蒙医古籍文献中，没有"抑郁症"这个病名，也未记载治疗抑郁症的方剂，但是有很多"情绪、情感疾病"的记载，如"心思病""斯德合勒因额贝秦（情绪疾病）""悲伤狂病""癫狂症（索力亚病）""健忘病"等。临床主要表现为情感失调，幻觉妄想，动作迟缓，喜一人独居，不思饮食，满面愁容，不言不语，闭目呆坐，兴趣缺乏，肢体麻木，懒郁沉睡或失眠，心烦意乱，心颤，心神不定，行动反常，易怒等。治疗以调节三根、疏通白脉、安神、调整胃火为原则，通常选用赞丹-3汤、槟榔十三味丸、十一味持命丸、珍宝丸、嘎日迪-13、三味豆蔻汤、三十五味沉香散、通拉嘎-5、六味安消散、阿拉坦阿如拉-5等。笔者以蒙医药学经典著作、蒙医学高等专科学校各版次的教材以及蒙医药治疗抑郁症相关学术论文为研究对象，搜集蒙医药治疗抑郁症的相关内容，对抑郁症学术思想、病因病机、诊断、症候的论述、治疗方法及治疗抑郁症的蒙药进行数据挖掘、分析，根据功效与主治作用的不同将治疗抑郁症的蒙药分为与抑郁症核心症状相关的方剂和与抑郁症躯体化症状相关的方剂两大类。

一、与抑郁症核心症状相关的方剂

1. 三味檀香散

异名: 赞丹–3汤、赞丹郭日本汤

处方: 白檀香20克, 肉豆蔻10克, 广枣10克。

功效: 具有解心热, 强心作用。用于心热, 心激荡, 谵妄, 谵语, 胸刺痛, 心绞痛, 心悸, 心慌不安, 心律不齐, 冠心病等病症。

用法与用量: 成人一次3~5克, 一日1~3次, 水煎服。

2. 三味豆蔻汤

异名: 苏格木勒–3汤

处方: 白豆蔻15克, 白苣胜10克, 荜茇5克。

功效: 具有镇赫依, 镇静作用。主要用于失眠的治疗。

用法与用量: 成人一次3~5克, 一日1~2次, 水或牛奶煎服。

3. 四味石榴散

异名: 阿那日–4、森布如西瓦

处方: 石榴25克, 肉桂5克, 豆蔻5克, 荜茇9.5克。

功效: 具有调胃火, 开胃, 助消化作用。用于清除巴达干赫依, 治疗不消化, 胃脘寒湿, 胃火衰败等病症。

用法与用量: 成人一次1.5~3克, 一日1~3次, 温开水送服。

4. 四味草果汤

异名: 嘎古拉–4汤

处方: 广木香25克, 草果仁15克, 公丁香10克, 小茴香10克。

功效: 具有制赫依, 镇痛作用。用于上行赫依、持命赫依之病变, 赫依性头刺痛, 胃肠赫依, 脾赫依等。

用法与用量: 成人一次3~5克, 一日1~3次, 水煎服。

5. 查干乌日勒

异名: 白丸、白甘露丸

处方: 石灰 (炮制) 100克, 山奈、紫硇砂、沙棘各5克, 荜茇10克。

功效: 具有健脾温胃, 消积化痞, 利水作用。用于消化不良, 浮肿, 胃痉挛等病症。

用法与用量: 成人一次13~15粒, 一日2~3次, 温开水送服。

6. 五味石榴散

异名: 阿那日–5、森不如阿瓦

处方: 石榴40克, 干姜40克, 肉桂、豆蔻、荜茇各20克。

功效: 具有温胃, 开胃, 消食, 祛巴达干作用。用于消化不良, 恶心呕吐, 寒性胃痞, 肾寒腰痛等病症。

用法与用量: 成人一次1.5~3克, 一日1~3次, 温开水送服。

7. 五味肉豆蔻丸

异名: 匹迪–5、匹迪阿瓦

处方: 肉豆蔻50克, 土木香、木香各40克, 荜茇5克, 广枣25克。

功效: 具有抑制赫依, 调解赫依血内讧的作用。用于心赫依, 心悸, 烦躁不安, 胸闷气短, 心神不安, 失眠, 心绞痛等病症。

用法与用量: 成人一次3~5克, 一日1~3次, 用酒、肉汤或温开水送服。

8. 通拉嘎–5

异名: 五味清浊散、当玛奈召格

处方: 石榴45克, 肉桂、白豆蔻、荜茇各5克, 红花20克。

功效: 具有暖胃消食, 清糟归精作用。用于胃火衰退, 食欲不振,消化不良,胸闷,胃脘冷痛,巴达干性血管堵塞等病症。

用法与用量:成人一次1.5~3克,一日2~3次,温开水送服。

9. 阿拉坦阿如拉-5

异名:五味金诃子散、色日道格阿瓦

处方:金色诃子66克,黑冰片51.5克,五灵脂18.5克,木鳖子(制)7克,石榴16克。

功效:具有调节赫依、希拉,调胃,助消化作用。用于胃胸积热,积食不消,肝胆热症等。

用法与用量:成人一次3~5克,一日1~3次,温开水送服。

10. 吉如和-6

异名:包荣宁-6、六味牛心丸

处方:野牦牛心5克,肉豆蔻5克,广枣5克,公丁香5克,广木香5克,白云香5克。

功效:具有强心,镇静作用。用于心慌发抖,胸闷气短,心神不安等病症。

用法与用量:成人一次3~5克,一日1~3次,温开水送服。

11. 六味安消散

异名:阿木日-6、西吉德如克巴

处方:山奈45克,大黄40克,诃子25克,光明盐25克,土木香25克,面碱(制)25克。

功效:具有消食,解痉,润肠作用。用于食积不化,便秘,巴达干赫依性哮喘,嗳气等病症。

用法与用量:成人一次1.5~3克,一日1~2次,温开水送服或水煎服,与其他制剂联合用药。

12. 七味广枣丸

异名: 芍沙-7、吉如很芍沙-7、宁芍沙-7

处方: 广枣50克, 丁香、沉香、肉豆蔻、木香各25克, 阿魏12.5克, 野牦牛心250克。

功效: 具有养心益气, 安神定志作用。用于胸闷, 心慌气短, 心绞痛, 失眠健忘, 癫狂, 心力衰竭, 风心病, 冠心病等病症。

用法与用量: 成人一次1.5~3克, 一日1~3次, 温开水送服。

13. 八味沉香清心散

异名: 吉如很阿嘎如-8、雄阿嘎如-8、雄阿嘎如扎塔巴

处方: 沉香25克, 广枣30克, 肉豆蔻、木香、诃子各20克, 天竺黄、木棉花蕊各15克, 白云香10克。

功效: 具有清赫依热, 强心, 安神作用。用于心赫依热, 癫狂, 神昏谵语, 心肌炎, 心前区疼痛, 心悸, 胸胁刺痛等病症。

用法与用量: 成人一次1.5~3克, 一日1~3次, 温开水送服。

14. 阿那日莲花-8

异名: 八味石榴莲花散

处方: 石榴48克, 荜茇12克, 白豆蔻9克, 黑冰片9克, 木鳖子(制)9克, 金色诃子9克, 玫瑰花6克, 肉桂6克。

功效: 具有祛巴达干、希拉, 散瘀, 消食, 止痛作用。用于消化不良, 胃寒, 胃痛, 腹胀满, 胃酸呕吐等病症。

用法与用量: 成人一次1.5~3克, 一日1~2次, 温开水送服。

15. 玛努-10汤

异名: 玛努朱汤、十味土木香汤

处方: 陈年天灵盖(制, 用替代品)、龙骨(制)、獐牙菜、木鳖子(制)各15克, 土木香、金色诃子、苦参、玫瑰花各20克, 悬钩木10

克，山奈5克。

功效：具有解热，止痛作用。用于赫依希拉性头痛，神经性头痛，偏头痛，癫痫，脑膜炎，面神经麻痹等病症。

用法与用量：成人一次3~5克，一日2~3次，水煎服。

16. 哈日嘎布日-10

异名：嘎日那格-10、十味黑冰片散

处方：黑冰片30克，石榴24克，木鳖子（制）15克，连翘15克，白豆蔻12克，金色诃子12克，光明盐9克，荜茇6克，熊胆粉3克，肉桂2.7克。

功效：具有清寒性希拉，助消化作用。用于消化不良，胃脘痞满，嗳气泛酸等病症。

用法与用量：成人一次13~15粒，一日1~2次，温开水送服。

17. 十一味持命丸

异名：阿米巴日格其-11、扫日格庆朱吉格、补心十一味丸

处方：沉香、丁香、兔心、阿魏各25克，广枣30克，肉豆蔻、木香、诃子各20克，木棉花蕊、天竺黄各15克，白云香10克。

功效：具有镇赫依，镇痛作用。用于心刺痛，癫狂，赫依性哑结，失眠等病症。

用法与用量：成人一次13~15粒，一日1~2次，结合病情用牛肉汤或温开水送服。

18. 伊赫哈日-12

异名：巴日干塔拉哈、大黑剂、满那格臣布

处方：黑冰片100克，地格达30克，土木香30克，红花30克，胡黄连30克，川楝子30克，诃子30克，栀子30克，石灰华30克，甘松30克，牛胆膏粉20克，人工牛黄5克。

功效：具有清希拉热，助消化作用。用于胃希拉，肝热，瘟疫，口渴烦躁，消化不良等病症。

用法与用量：成人每次3克，一日1~2次，温开水或冰糖水送服。

19. 奥勒盖–13

异名：大肠赫依石榴十三味散、十三味石榴散、阿那日–13

处方：石榴、豆蔻各15克，干姜、荜茇、红花、诃子、草果各10克，肉桂、黑种草子、白胡椒、香旱芹（孜然芹）、光明盐各5克，紫硇砂1克。

功效：具有开郁顺赫依，调补胃火作用。用于大肠赫依、下行赫依受阻，腹胀，肠鸣，消化不良等病症。

用法：成年人每次1.5~3克，一日1~3次，温开水送服。

20. 高优–13

异名：十三味槟榔散、高优朱苏木

处方：槟榔10克，肉豆蔻10克，广酸枣10克，当归10克，葶苈子10克，草乌（制）10克，沉香20克，公丁香8克，白胡椒7克，干姜7克，荜茇7克，广木香6克，红盐5克。

功效：具有调节赫依，止痛作用。用于主脉赫依病，赫依性刺痛，心颤，癫狂，失眠等病症。

用法与用量：日服1次，每次9~13粒，温开水送服，或晚睡前用牛肉汤或四骨滋养汤送服。孕妇忌服。

21. 扎冲–13

异名：嘎日迪–13、扎冲朱苏木

处方：诃子100克，木香60克，石菖蒲80克，沉香40克，甘草40克，珍珠（制）30克，草乌（制）100克，禹粮土30克，麝香10克，珊瑚

（制）30克, 丁香20克, 肉豆蔻20克, 磁石（制）20克。

功效: 具有杀粘, 止痛, 消黄水, 舒筋通窍作用。用于白脉病, 黄水病, 萨病, 亚玛病, 粘刺痛, 骨关节病等。

用法与用量: 成人5~9粒, 晚上睡前温开水送服。

22. 十五味沉香散

异名: 阿嘎如–15、阿嘎日壮阿

处方: 沉香50克, 广枣、石灰华、北沙参、红花、白檀香各20克, 紫檀香、肉豆蔻各10克, 冰糖30克, 苦参20克, 悬钩木、栀子各15克, 山奈、土木香、川楝子各10克, 诃子5克。

功效: 具有平息赫依、粘、热相搏, 平喘, 止咳, 镇痛作用。用于心热, 赫依热, 心赫依, 赫依血紊乱等病症。

用法与用量: 成人一次1.5~3克, 一日1~3次, 水煎服或温开水送服。

23. 十五味肉豆蔻丸

异名: 匝迪–15、匝迪壮阿

处方: 肉豆蔻12克, 手掌参12克, 公丁香9克, 沉香9克, 天门冬9克, 光酸枣6克, 黄精6克, 白豆蔻6克, 紫硇砂6克, 干姜3克, 光明盐3克, 芫荽子3克, 荜茇3克, 白胡椒3克, 马钱子（制）3克。

功效: 具有镇赫依作用。用于心、肾赫依瘀症, 心悸, 失眠, 健忘症, 晕厥, 颤抖症, 内外及隐伏之赫依病等病症。

用法与用量: 日服1~2次, 每次13~15粒, 温开水送服。

24. 二十五味维命散

异名: 阿米巴日格其–25、扫日格庆尼日阿

处方: 石榴50克, 肉桂、陈牛脂肪（或陈旱獭脂肪）各6克, 诃子、肉豆蔻、白胡椒、小茴香、黑冰片、木香、大蒜灰、荜茇、土木香、

干姜各20克,菖蒲、草乌(制)各30克,丁香、沉香、阿魏、兔心各25克,黑云香、白豆蔻、苦参、紫草茸、光明盐各15克,白云香10克。

功效:具有抑制赫依过度旺盛的作用。通用于内外间赫依,五脏六腑之内赫依病。

用法与用量:成人一次1.5~3克,一日1~2次,用四种镇赫依养身汤或红糖水送服。

25. 顺气安神丸

异名:保命丹、阿敏额尔敦

处方:沉香10克,白檀香、天竺黄、白云香、草乌芽、诃子、北沙参、牛黄、胡黄连、马钱子(制)、黑云香、肉豆蔻、旋覆花、拳参、木香各5克,木棉花蕊、兔心各7克,丁香2.5克。

功效:具有调理赫依、热、粘相搏,镇痛作用。用于主脉赫依病,癫狂,昏厥,空虚热,烦躁不安,心悸,赫依性绞痛,山滩界热,白脉病等病症。

用法与用量:成人一次9~13粒,一日1~2次,结合病情用三骨营养汤、四骨营养汤或温开水送服。

26. 额日敦乌日勒

异名:珍宝丸、如意至宝丸、三普拉淖日布

处方:紫檀香15克,珍珠(制)10克,肉豆蔻10克,牛黄2.5克,犀角15克,栀子15克,甘草10克,地锦草10克,茼麻子10克,决明子10克,白云香15克,西红花15克,丁香10克,白豆蔻15克,黑种草子10克,香旱芹10克,荜茇10克,海金沙15克,螃蟹10克,诃子、川楝子各15克,麝香2.5克,白檀香15克,沉香15克,肉桂10克,木香10克,土木香10克,天竺黄15克,草果15克。

功效:具有清热,安神,清黄水作用。用于白脉病,黄水病,类风湿, 萨病, 游痛症, 痛风, 肌筋萎缩, 久热不愈等病症。

用法与用量: 成人中午或晚上13~15粒, 用文冠木四味汤或温开水送服。

27. 三十五味沉香散

异名: 阿嘎如-35、阿嘎日松阿

处方: 沉香、降香、土沉香、白云香、广枣、马钱子(制)、石榴各10克, 紫檀香、白檀香、天竺黄、北沙参、旋覆花、蓝刺头、草乌(制)、黑云香、毛连菜、麝香、兔心、木香、木棉花蕊、黄连、土木香各5克, 悬钩木4克, 白豆蔻、丁香、肉豆蔻、诃子、川楝子、栀子、苦参、山柰、瞿麦、獐牙菜各2.5克, 红花、草果各2克。

功效: 具有调理赫依、热、粘紊乱, 止咳, 平喘作用。用于空虚热, 心赫依热, 心悸, 失眠, 胸闷气短, 赫依性刺痛, 赫依性咳嗽, 神昏谵语等病症。

用法与用量: 成人一次1.5~3克, 一日1~2次, 温开水或红糖水送服, 或用羊肉汤或黄油送服。

28. 吉如很脱落布日

异名: 泻心丸

处方: 巴豆(制)1.5克, 沉香3克, 肉豆蔻3克, 广枣3克, 朱砂3克。

功效: 泻心赫依热, 强心, 镇静作用。用于陈旧性心赫依热, 心刺痛, 癫狂等病症。

用法与用量: 将上述药物放进绵羊心脏内, 封口, 在小火上烤熟后一顿吃完即可。

二、与抑郁症躯体化症状相关的方剂

1. 希拉汤

异名：三子汤、别日布–3汤

处方：栀子30克，诃子25克，川楝子15克。

功效：具有清热，解毒，分离病血与正常血作用。用于血热引起的头痛，牙痛，眼红，新旧血热，希拉性热等。

用法与用量：成人汤剂一次3～5克，一日2～3次，水煎服；丸剂一次3克，一日2～3次，温开水冲服。

2. 三味黄柏汤

异名：希拉毛都–3汤、吉日顺–3汤

处方：黄柏皮25克，小白蒿25克，熊胆5克。

功效：具有止血作用。用于呕血，鼻出血，包如病等。

用法与用量：成人一次3～5克，一日1～3次，水煎服。

3. 那如–3

异名：那如苏木召日、三味那如散

处方：金色诃子50克，草乌（制）25克，荜茇15克。

功效：具有除黄水，祛巴达干赫依，消粘，消肿，止痛作用。用于关节痛，牙痛，黄水病，腰胯疼痛等病症。

用法与用量：成人一次3～5粒，每晚睡前温开水送服。

4. 三味蒺藜汤

异名：章古–3汤、色玛–3汤、依曼章古–3汤

处方：蒺藜、冬葵果、螃蟹各等份。

功效：具有利尿作用。用于膀胱热，小便不利，尿闭，水肿等病

症。

用法与用量：成人一次3~5克，一日1~3次，温开水送服。

5. 地格达–3汤

异名：地格达三味汤

处方：地格达25克，秦艽花15克，查干泵阿15克。

功效：具有清希拉热作用。用于希拉引起的头痛。

用法与用量：成人一次3~5克，一日1~3次，水煎凉服。

6. 沙日嘎–4

异名：勇瓦西汤、四味姜黄汤

处方：姜黄15克，蒺藜15克，栀子12克，黄柏皮9克。

功效：具有利尿，泻湿热作用。用于小便闭止，尿频，尿急，膀胱刺痛，膀胱热，淋病等病症。

用法与用量：成人一次3~5克，一日1~3次，温开水送服。

7. 四味苏木汤

异名：苏木西汤，扫门毛都–4汤。

处方：苏木20克，山奈、血竭各15克，白硇砂7.5克。

功效：具有运行血，调经作用。用于精华不消而闭经，血肿，血热，妇女血瘀等病症。

用法与用量：成人一次3~5克，一日1~3次。月经期与孕期女性禁用。

8. 地格达四味汤

异名：地格达–4汤、四味当药汤

处方：地格达25克，胡黄连25克，栀子25克，巴沙嘎25克。

功效：具有清希拉，凉血，清糟归精作用。用于血热，希拉热，肝胆热，口渴烦躁，希拉性胃绞痛等病症。

用法与用量: 成人一次3~5克, 一日1~2次, 水煎服。

9. 四味光明盐汤

异名: 毛勒日达布苏–4汤、扎木萨–4汤

处方: 光明盐、干姜、金色诃子、荜茇各等份。

功效: 具有消食, 祛巴达干, 解毒作用。用于食物和药物未消化, 腹泻, 食物中毒, 嗳气, 胃胀满等病症。

用法与用量: 成人一次1.5~3克, 一日1~3次, 温开水送服。

10. 查干汤

异名: 玛努–4汤、四味土木香汤、玛努西汤

处方: 土木香、苦参各50克, 悬钩木25克, 山奈12.5克。

功效: 具有解热作用。用于瘟病初期, 包如巴达干, 血热头痛, 胸胁刺痛, 身体忽冷忽热, 赫依血不调, 气短咳嗽等病症。

用法与用量: 成人一次3~5克, 一日1~3次, 水煎服。

11. 四味沙参汤

异名: 扫日劳–4汤、查干扫日劳–4汤、扫日劳西汤。

处方: 北沙参25克, 甘草5克, 拳参7.5克, 紫草茸14克。

功效: 具有清热, 止咳作用。用于肺热, 气喘, 咳嗽, 痰呈黄色或带血, 血热引起的胸背刺痛等病症。

用法与用量: 成人一次3~5克, 一日1~3次, 温开水送服。

12. 五味沙棘散

异名: 沏其日干–5、达日布–5

处方: 沙棘30克, 木香25克, 白葡萄20克, 甘草15克, 栀子10克, 冰糖20克。

功效: 具有清热, 化痰, 止咳作用。用于肺热痰多, 久咳喘促, 肺旧热, 咯痰不利等病症。

用法与用量：成人一次1.5~3克，一日1~3次，温开水送服。

13. 嘎日迪–5

异名：嘎日迪五味丸、五凤丸、扎冲阿瓦、冲阿

处方：诃子60克，木香15克，石菖蒲45克，麝香7.5克，草乌（制）30克。

功效：具有杀粘，消肿，止痛，燥黄水作用。用于粘疫，粘刺痛，游痛症，消肿，各种黄水病等。

用法与用量：成人一次3~5粒（2克/10粒）或6~10粒（1克/10粒），每晚睡前温开水送服。

14. 胡日查–6

异名：淖朝格–6、六锐丸

处方：诃子、红花、瞿麦各15克，广木香、黑云香、麝香各7.5克。

功效：具有消粘，止痛，去眼翳作用。用于血、粘、希拉热引起的头痛，亚玛性头痛，血热性头痛，目赤等病症。

用法与用量：成人一次11~15粒，一日1~3次，温开水送服。

15. 六味大黄散

异名：西木希哥–6、格喜古讷–6

处方：大黄25克，碱花30克，沙棘、山奈各15克，木香、硝石各10克。

功效：具有行血，通经作用。用于闭经，血瘀，血痞，小腹疼痛，赫依郁结而腰腿酸痛等病症。

用法与用量：成人一次1.5~3克，一日1~2次，骨汤送服。

16. 如达–6

异名：六味木香散

处方：木香12.5克，栀子7.5克，石榴5克，瞿麦5克，荜茇3.5克，

豆蔻3.5克。

功效：具有调节赫依血相搏，止痛，止吐，解痉作用。用于巴达干包如引起的呃逆，呕吐，胃痛等病症。

用法与用量：成人1.5~3克，一日1~3次，温开水送服。

17. 额日敦-7

异名：淖日布敦汤、七珍汤、克感灵。

处方：苦参20克，珍珠杆15克，山柰10克，土木香10克，栀子15克，川楝子10克，诃子5克。

功效：具有清热，解毒，止痛作用。用于感冒，发热，疫热，口干，舌干，麻疹，血热引起的头痛，关节痛等病症。

用法与用量：成人汤剂一次3~5克，一日1~3次，水煎服；胶囊一次2~3粒，温开水送服。

18. 巴特日-7

异名：巴布-7、巴特日七味丸、七雄丸

处方：草乌叶、诃子各250克，多叶棘豆、茜草、黑云香各100克，银朱50克，麝香0.5克。

功效：具有清瘟，解毒，杀粘，止痛，止痢作用。用于瘟疫热，脑刺痛，痢疾，咳嗽，结喉，目黄，麻疹，霍乱等病症。

用法与用量：成人一次9~13粒，一日1~2次，温开水送服。也可熏、涂抹于身体或常带于身上。

19. 七味苦参汤

异名：道古勒额布斯-7汤、利德日敦汤、发汗汤

处方：苦参、土木香各50克，诃子、川楝子、栀子各45克，獐牙菜40克，胡黄连25克。

功效：具有清热，解毒作用。用于未成熟热，疫热，感冒，天花，

赫依血交搏症等。

用法与用量: 成人汤剂一次3~5克, 一日1~3次, 水煎服。

20. 七味沙参汤

异名: 扫日劳-7

处方: 北沙参150克, 诃子25克, 栀子25克, 紫草茸25克, 茜草25克, 紫草25克, 川楝子15克。

功效: 具有清热, 止咳, 祛痰作用。用于肺热, 气喘, 咳嗽, 痰呈黄色或带血, 胸痛等病症。

用法与用量: 成人一次3~5克, 一日1~3次, 温开水送服。

21. 七味葡萄散

异名: 乌珠莫-7、贡布如木-7

处方: 白葡萄15克, 天竺黄12.5克, 香附11.5克, 石榴11克, 甘草9克, 红花、肉桂各5.5克。

功效: 具有止咳, 平喘作用。用于胸闷气短, 咳嗽, 气喘, 肺痨等病症。

用法与用量: 成人一次1.5~3克, 一日1~3次, 温开水送服。

22. 七味红花清肝散

异名: 额力根古日古木-7、钦沙德敦巴

处方: 红花、天竺黄或石膏、牛黄各10克, 绿绒蒿、瞿麦、香青兰、五灵脂各5克, 与白糖一起调制。

功效: 具有清肝, 解毒作用。用于肝热, 目赤, 肝硬化, 发热口渴, 黄疸, 肝损伤等病症。

用法与用量: 成人一次1.5~3克, 一日1~3次, 温开水送服。

23. 七味红花散

异名: 古日古木-7、德格都古日古木-7

处方: 西红花、天竺黄、麻黄、獐牙菜、诃子各15克, 绿绒蒿、木通各10克。

功效: 具有清肝、凉血作用。用于肝瘀血, 肝区疼痛, 目赤, 肝血热, 肝损伤, 肝新旧热, 黄疸等病症。

用法与用量: 成人一次1.5~3克, 一日1~3次, 温开水送服。

24. 苏斯-7

异名: 七味胆汁散

处方: 止泻木子30克, 木鳖子（制）、查干泵阿各25克, 木通、香附各20克, 丹参15克, 熊胆5克。

功效: 具有清热, 止泻, 止痢作用。用于希拉引起的腹泻, 腹胀等病症。

用法与用量: 成人一次1.5~3克, 一日1~3次, 温开水送服。

25. 八贵散

异名: 额日赫木-8、额日赫木八味散

处方: 麝香、白檀香、天竺黄、红花、獐牙菜、瞿麦、胡黄连、查干泵阿各等份, 磨成散剂, 加入四份白糖。

功效: 具有清热, 解毒作用。用于脏腑之热, 肺热, 肝热, 血热目赤, 新旧热等病症。

用法与用量: 成人散剂一次1.5~3克, 一日1~3次, 温水送服; 胶囊一次2~3粒, 一日1~2次, 白糖水送服。

26. 八味红花止血散

异名: 古日古木-8

处方: 红花、熊胆各50克, 豌豆花40克, 紫檀香、地锦草、石斛各35克, 木鳖子（制）、银珠各25克。

功效: 具有止血作用。用于胃肠出血, 月经淋漓, 吐血, 咯血等病症。

用法与用量: 成人一次1.5~3克, 一日2~3次, 温开水送服。

27. 八味当药散

异名: 地格达-8

处方: 獐牙菜、波棱瓜子或木鳖子(制)、查干泵阿、木香、山苦荬、胡黄连、角茴香、黄柏各等份。

功效: 具有清希拉, 泻肝火作用。用于希拉热引起的头痛, 黄疸, 肝胆热, 目赤等病症。

用法与用量: 成人一次3~5克, 一日2~3次, 水煎服。

28. 八味大黄顺气散

异名: 格喜古讷-8、奥格隆斯勒吉德

处方: 大黄45克, 光明盐40克, 石榴、山奈各30克, 诃子、碱花、酸藤果各25克, 土木香20克。

功效: 具有润肠通便, 安神顺气作用。用于下行赫依受阻, 腹胀, 肠鸣, 便秘, 粘痧等病症。

用法与用量: 成人一次3~5克, 一日1~3次, 温开水送服。孕妇禁用, 老人、体弱者慎用。

29. 八味海金沙散

异名: 额勒斯-8, 色日吉扎特巴。

处方: 海金沙、蒺藜、白硇砂各25克, 白豆蔻17.5克, 螃蟹、紫茉莉各20克, 冬葵果、蜗牛各25克。

功效: 具有消肿, 利尿作用。用于膀胱热, 尿道感染, 膀胱结石, 前列腺炎, 尿路结石等病症。

用法与用量: 成人一次1.5~3克, 一次1~3次, 温开水送服。

30. 八味黄柏散

异名: 吉日顺-8、希拉毛都-8

处方: 黄柏100克, 熊胆、香墨各75克, 栀子、西红花各25克, 荜茇、甘草、麝香各40克。

功效: 具有清热, 止血, 固精作用。用于肾热, 膀胱热, 宫热, 尿频、尿急、尿痛, 遗精, 腰痛等病症。

用法与用量: 成人一次1.5~3克, 一日1~3次, 温开水送服。

31. 九味五灵脂散

异名: 海鲁木勒-9、哈敦海鲁木勒-9、巴日格顺-9

处方: 五灵脂、麝香、红花、白豆蔻、熊胆、查干泵阿、香青兰、诃子、拳参各25克, 与白糖一起调制。

功效: 具有清胃血热, 止泻作用。用于胃肠希拉热, 腹痛下痢, 胃肠疫热, 呕吐等病症。

用法与用量: 成人一次1.5~3克, 一日1~2次, 温开水或连翘四味汤送服。

32. 九味牛黄散

异名: 给旺-9、给旺朱阿

处方: 牛黄、瞿麦、五灵脂各85克, 印度獐牙菜35克, 绿绒蒿、木香、木鳖子(制)各25克, 木通4.5克, 西红花2.5克。

功效: 具有清肝凉血作用。用于肝损伤, 肝热, 肝包如, 包如巴达干等病症。

用法与用量: 成人一次1.5~3克, 一日1~3次, 温开水送服。

33. 苏格木勒-10

异名: 十味豆蔻散、苏格木勒朱阿

处方: 螃蟹40克, 白豆蔻25克, 干姜、荜茇、冬葵果核、白硇砂、大托叶云实、蒲桃各10克, 芒果核5克, 麝香2.5克。

功效: 具有祛肾寒, 利尿作用。用于肾寒, 肾虚, 尿闭, 腰痛, 肾结石, 膀胱结石等病症。

用法与用量: 成人一次1.5～3克, 一日1～3次, 温开水送服。

34. 浩道敦–10

异名: 浩道敦阿如拉–10、十味诃子暖胃散

处方: 肉桂、寒水石（炮制）、荜茇、白豆蔻、黑胡椒各15克, 光明盐、五灵脂各10克, 山奈、诃子各1克。

功效: 具有祛寒温胃, 助消化作用。用于寒湿积聚, 呕吐, 腹泻, 胃胀不适, 肝寒等病症。

用法与用量: 成人一次1.5～3克, 一日1～3次, 温开水送服。

35. 十味白云香散

异名: 查干古古勒–10、别嘎日朱阿

处方: 白云香35克, 决明子、茼麻子、川楝子各15克, 瞿麦、诃子、栀子各5克, 木香、苦参各10克, 五灵脂25克。

功效: 具有清热、燥黄水作用。用于痛风, 关节疼痛等病症。

用法与用量: 成人一次1.5～3克, 一日2～3次, 温开水送服。

36. 那仁满都啦–11

异名: 补益还阳丸、扫吉德尼吉勒

处方: 石榴50克, 白豆蔻25克, 荜茇、玉竹各20克, 红花、冬葵果、天冬门、黄精、紫茉莉、蒺藜各15克, 肉桂5克。

功效: 具有温肾利水, 消食, 燥黄水作用。用于肾寒肾虚, 消化不良, 浮肿, 寒性腰痛, 遗精淋下, 寒性腹痛, 宫寒带多等病症。

用法与用量: 成人一次1.5～3克, 一日1～3次, 温开水送服。

37. 格喜古纳–11

异名: 毛仁扎格朱

处方: 大黄25克, 寒水石(制)20克, 诃子15克, 碱花、沙棘、白硇砂、螃蟹、赤爮子各5克, 土木香、干姜、乌梢蛇(制)各10克。

功效: 具有暖宫补虚作用。用于止痛, 利尿, 腰腿痛, 大便干燥等病症。

用法与用量: 成人一次1.5~3克, 一日1次。孕妇禁用。

38. 十二味漏芦花丸

异名: 洪古勒朱日–12、帮赛–12、帮赛朱尼

处方一: 草乌(制)、白硇砂各5克, 贯众、刺柏叶、缬草、红花各10克, 麝香、牛黄、熊胆各1.5克, 银朱4克。

处方二: 漏芦花9.5克, 草乌叶、角茴香各12克, 黑云香、五灵脂各8.5克, 查干泵阿、多叶棘豆各6.5克, 天竺黄、红花、白檀香各5克, 牛黄4克, 麝香3.5克。

功效: 具有清瘟, 解热, 止痛作用。用于消粘, 解热, 瘟疫相搏, 咽喉肿痛, 牙痛, 头痛等病症。

用法与用量: 成人一次1.5~3克, 一日2~3次, 温开水送服。

39. 十三味大红汤

异名: 伊赫乌兰–13、玛日钦–13汤、玛日钦朱苏木汤

处方: 悬钩木20克, 栀子15克, 橡子25克, 紫草茸10克, 土木香、苦参、诃子、川楝子、茜草、枇杷叶、金莲花各5克, 山奈、紫草各2.5克。

功效: 具有清血热功能。用于血热上盛, 头痛, 目赤, 成熟热或未成熟热, 高血压, 白脉病等病症。

用法与用量: 成人一次3~5克, 一日2~3次, 水煎服。

40. 十三味红花丸

异名：古日古木–13、古日古木朱苏木

处方：西红花10克，丁香、牛黄、犀角、银朱、麝香、紫檀香、大托叶云实、查干泵阿 、木香、诃子、栀子、川楝子各5克。

功效：具有清肝，解毒，杀粘作用。用于肝肿大，肝硬化，肝功能衰退，肾损伤，小便淋沥，亚玛病，血热引起的目疾病等。

用法与用量：成人一次3~5克，一日1~2次，温开水送服。

41. 十三味岩鹏丸

异名：哈敦嘎日迪–13、巴日格冲–13

处方：黑冰片30克，木香20克，草乌（制）18克，拳参12克，五灵脂11.5克，诃子12克，香青兰9克，查干泵阿5克，白豆蔻4.5克，红花3克，麝香、熊胆各2.5克，石菖蒲3.5克。

功效：具有清腹热，杀粘，止痛作用。用于胃肠痉挛，胃刺痛，呕吐，脏腑血热，腹泻等病症。

用法与用量：成人晚睡前9~11粒，连翘四味汤送服。

42. 十三味牛黄散

异名：郎钦–13、给旺–13

处方：牛黄20克，瞿麦20克，红花25克，木鳖子25克，木通10克，肋柱花10克，芫荽子5克，沙棘5克，柿子25克，土木香5克，五灵脂5克，香青兰5克，绿绒蒿5克。

功效：具有清热，凉血作用。用于肝包如病，胃肠包如病，包如血热扩散等病症。

用法与用量：成人1.5~3克，一日1~3次，温开水煎服。

43. 优日乐–13

异名：沃优乌日勒。

处方: 木香12.5克, 栀子、绿绒蒿、瞿麦、香青兰各5克, 荜茇3.5克, 丹参3.5克, 石榴5克, 酸藤果5克, 芫荽子3.5克, 豆蔻5克, 干姜3.5克, 鸳粪5克(制)。

功效: 具有消食, 健胃, 止痛作用。用于包如病, 消化不良, 胃肠痧症, 呕吐, 血瘀症, 胃血热等病症。

用法与用量: 成人1.5~3克, 一日1~2次, 温开水送服。

44. 十五味连翘散

异名: 音达拉-15、音达拉壮阿

处方: 五灵脂25克, 红花17.5克, 止泻木子12.5克, 黑云香10.5克, 拳参、查干泵阿、牛黄、草乌叶、荜茇各10克, 木鳖子(制)7克, 木通8.5克, 天竺黄7.5克, 黑冰片6.5克, 光明盐2.5克, 麝香2克。

功效: 具有清腹热, 消粘, 止痛作用。用于热性腹泻, 腹痛, 痢疾等病症。

用法与用量: 成人一次3~5克, 一日1~3次, 温开水送服。

45. 十八味清肺丸

异名: 敖西根-18、老沙德棍斯勒

处方: 石膏17.4克, 诃子17.7克, 银朱16.5克, 拳参12.4克, 北沙参9.6克, 木香9.3克, 甘草9.9克, 肉豆蔻9克, 沉香9.9克, 苦参9克, 草乌芽7.2克, 红花5.4克, 蒜炭9克, 麝香2.1克, 牛黄4.5克, 黑云香3克, 檀香4.5克。

功效: 具有清粘热, 清肺, 止咳作用。用于肺热, 咳痰, 山滩界赫依热, 小儿肺热, 百日咳等病症。

用法与用量: 成人一次1.5~3克, 一日1~3次, 温开水送服。小儿应按体重给药。

46. 乌力吉-18

异名: 拉喜那木吉拉、十八味益母丸、吉祥丸处方: 益母草80克, 沙棘、赤飑子、长喙诃子各50克, 红花、木香、山奈、刺柏叶、五灵脂各30克, 鹿茸、小白蒿、土木香各20克, 冬虫夏草、硼砂、丁香各10克, 朱砂5克, 熊胆、牛黄各3克。

功效: 具有调经活血, 安神作用。用于赫依血相搏, 月经不调, 产后发热, 心神不安, 头昏头痛, 腰膝发软, 痛经, 发热, 浮肿, 乳腺肿胀等病症。

用法与用量: 成人一次2~3克, 一日1~2次, 温开水送服。

47. 十九味草果散

异名: 嘎古拉–19

处方: 草果、天竺黄各25克, 五灵脂15克, 白豆蔻、木棉花蕊各10克, 瞿麦、獐牙菜、紫草茸、木鳖子(制)、诃子、水柏枝、紫草、木香、查干泵阿、荜茇子、大托叶云实、栀子、缬草各5克, 红花4.5克。

功效: 具有调节赫依, 健脾作用。用于脾赫依, 脾热, 脾巴达干等病症。

用法与用量: 成人一次1.5~3克, 一日1~3次, 温开水送服。

48. 壮西–21

异名: 二十一味寒水石散、壮西尼日吉格

处方: 寒水石(制)85克, 石榴、沙棘、五灵脂各50克, 紫檀香、木香各40克, 栀子、诃子、查干泵阿各35克, 白豆蔻28.5克, 荜茇、木鳖子(制)、牛黄、獐牙菜各25克, 芫荽子、柿子、绿绒草、瞿麦各20克, 土木香、香青兰、止泻木子各15克。

功效: 具有调节包如, 止吐作用。用于包如病, 嗳气吐酸, 腰背痛, 呕吐等病症。

用法与用量: 成人散剂一次1.5~3克, 一日2~3次, 温开水送服。

49. 日月丸

异名: 那仁萨仁乃日拉嘎、尼达哈召日

处方: 草乌（制）、草乌花、葶苈子、红花、查干泵阿、乳香、松香各等份。

功效: 具有杀粘, 止痛作用。用于粘性头痛, 牙痛等病症。

用法与用量: 成人7~11粒, 晚睡前温开水送服。

50. 查格德日

异名: 查格德日乌日勒、加味十三味红花散

处方: 獐牙菜30克, 陈年天灵盖（制, 用替代品）、西红花、龙骨（制）、草乌芽、查干泵阿各25克, 金腰草20克, 石花15克, 熊胆、炉甘石（制）、木鳖子（制）、泡囊草（制）或酸藤果各10克, 水银（制）45克, 多叶棘豆40克, 草乌35克, 茼麻子30克, 决明子25克, 白云香20克, 文冠木膏15克, 石菖蒲10克, 黑云香5克。

功效: 具有消粘, 凉血, 燥黄水作用。用于血热头痛, 大脑刺痛, 亚玛病, 萨病, 白脉病, 黄水病等。

用法与用量: 成人9~11粒, 晚睡前口服, 一日一次。孕妇禁用。

51. 萨丽嘎日迪

异名: 萨丽冲阿、十七味宝凤丸

处方: 诃子、草乌（制）、木香、白豆蔻各26克, 紫草茸22克, 蜀葵花、刀豆各17.5克, 石菖蒲、银朱各15克, 黑云香、石决明、枇杷叶各12克, 红花、熊胆各5克, 麝香1克, 茜草、香墨各1克。

功效: 具有清肾热, 固精, 杀粘功能。主治肾热, 尿浊, 粘疫, 虫痧症, 腰肾酸痛, 睾丸肿大, 热性黄水症, 滑精、遗精等。

用法与用量: 成人5~11粒, 一日1次, 晚睡前温开水送服。孕妇禁用, 老人、体弱者慎用。

52. 萨仁嘎日迪

异名: 达熬德淖日冲、月光宝凤丸

处方: 草乌(制)40克, 麝香3.5克, 木香15克, 诃子20克, 石菖蒲、天竺黄各6克, 红花、豆蔻、黑云香各10克, 丁香4克, 肉豆蔻、草果、牛黄、多叶棘豆、海金沙各5克, 白云香7.5克, 决明子、茼麻子各9克, 白硇砂9.5克, 螃蟹4.5克, 硫黄(制)25.5克, 水银(制)45克, 狼毒(制)25克。

功效: 具有燥黄水, 杀粘, 消肿作用。用于痛风, 白脉病, 萨病, 亚玛病, 游痛症等病症。

用法与用量: 成人一次7~13粒, 每晚睡前用文冠木单味汤或温开水送服。

53. 吉召木道尔吉

异名: 无敌金刚丸

处方: 草乌(制)、白硇砂各5克, 贯众、刺柏叶、缬草、红花各10克, 麝香、牛黄、熊胆各1.5克, 银朱4克。

功效: 具有清热, 解毒, 杀粘, 止痛, 清黄水作用。用于粘热症, 瘟疫发烧, 久热, 炽热, 扩散热, 肠炎, 亚玛病, 萨病, 便秘, 尿闭等病症。

用法与用量: 成人一次5~9粒, 一日1次, 温开水送服。

第十五章 蒙医针刺治疗抑郁症的常用穴位

抑郁症是困扰人类心理健康的一大心境障碍性疾病，以显著而持久的心境低落、情绪丧失、精力缺乏为主要特征，伴有注意力不集中、失眠、记忆力减退、反应迟钝、行为活动减少以及疲乏感，常常损害人类躯体多种生理指标。基于蒙医三根平衡理论的针刺法具有很好的抗抑郁作用。

一、主穴

蒙医学认为，人体是由三根（赫依、希拉、巴达干）与七素相互依赖所构成的整体，三根失去平衡是一切疾病发生的根本原因。抑郁症是体内赫依偏盛，并与希拉、巴达干相搏，侵袭心和白脉系统，从而出现心脑血行障碍，阻塞白脉之传导所致。蒙医学中，脑是白脉之海，受三根支配。心脏是全身所有脉道之中心，位于巴达干区，又是赫依的主要窜行之道，人的精神、意志、思维活动由心支配。抑郁症的病位在心和白脉。蒙医针灸治疗抑郁症，根据蒙医三根平衡理论、脏腑理论以及白脉走行，临床选穴主要以与心和脑有关的穴位为主穴，配合其他相应穴位为辅进行针灸治疗。主穴，见表15-1。

表15-1　治疗抑郁症的主穴

穴位名称	定位	主治
顶会穴	位于前发际正中直上，与两耳尖连线的交叉处	暗哑症、身体沉重、神志不清、赫依瘀滞、癫狂、热邪扩散于心脏及命脉、赫依病、巴达干性视力减退、鼻衄、头晕、头痛、赫依性浮肿等病症
囟门穴	头部，前发际正中，直上2寸处为正穴，左右旁开1寸处为旁穴，共3穴	赫依引起的头晕、头痛、癫痫、晕厥等病症
前额穴	头部，前额正中发际边缘处取穴，正中为主穴，左右旁开1寸处为旁穴，共3穴	赫依、血相搏引起的头痛、失眠、晕厥、视物不清、目眩、癫狂等病症
鬓角穴	头侧部，脸旁边靠近耳朵发际上1寸处，共2穴	头痛、咳嗽、气喘、流鼻涕、发烧等病症
顶会前穴	位于顶会穴前1寸处	气短、胸膈刺痛等病症
顶会后穴	位于顶会穴后1寸处	头痛、眩晕、下肢酸痛、浮肿等病症
顶会左穴	位于顶会穴左侧1寸处	烦躁不安、恶寒等病症
顶会右穴	位于顶会穴右侧1寸处	肺刺痛产生热邪、面部眼睑浮肿、癫狂、昏厥等病症
顶后旋穴	头部，顶后发际旋处取穴	头痛、失语、头晕、健忘、失眠、癔病等病症
枕骨上穴	头部，枕骨粗隆上缘正中直上方1寸处为主穴，左右旁开1寸处各1个，共3穴	头晕、目眩、心烦、失眠、健忘、癫狂、颈项强痛等病症
枕骨穴	头部，枕骨隆凸上缘正中为主穴，左右旁开1寸处为旁穴，共3穴	头痛、颈项部强硬、眩晕、咽喉肿痛、萨病（脑卒中）等病症

续表

穴位名称	定位	主治
枕骨下穴	头部,枕骨隆凸下缘正中为主穴,左右旁开1寸处为旁穴,共3穴	赫依性头晕、晕厥、失眠、目眩、咽喉肿痛、顶枕部疼痛等病症
颈凹穴	颈项部后正中线上,后发际凹陷处取穴	颈项强痛、失眠、头痛、眩晕、口眼歪斜、目赤痛等病症
颈凹旁穴	颈凹穴左右旁开1.5寸处各1穴,共2穴	颈项强痛、失眠、头痛、眩晕、健忘、口眼歪斜、目赤痛等病症
下颌穴	颈前部,在颈部正中线与喉结正上方凹陷处取穴	舌下肿痛、舌肌麻痹、失语、昏迷、面瘫等病症
眉间穴	头额部,在两眉毛正中间取穴	头昏、头痛,目赤、目黄、黄疸,鼻衄病症
眉间上穴	头额部,在两眉毛正中直上1寸处取穴	鼻塞、流鼻涕、头痛、头晕、腰痛等病症
眉上穴	瞳孔直上,眉上1寸处	面瘫、赫依性抽搐、目赤肿痛、眼睑下垂等病症
眉尖穴	眉梢外侧端凹陷处	面瘫、赫依性抽搐、近视眼、视物不明等病症
眉眼合穴	位于颞部眼角延长线的上方,眉梢与目外眦之间	头痛、目赤肿痛、面瘫等病症
眼外穴	眼睛外侧旁,当眶外侧缘处取穴	头痛、视物不清、面瘫、流泪、眼痛等病症
眼内侧穴	头面部,眼睛内眦角上方凹陷处取穴	头痛、面瘫、目赤肿痛、流泪、视物不明、目眩等病症
耳上穴	耳尖直上,发际处	耳鸣、耳聋、头晕、头痛,晕厥等病症
耳垂穴	耳垂后下方乳突前下方与下颌角之间的凹陷处	耳鸣、耳痛、咽喉疼痛、偏头痛等病症
耳孔前穴	位于耳前1横指处	耳鸣、耳聋

续表

穴位名称	定位	主治
耳前穴	耳前方,颧骨与下颌切迹所形成的凹陷中	耳聋、牙关紧闭、面瘫等病症
耳后穴	后发际正中凹陷处旁开2.5寸处	颈项痛、耳鸣、耳聋、失眠、眼花等病症
咬肌穴	目外眦直下,颧骨下凹陷处,共2穴	牙痛、耳聋、面瘫、三叉神经痛等病症
鼻旁穴	鼻唇沟上端,鼻翼软骨与鼻甲的交界处,共2穴	鼻塞、鼻衄、面瘫等病症
颧骨下穴	在颧骨下缘中央与下颌切迹之间的凹陷中,共2穴	面瘫、耳鸣、耳聋等病症
唇角穴	面部,口角外侧,唇角旁开1横指处取穴,共2穴	牙痛、颊肿、流涎、牙关紧闭、口眼歪斜、抽搐等病症
人中穴	于上嘴唇上窝取穴	赫依性昏迷、晕厥、癫狂、鼻塞、鼻衄、牙痛、脊膂强痛、腰痛等病症
嘴唇窝穴	于下嘴唇下凹陷正中取穴	赫依性抽搐、口眼歪斜、面肿、龈肿、齿痛、晕厥、癫狂等病症
赫依穴	第七颈椎棘突处和脊柱第一关节正中和旁开1寸处各1穴,共3穴	癫狂、心悸、激荡、哑结、夜不能寐、骨骼的陈旧热、呼吸急促、易出汗、背痛、心烦不宁、食欲不振、颈项强直等赫依性疾病
希拉穴	脊柱第二关节正中和旁开1寸处各1穴,共3穴	热病、希拉病、心慌、胸闷等病症
巴达干穴	脊柱第三关节正中和旁开1寸处各1穴,共3穴	赫依寒症及巴达干、希拉亢盛扩散于肺、心、头、及胸部等病症
命脉穴	脊柱第六关节正中和旁开1寸处的并列3穴为命脉穴	身重、健忘、全身皮疹、心脏黄水病、头痛等病症

续表

穴位名称	定位	主治
心穴	脊柱第七关节正中和旁开1寸处的并列3穴为心穴	心悸、心慌、癫狂、昏厥,巴达干、赫依性心病,失眠、谵妄、纳呆及味觉不灵、心烦神异、黄水或赫依窜于主脉、胸胁胀闷等病症
命脉、心合穴	位于胸骨上,嗓窝正中,又称嗓窝穴	心刺痛、胸部胀满、呼吸短促、咽喉阻塞、心慌、咳嗽等病症
嗓窝下穴	位于胸骨中线上,嗓窝穴直下1寸处	胸部疼痛、咳嗽、咽部肿痛等病症
黑白际穴	位于前正中线与两乳头连线交叉处,亦称心肺合穴	心悸、心慌、心前区不适、心烦不安等病症
乌鸦眼穴	位于嗓窝正中直下2.5寸,再向外1.1寸处	胸部疼痛、咳嗽、心烦、肋间痛等病症
大基穴	位于嗓窝正中直下2.5寸,再向外2.1寸处	胸部郁气、心绞痛、胸部胀满、呼吸短促等病症
小基穴	位于大基穴下1寸处	胸部郁气、心绞痛、胸部胀满、呼吸短促等病症
心源穴	位于乳头上1寸处,共2穴	心赫依病
癫狂穴	位于乳头向外侧1寸处,共2穴	胸闷、气短,赫依、黄水入侵命脉引起的病症
心旁穴	位于乳头内侧1寸处,共2穴	心黄水、巴达干、赫依积聚于心脏引起的病症

二、配穴

抑郁症患者躯体化症状较为常见,并复杂多样,涉及心血管、消化、白脉系统,表现为各种疼痛(包括头痛、骨关节痛、胸口痛、腹痛、肌肉痛)、睡眠障碍、缺乏食欲、身体疲倦、缺乏动力、便秘、腹胀、易出汗、胸闷、气短、精力不足等。蒙医针刺配穴以蒙医三根理论为指导,依据白脉走行、病位、病因、主症、兼症,辨证选穴。配穴,见表15-2。

表15-2　治疗抑郁症的配穴

穴位	定位	主治
肺旁穴	位于腋窝正中直下方1寸为肺旁上穴,直下2寸为肺旁中穴,直下3寸为肺旁下穴	肺叶旁痞块
膈间穴	左右乳头正中直下2寸处各有1穴,共2穴	膈间痞块病
肝上穴	右侧膈间穴下方,肋弓旁约第8肋间隙处取穴	胃、肝间的痞块
肝中穴	右侧膈间穴下方,肋弓旁约第9肋间隙处取穴	肝痞块
肝下穴	右侧膈间穴下方,肋弓旁约第10肋间隙处取穴	肝痞块
脾上穴	左侧膈间穴下方,肋弓旁约第8肋间隙处取穴	胃、脾间的痞块
脾中穴	左侧膈间穴下方,肋弓旁约第9肋间隙处取穴	脾痞块
脾下穴	左侧膈间穴下方,肋弓旁约第10肋间隙处取穴	脾痞块
胃腹穴	剑突尖处及左右两侧旁开1寸处各有1穴,共3穴	胃火衰竭,胃痞块,胃巴达干、希拉等病症
巴达干腹穴	剑突尖左右旁开2寸处各有1穴,共2穴	吐酸水、胸胀痛、呼吸急促、积食不消、嗳气频发等病症
剑突穴	剑突尖下1寸处及左右两侧1寸处各有1穴,共3穴	胃巴达干病,巴达干黏液性痞等病症
痞穴	剑突尖下2寸处及左右旁开1寸处各有1穴,共3穴	剑突痞、胃火衰败、胃寒症及赫依性疾病

续表

穴位	定位	主治
火衰穴	剑突尖下3寸处及左右旁开1寸处各有1穴，共3穴	胃火衰败和剑突病、胃寒症及赫依性疾病、癫痫等病症
脐窝穴	位于脐窝正中	腹痛、腹泻、不孕症、月经过多、子宫寒性赫依症等病症
回肠穴	位于脐窝正中左右旁开各1寸处	大肠痞、大肠赫依引起的腹胀或肠鸣、泄泻、不消化等病症
盲肠穴	位于脐窝正中左右旁开各2寸处	大肠痞、腹胀肠鸣、泄泻、不消化等病症
小肠上穴	脐窝正中下1寸处及左右旁开1寸处各1穴，共3穴	小肠寒性赫依病和泄泻等病症
小肠下穴	脐窝正中下2寸处及左右旁开1寸处各1穴，共3穴	腹胀、腹泻等病症
膀胱前穴	脐窝正中下3寸处及左右旁开1寸处各1穴，共3穴	寒性赫依引起的小便不利或尿频等病症
子宫前穴	脐窝正中下4寸处及左右旁开1寸处各1穴，共3穴	子宫病、肾病、腰痛、月经不调、痛经、遗精等病症
耻骨穴	位于下腹部中线，耻骨联合上缘凹陷处	小便淋沥、遗尿、遗精、血病、黄水病及妇科疾病
母肺穴	脊柱第四关节正中和旁开1寸处各有1穴，共3穴	目中流泪及肺赫依病、巴达干病、肺痼疾、脊背刺痛、肺热等病症
子肺穴	脊柱第五关节正中和旁开1寸处各有1穴，共3穴	眼疾、赫依病、巴达干病、肺病、昏迷、癫狂、胸背刺痛、四肢颤抖、恶心、呕吐等病症
膈穴	脊柱第八关节正中和旁开1寸处各有1穴，共3穴	胸胁刺痛、胸闷厌烦，巴达干侵于肝膈引起的膈部酸痛等病症
肝穴	脊柱第九关节正中和旁开1寸处各有1穴，共3穴	嗳气、呕吐、膈部酸痛、肝痞、肝巴达干或赫依病、肝血外溢、赫依性刺痛、肝胀痛等病症

续表

穴位	定位	主治
胆穴	脊柱第十关节正中和旁开1寸处各有1穴,共3穴	消化不良、目黄、胆痞、呕吐胆汁、胃火衰竭、食欲减退、头痛、肠鸣、便秘、黄疸等病症
脾穴	脊柱第十一关节正中和旁开1寸处各有1穴,共3穴	脾胃发胀作鸣、身体沉重、多寐、消化不良、颜面发黑等病症
胃穴	脊柱第十二关节正中和旁开1寸处各有1穴,共3穴	胃火衰败、胸口巴达干、腰背强直与僵硬、眼眶疼痛、久泻,铁垢巴达干、陈旧性希拉病等病症
精府穴	脊柱第十三关节正中和旁开1寸处各有1穴,共3穴	遗精、月经过多、心神不安、赫依增盛、腹胀肠鸣、便秘等病症
肾穴	脊柱第十四关节正中和旁开1寸处各有1穴,共3穴	肾寒症、下腹部疼痛、腰部疼痛、小便不利、阳痿、闭经、下肢痿痹、泄泻等病症
脏腑总穴	脊柱第十五关节正中和旁开1寸处各有1穴,共3穴	肾寒、体黑黄疸病,月经不调、子宫寒引起的不孕症,子宫痞块、遗精、疲倦,脐周疼痛等病症
大肠穴	脊柱第十六关节正中和旁开1寸处各有1穴,共3穴	腹胀肠鸣、痞块、矢气频作、小便不利、痔疮、大便秘结、肛门松弛、泄泻、腰骶痛等病症
小肠穴	脊柱第十七关节正中和旁开1寸处各有1穴,共3穴	小肠痞块、腹胀、寒性赫依引起的腹泻、下泻黏液性便、内痞症、气短、小便不利等病症
膀胱穴	脊柱第十八关节正中和旁开1寸处各有1穴,共3穴	膀胱石症、寒性赫依引起的小便不利或尿频、膝关节发冷、闭经、脐下顿痛、腰痛等病症
精穴	脊柱第十九关节正中和旁开1寸处各有1穴,共3穴	遗精、腰痛、腰臀僵硬、下身沉重、便秘、四肢强直、气短而促、口唇下垂、身乏无力等病症
下清赫依穴	脊柱第二十关节正中和旁开1寸处各有1穴,共3穴	矢气不通、大便秘结、下泻泡沫黏液性便、尿频、经血过多或过少等病症

续表

穴位	定位	主治
第21椎穴	脊柱第二十一关节正中和旁开1寸处各有1穴，共3穴	腰部僵痛、髋关节疼痛、腹泻、气短、赫依引起的喑哑等病症
第22椎穴	脊柱第二十二关节正中和旁开1寸处各有1穴，共3穴	尿闭、尿频、月经不调、赫依病等病症
第23椎穴	脊柱第二十三关节正中和旁开1寸处各有1穴，共3穴	腰酸痛、腹泻、谵语等病症
肾黑脉穴	脊柱第十四关节正中旁开2寸处，共2穴	肾寒症、赫依病
肾精子穴	脊柱第十四关节正中旁开3寸处，共2穴	肾寒症、赫依病
肾脂肪穴	脊柱第十四关节正中旁开4寸处，共2穴	肾脂肪痞块、肾寒、赫依病等病症
锁骨下凹穴	位于胸部，锁骨下方凹陷正中	胸闷，胸痛，胡恙病，上肢酸痛、麻痛等病症
肩前穴	腋前皱纹上端与肩前角连线正中	肩关节酸痛或剧痛，上肢麻木，肩关节活动受限等病症
肩穴	在肩部三角肌上，臂外展或向前平伸时，肩峰前下方凹陷处	肩关节疼痛、关节肿胀、白脉病等病症
肩上穴	位于赫依穴与肩穴连线的中点处	胁肋痛、肺病等病症
肩后穴	腋后皱纹末端与肩后角连线正中	黄水侵入肩关节引起的病症
肩下穴	位于上臂外侧，三角肌止点处	上臂麻木、颈肩痛和肩周炎等病症
肩胛中穴	位于肩胛区，在冈下窝中央凹陷处	肩关节疼痛、白脉病、半身不遂等病症
肘外穴	位于肘横纹外端处	肘关节黄水病
肘尖穴	位于尺骨茎突尖上	骨骼病、肘臂痛等病症

续表

穴位	定位	主治
肘窝穴	位于肘窝正中，当肱二头肌腱的尺侧缘	肘臂挛痛、黄水入侵肘关节的病症
腕上穴	位于腕横纹上4指，掌长肌腱与桡侧腕屈肌腱之间	谵语、幻视、视力减退及骨骼疾病
腕横纹内穴	在腕关节内侧横纹中点稍桡侧，掌长肌腱与桡侧腕屈肌腱之间	失眠、舌僵、晕厥、惊悸、胃痛、呕逆、腕关节疼痛等病症
腕横纹桡侧穴	在腕掌侧横纹桡侧端凹陷处，血管搏动处旁	腕关节疼痛、咳嗽、咽痛等病症
腕横纹尺侧穴	位于腕掌侧横纹尺侧端凹陷处	腕关节疼痛、失眠、健忘、心刺痛等病症
速效穴	位于手掌正中，握拳时，中指与无名指尖处	牙痛、手心发热、抑郁、焦虑等病症
腕横纹背穴	位于腕背横纹上，中指伸肌腱的尺侧凹陷处	头痛、头晕、耳鸣、耳聋、腕关节黄水病
眼疾穴	手背侧，无名指与小拇指间上1.1寸处取穴	视力模糊、眼睛胀痛、腰痛、颈部不适等病症
拇食指合穴	第一、第二掌骨之间，约平第二掌骨中点处	疫热及肝血热所致的眼病
手掌旁穴	第5指掌关节后尺侧的近端，掌横纹头赤白肉际处	手指疼痛、颈肩痛、腕关节黄水病等病症
髋穴	位于股骨大转子与骶裂孔连线的外1/3和中1/3交界处	下半身麻木、疼痛、白痹症，腰腿痛，下肢强直等病症
长皱纹穴	位于臀部与大腿根皱纹横线正中和左右各1寸处，共3穴	腰、骶、臀部疼痛，下肢麻木、酸痛等病症
大腿穴	位于大腿外侧的中线上，直立垂手时中指尖与大腿接触部	降于大腿的黄水症，下肢麻木、疼痛等病症

续表

穴位	定位	主治
大腿内穴	位于大腿内侧腹沟股正中直下3横指处	降于大腿的黄水病、寒性痞、便秘等病症
股内侧穴	腹股沟正中为主穴,腹股沟两端为旁穴	腹胀、腹痛、尿频、尿急、会阴部疾病等病症
腘窝上穴	腘窝横纹外侧端上1.5寸的凹陷处取穴	膝关节疼痛,下肢麻木、萨病等病症
腘窝穴	位于腘窝横纹正中	消化不良、腹泻、腰背痛、下肢痿痹等病症
腘窝下穴	位于腘窝横纹正中直下1横指处	膝关节疼痛
肌中穴	位于腘窝横线正中直下5寸处,腓肠肌外侧	腰腿痛、颈项部疼痛、痔疮等病症
肌下穴	位于肌中穴直下2寸处	肌肉萎缩及颈项强直等病症
跟上穴	位于足跟以上2.5寸处	月经淋漓、呕吐、泄泻、喉肿、头晕、目眩等病症
髌上凹穴	位于髌骨上缘凹陷处	膝关节疼痛、下肢无力、萨病等病症
膝眼穴	位于髌骨下缘,髌韧带两侧凹陷正中各1穴	膝关节黄水病
髌骨穴	位于髌骨下4横指处	小腿肌肉萎缩、腰腿痛、胃痛、产后大出血等病症
胫穴	位于内侧膝眼穴直下2.5寸处	腹胀、遗精、膝关节疼痛等病症
胫中穴	位于外踝正中直上5寸处,腓骨前缘	膝关节麻木或酸痛、脚趾间糜烂等病症
胫下穴	外踝正中直上4横指,胫骨前缘与肌腱中间取穴	萨病、腰腿痛、痴呆、头痛、遗精、踝关节疼痛等病症
跗穴	位于踝关节正中两条腱间正中	阳痿、镇静、眩晕、遗精及踝关节疼痛等病症

续表

穴位	定位	主治
踇趾间穴	位于足踇趾与第二趾直上1寸处	萨病、降于足部的黄水病、下肢酸痛或足跗肿痛、腹胀、多尿、头痛、失眠、眩晕等病症
副穴	位于踇趾间穴上1寸处	陶赖病、风湿、睾丸肿痛等病症
趾穴	位于足背侧，第一跖骨间隙的后方凹陷处	头痛、头晕、眩晕、足背肿痛等病症

第十六章 医案分析

一、老年抑郁症案例

【案例一】

患者女性，71岁，退休，以"情绪低落、乏力、心烦、失眠10余年，加重6个月"为主诉就诊。患者10年前无明显诱因出现身软乏力、失眠、心慌、心烦、头晕、头痛、多汗、身体忽冷忽热、食欲减退、腹胀等现象，曾多次就诊于综合医院心内科及神经内科，进行相关检查及对症治疗，用药情况不详。治疗一段时间后头晕、头痛、心慌等症状缓解，但总是心烦、高兴不起来，而且渐渐地出现情绪低落，不愿说话，活动减少，对任何事物都不感兴趣，自卑、悲观，总想一些不开心的事情，自感反应慢、记忆力减退，觉得活着没意思，偶尔出现不想活的念头，但未采取自伤自杀行为。间断性地在综合医院内科和中医诊所治疗，病情时好时坏，患者感觉非常痛苦，因此于2017年2月在家属的陪同下首次来我院精神科就诊，门诊诊断为抑郁症。给予盐酸帕罗西汀20mg/日，劳拉西泮1mg/日口服治疗，大约服药4周，上述症状明显缓解，患者认为病好了而自行停药。停药3个月后再次出现上述情况，第二次来我院精神科门诊就诊。服用盐酸帕罗西汀20~40mg/日和劳拉西泮1~2mg/日治疗，服药3周左右病情得到缓解。由于患者担心药物的副作用，症状缓解后再次停药，就这样在2年时间内复发4次，后来即使服用盐酸帕罗西汀和劳拉西泮片，抑郁情绪及躯体不适情况未能明显缓解，而且心烦加重、周身不适、有疼痛感、整日唉声叹气、悲观、哭泣、入睡困难、易醒，一天总睡眠时间3~5小时。于是，到其他精神病专科医院的精神科就诊，诊断为抑郁症。口服奥氮平2.5mg/日，草酸艾司西酞普兰片5mg/日，劳拉西泮片0.5mg/日治疗，病情仍未缓解，于2019年10月来我院住院治疗。当时草酸艾司西酞普兰血药浓度为93.8ng/ml，胸部X线片提示：右肺下野纤维索条，右肺叶间裂增厚，主动脉粥样硬化。

精神检查：意识清，定向力完整，接触被动，多问少答，回答切题，反应迟钝，未查出幻觉、妄想等精神病性症状，情绪低落，悲观郁闷，心烦心慌，感觉自己空虚，经常觉得自己不幸而哭泣，兴趣爱好下降，活动减少，动作迟缓，食欲减退，腹胀痛，睡眠差，自述胸痛，感觉活着没意义，有自杀观念，无自杀行为，记忆力下降，注意力尚集中，意志力减退，对药物有抵触心理，自知力部分存在。

诊断：复发性抑郁障碍，目前为中度发作。

治疗：盐酸度洛西汀肠溶胶囊30mg/日。蒙药：匝迪-5、嘎古拉-4、通拉嘎-5、维命十一味散、苏格木乐-3。取穴：顶会穴、眉间穴、赫依穴、巴达干穴、心穴、黑白际穴，针刺治疗。治疗1周后精神检查，患者心烦稍有改善，但仍高兴不起来，多汗，不思饮食，不愿活动，不想跟其他病人接触，夜间易醒，对治疗配合。根据足剂量、足疗程治疗原则，将盐酸度洛西汀肠溶胶囊加至60mg/日，其他治疗未变。治疗4周后精神症状检查时，患者食欲和睡眠较前改善，但仍有心烦、心悸，而且出现便秘，故蒙药通拉嘎-5改为阿木日-6，苏格木乐-3改为三十五味沉香散。治疗8周后，患者情绪低落、心烦、头晕、头痛等症状基本消失，自述睡眠尚可，无胃肠道不适感，病情基本达到了临床痊愈。

总结与分析：老年抑郁症在《国际疾病与分类》第10版（ICD-10）第5章精神与行为障碍分类和《美国精神障碍诊断与统计手册》第5版（DSM-5）精神疾病诊断和分类系统中未被列为独立的诊断类别。与儿童、青少年和其他年龄段抑郁症患者相比，老年抑郁症患者有几个临床特点：第一，是老年人痛苦不堪的睡眠障碍问题。第二，为"疑病观念很强，沟通意愿极差"的特点，患者自我表达模式欠缺，怀疑自己得了不治之症，频繁检查。第三，为激越性或者迟滞性突出的特点，激越性突出的表现为坐立不安、爱发脾气、冲动，甚至砸东西，面部表情非常痛苦、有濒死感；迟滞性突出的表现为不语、不动、缄默状态。第四，为隐匿性很强的特点，表现为全身有说不清楚的难受，不明原因的局部剧烈疼痛或者游走性持续疼痛，难以描述的疲乏，可伴有自罪、自责，也有可能出现妄想。此外，还有自杀倾向和季节性发作的特点。该患者由于乏力、失眠、心慌、心烦、头晕、头痛、多汗、身上忽冷忽热、食欲减退、腹胀等症状多次就诊于综合医院心内科及神经内科，行相关检查后给予对症治疗，症状缓解不明显，于是前往精神病专科医院检查，诊断为抑郁症。抗抑郁治疗后患者担心药物的副作用，不遵照医嘱坚持服药。

对于老年抑郁症患者，服药依从性是影响抑郁症复发和预后的关键因素。该患者为老年复发性中度抑郁症，发病初期躯体症状较为明显，常年的服药和药物的不良反应使她对抗抑郁药产生了抵触心理，症状缓解后立即停药，对抗抑郁药物治疗依从性较差，从未足量、足疗程治疗，导致患者陷入病程慢性化。我们根据病程、症状严重程度及治疗史，首先向患者说明了蒙西医结合治疗的方案，蒙药和针灸结合治疗的作用,抗抑郁药物的性质、作用及可能发生的不良反应,争取患者的主动配合,提高了患者治疗依从性。

【案例二】

患者女性,76岁,以"间断性情绪低落26年,心烦,频繁呕吐2个月"为主诉就诊。该患者50岁时无明确原因出现烦躁、汗多、情绪不稳、易发脾气,遇事急躁、情绪显低落、睡眠不好、食欲差、周身不适,当时在当地综合医院神经内科就诊,诊断为更年期抑郁症。口服盐酸帕罗西汀20mg/日治疗,但患者未规范服药,病情时好时坏,反复发作。60岁时发现高血压,口服酒石酸美托洛尔片(倍他乐克片)100mg,日2次,血压控制得比较平稳。患者2个月前因家庭琐事而出现心烦,吃东西恶心、呕吐,呕吐物为少量胃内容物,无腹痛、腹泻、闷闷不乐、运动迟缓,起初家人未在意,后来患者只要生气就呕吐,家人陪其在当地医院进行胃镜、呕吐物潜血、血常规、血生化检查均未见明显异常,诊断为胃炎。给予斯达舒等药物治疗,效果欠佳。于是,患者怀疑自己得了不好的病,焦虑、出汗、心情低落、不敢一个人独处,即使子女们在她旁边说悄悄话也心烦。如果身边没人,更加感到不安,情绪更加焦躁。后来变得生活懒散,个人洗漱都不想做,担心呕吐不敢进食,经常背部有烧灼感,全身上下游走性疼痛且无法形容这种疼痛感,有时感到这样活着还不如死了算了,有时还表现出怕死,说:"我死的时候身边没人怎么办?"整日胡思乱想,睡眠时间短、早醒。在综合医院医生的建议下来我院精神科就诊。

精神检查: 意识清,定向力完整,接触被动,问答切题,未查出幻觉及妄想等精神病性症状,情绪低落,焦虑,兴趣减退,缺乏食欲,活动少,全身多处疼痛(具体描述不清、无明显的压痛点),悲观厌世,入睡困难、易醒,自认为活着就是孩子们的负担,无自杀行为,智力、记忆力尚保持,自知力存在。无精神病家族史。无脑血管病史,可排除脑器质性精神障碍。虽然病情反反复复,但从未出现过兴奋激越、话多,情感高涨,故排除双相情感障碍。汉密尔顿抑郁量表(HAMD)评分25分,汉密尔顿焦虑量表(HAMA)评分29分。

诊断:复发性抑郁障碍,高血压病。

治疗:规范治疗高血压病的同时给予盐酸帕罗西汀片10~40mg,日1次,氯硝西泮片1mg,日2次,口服,结合蒙药七味广枣丸、通拉嘎-5、阿木日-6、高优-13及蒙医针刺治疗。取穴:顶会穴、黑白际穴、胃穴、赫依穴、心穴、腕上穴。经过8周的治疗,精神症状检查时患者意识清,主动接触,交谈自如,未出现呕吐现象,主动诉说自己的病情明显好转了,游走性疼痛、背部烧灼感等症状消失。汉密尔顿抑郁量表(HAMD)评分7分,汉密尔顿焦虑量表(HAMA)评分6分。血压平稳。

总结与分析:该患者情绪低落10年后发现高血压。研究显示,抑郁症是高血压发生、发展的独立影响因素,又是诱发心血管疾病的重要因素。大约16.7%的患者在诊断为高血压病之前有过12个月以上的焦虑或抑郁症。高血压与抑郁共病患者具有治疗依从性差、生活质量下降和经济负担增大等特点,二者互为因果,以恶性循环的方式影响疾病的预后。该患者治疗初期抑郁情绪较重,伴有的躯体症状也较多,平时血压控制尚可。根据抑郁核心症状、病程及躯体症状,应用抗抑郁药物治疗的同时针对胃部不适、食欲减退、背部有烧灼感、游走性疼痛、心烦、坐立不安等症状,选取具有暖胃消食、清糟归精作用的通拉嘎-5,具有消食化积、解痉挛作用的阿木日-6,具有养心益气、安神定志作用的七味广枣丸和具有调节赫依、止痛作用的高优-13治疗后,症状明显缓解。该患者年龄较大,患有高血压病10余年，以后仍需在规范治疗高血压病的基础上加强宣教，消除患者心理压力，嘱托患者按照医嘱进行治疗，一定要定期到专科医院复诊，便于医生及时掌握病情变化，调整治疗方案，预防复发。

【案例三】

患者女性，68岁，以"间断性情绪不稳，入睡困难14余年"为主诉就诊。患者于2006年6月在其老伴去世后极度伤心痛苦，整日流泪，茶饭不思，不语，呆坐一处不动，不与周围人交流，睡眠减少，夜间只睡2~3小时，凌晨3—4点醒后唉声叹气，流泪，无心去料理家务，逐渐出现情绪不稳定，易激动、心烦、爱发脾气，不喜欢见人，更怕见熟人，总觉得别人笑话自己，白天不愿出门，即使外出也是躲着熟人，坐立不安，浑身不适，夜间入睡困难，躺在床上翻来覆去睡不着，胡思乱想。于2006年12月就诊于我院门诊，诊断为抑郁状态。给予草酸艾司西酞普兰10~20mg/日，早口服，右佐匹克隆3mg/日，睡前口服治疗，病情有所缓解。患者服药一个月后自行停药，尚能主动做一些家务，但仍表现不想见人。停药半年后无诱因再次出现失眠、心烦、情绪低落、哭泣、悲观现象，再次到我院门诊就诊，服用草酸艾司西酞普兰、右佐匹克隆药物治疗，病情稍有改善。患者担心抗抑郁药物的副作用，不按医嘱足疗程、足剂量服用抗抑郁药，仅间断服用助睡眠药维持睡眠，14年间反复发作多次。一个月前因家务事生气后失眠加重，出现入睡困难、易醒，严重时整夜不眠，第二天表现身软乏力、多汗、提不起精神，悲观，总想一些不开心的事情，脾气变得暴躁、摔东西、生活懒散、不愿洗漱，有时觉得活着没意思。平时爱串门，喜欢去老年活动中心玩麻将，近一个月也不出门，邻居来了也很少说话，白天长时间卧床，特别关注睡眠问题，家人听见患者晚上睡觉后打鼾，但患者早晨起来后跟家人说"一夜没睡"，经常跟儿女说"自己活不成了，干脆早点死了就解脱了"。在儿女的劝说下，来我院住院治疗。

精神检查：意识清晰，被动接触，定向力正常，未查出幻觉及妄想等精神病性症状，沉默寡言，表情愁苦，情绪低落，看事情暗淡，睡眠体验差，过度关注睡眠，焦虑，意志活动减退，兴趣爱好下降，注意力可，认知功能有所下降，对疾病恢复缺乏信心，自知力部分存在。服药依从性差，过分担心药物副作用。量表评估：汉密尔顿抑郁量表（HAMD）评分29分，汉密尔顿焦虑量表（HAMA）评分27分。

诊断：复发性抑郁障碍。

治疗：盐酸帕罗西汀肠溶缓释片25~50mg/日，劳拉西泮片1mg/日，口服。蒙药给予顺气安神丸、三味檀香散、通拉嘎-5、高优-13、四味草果散。经8周时间的治疗，抑郁情绪明显缓解。出院前精神检查，患者意识清，定向力完整，接触主动，精神状态良好，情绪平稳，问答切题，主动与周围病友接触，对家人的关注度增加，进食睡眠尚可。量表评估：汉密尔顿抑郁量表（HAMD）评分9分，汉密尔顿焦虑量表（HAMA）评分10分。

总结与分析：抑郁症是一种慢性精神类疾病，需要患者长期进行药物治疗。该患者本次就诊之前已明确诊断为"抑郁症"，只是服药期间过分担心药物副作用，不遵照医嘱持续、规律服药，导致病情反复发作。调查研究显示，有很多抑郁症患者对药物有抵触情绪，认为出现情绪低落的原因主要是自我心境未能调节好，没有必要用药物治疗；还有抗抑郁药物引起的不良反应，导致患者服药依从性差，增加抑郁症的复发率。该患者治疗初期抑郁症状较突出，心烦、睡眠障碍、激越、焦虑情绪也较为严重，对抗抑郁药有抵触心理。根据病史及现有症状，治疗从提高患者的服药依从性入手，为了防止病情好转后患者自行减量或停药，给病人及家属详细讲解合理精准治疗药物的副作用远比我们想的要轻的问题，同时讲解注意饮食及参加户外活动的重要性，用药方面给予盐酸帕罗西汀肠溶缓释片加量，结合具有清心热、镇静安神、暖胃助消、清糟归精作用的顺气安神丸、通拉嘎-5、高优-13等蒙药治疗后，抑郁症状和其他躯体症状明显改善，基本达到临床痊愈标准。

【案例四】

患者女性，76岁，以"情绪低落，乏力3年，加重1个月"为主诉就诊。患者于2017年11月开始无明显诱因出现情绪低沉，整日没精神，乏力，活动少，但不影响其正常生活。于2018年3月老伴因病去世后出现嘴颤，手抖，头晕，感觉头部两侧血管疼痛，吃东西时疼痛加重，因此不敢嚼食物，食欲下降，体重减轻，害怕自己独处，问话少答，不愿出门，心烦，哭泣，浑身肌肉酸痛、发麻、胃胀，白天多卧床，总担心自己瘫痪不能动，日常生活能力急剧下降。在当地的综合医院及呼和浩特、银川、北京等地多家医院诊治，诊断为"帕金森病""神经痛""神经功能失调""躯体形式障碍""锥体外系综合征"等，服用过氟哌噻吨美利曲辛片2片/日，盐酸文拉法辛75mg/日，劳拉西泮1mg/日，维生素B_1 30mg/日，维生素B_{12} 1500ug/日，以上药均为间断性服用，每种单药的服用时间都没超过2周。头颅MRI检查结果显示：双侧侧脑室旁及双侧半卵圆中心多发缺血灶，脑萎缩征象。神经内科对症治疗后疗效不明显，后来在医生的建议下于2019年3月在我院门诊求治，门诊诊断：躯体化障碍。给予盐酸舍曲林50mg/日，奥沙西泮7.5mg/日，服药后患者病情缓解不明显，并出现手抖、言语减少、表情愁苦，总躺在床上，经常用双手摸太阳穴部位。

家人陪其再次来我院就诊。既往有高血压病史20年,规律服用降血压药血压控制得较好。

精神检查:意识清,定向力完整,接触好,仪表整洁,接触尚可,述说自己的病情,不适主诉较多,如嘴颤、手抖、头晕、胃胀痛等,整日关注双手及头痛部位,食欲减退,体重下降,乏力。注意力集中,记忆力尚可,智能无异常,情绪低落,兴趣爱好减少,对事物的判断比较悲观,自知力存在,主动求治,无异常行为。量表评估:汉密尔顿抑郁量表(HAMD)评分21分,汉密尔顿焦虑量表(HAMA)评分26分。

诊断:中度抑郁发作,高血压病。

治疗:继续服用治疗高血压的药物,同时给予盐酸度洛西汀肠溶片20~80mg,日1次,盐酸丁螺环酮片5mg,日3次,结合蒙药匣迪-5、伊赫汤、阿拉坦阿如拉-5、高优-13、八味清心沉香散治疗。治疗4周后精神检查,意识清,定向佳,接触主动,嘴颤、手抖、头晕、头部血管疼痛、胃胀症状明显缓解,言语活动尚可,内心有愉快的体验,食欲较前改善了很多。量表评估:汉密尔顿抑郁量表(HAMD)评分8分,汉密尔顿焦虑量表(HAMA)评分13分。

总结与分析:研究已证实,躯体疾病、社会角色、社会生活环境、家庭环境的转变以及丧偶等生活事件使老年人更容易患抑郁症。该患者高血压病史20年,情绪低落、乏力1年,并且老伴去世后抑郁及躯体症状明显加重,尤其嘴颤、手抖、心烦、头晕、食欲差、浑身肌肉疼痛、乏力、胃胀痛、易出汗等症状较为突出,此外还有易哭、怀疑自己可能要瘫痪,日常生活能力急剧下降,但睡眠尚可。根据症状给予盐酸度洛西汀片、盐酸丁螺环酮片治疗的同时,针对心悸、烦躁不安、胸闷、气短、胸部刺痛、游走性疼痛等症状给予五味肉豆蔻丸、高优-13、八味清心沉香散；针对食欲差、胃胀等症状给予伊赫汤、阿拉坦阿如拉-5。通过8周的治疗，患者嘴颤、手抖、心烦，多汗，浑身肌肉疼痛、发麻，胃胀等症状明显缓解，内心也有了愉快的体验。为了达到足疗程、足剂量治疗，嘱咐患者不可自行减药或停药，定期来医院复查。

【案例五】

患者女性，72岁，以"睡眠不好，疲乏无力，周身不适，心烦3个月"为主诉就诊。患者于3个月前在小区院子里遛弯时被小狗惊吓后出现心慌、紧张、手心出汗、面部燥热，回家后坐立不安，夜间入睡困难，翻来覆去睡不着，脑子里总出现狗凶起来的画面，第二天晨起开始心烦，感觉自己没用了，连狗都欺负她。渐渐出现胸部不适感，全身游走性疼痛，食欲缺乏，体重减轻，大便次数减少，情绪郁闷，心情怠倦消沉、意慵心懒，为此在当地医院神经内科就诊。口服氟哌噻吨美利曲辛（黛力新）1片/日，右佐匹克隆片3mg/日，曲唑酮25~50mg，日2次，治疗后睡眠稍有改善，但仍然情绪低落、缺乏兴趣、高兴不起来，懒得动，心里有压抑感，烦躁不安，嘴里小声叨咕"怎么办？怎么办？"整日懒洋洋的，一天不吃食物都感觉不到饿，近2个月没下楼活动。家人问她："为什么不出去活动活动？是不是担心狗凶你？"患者答："不是，就是不想出去，看见人多心烦。"为进一步诊治来我院精神科就诊。既往有高血压病史20余年，糖尿病史3年。否认冠心病史，否认精神病家族史。

精神检查：意识清晰，时间、地点、人物定向好，自我定向良好，仪表整洁，接触正常，问答配合，未查出感知综合障碍、幻觉妄想综合征等精神症状，情绪低落、思维迟缓、焦虑、脆弱、易激怒，缺乏动力，注意力、记忆力、智能正常，自知力完整。汉密尔顿抑郁量表

（HAMD）评分23分，汉密尔顿焦虑量表（HAMA）评分21分。

诊断：抑郁发作，糖尿病，高血压。

治疗：控制血压，控制血糖，预防糖尿病并发症发生的同时给予氢溴酸西酞普兰片20～40mg，日1次，曲唑酮片25～50mg，日2次，口服。蒙药主要以顺气安神丸、三味檀香散、通拉嘎-5、高优-13、苏格木勒-3治疗。经过4周治疗后查体，患者意识清，定向力完整，接触良好，自诉找到了以前的自己，身体也有劲了，未觉得身体不舒服，进食睡眠尚可。汉密尔顿抑郁量表（HAMD）评分7分，汉密尔顿焦虑量表（HAMA）评分6分。

总结与分析：该患者高血压病史20余年，糖尿病史3年。研究显示，中国人群高血压合并抑郁的患病率为5.7%～15.8%，女性多于男性，而且在患有高血压的人群中，抑郁症的患病率随年龄的增长而上升。糖尿病是以高血糖为主要特点的慢性代谢性疾病。研究表明，老年2型糖尿病人群抑郁症的患病率为正常人的近2倍。抑郁症的发生使糖尿病患者长期焦虑、抑郁，甚至可能出现过激行为，严重影响血糖水平的控制，增加了患者的经济负担及心理压力，形成恶性循环。抑郁症、糖尿病、高血压共病的临床治疗应在规范、精准治疗高血压、糖尿病的基础上积极地抗抑郁治疗。该患者治疗初期睡眠差，抑郁情绪、心烦、焦虑症状较突出，根据精神症状给予氢溴酸西酞普兰片、曲唑酮片合用，并结合安神、暖胃助消化、清糟归精、促睡眠作用的顺气安神丸、通拉嘎-5、高优-13、苏格木勒-3等蒙药联合治疗后获得满意的效果。但是由于抑郁症、糖尿病、高血压均为慢性疾病，在以后的治疗过程中需加强对患者的心理疏导，强调锻炼身体及饮食控制，减缓糖尿病、高血压并发症的发生，尽可能地提高患者生存质量，恢复社会功能,预防抑郁复发。

【案例六】

患者女性,69岁,以"躯体不适,心烦,情绪消沉3个月,加重1个月"为主诉就诊。患者于3个月前由于血压控制不佳加之颈椎病治疗无明显疗效而出现心烦、心慌、胸闷气短、耳鸣、身体发冷、恶心干呕、食欲减退,一天频繁测量血压,如果血压稍微上升就焦虑紧张,感觉大祸临头,不让丈夫离开身旁;如果其丈夫外出买菜,患者不敢一个人待在家里,寸步不离地跟着丈夫走;心情不好时给儿女们打电话,交代后事,电话里边哭边说;走路小心翼翼,不敢拿重的东西,怕颈椎病加重;心情郁闷,兴趣爱好下降,总怀疑自己得了治不了的病,活着是孩子们的负担。多次去综合医院体检未见明显异常,在亲戚的推荐下来我院就诊。既往有高血压病史4年余,颈椎病困扰20年余。

精神检查:意识清晰,定向力完整,接触好,未查出幻觉及妄想等精神病性症状,情绪低落、焦虑,兴趣减少,疲乏无力,食欲减退,意志减退,无自伤自杀行为,有想死又怕死的矛盾心理,注意力集中,记忆力及智能未见异常,自知力存在。量表评估:汉密尔顿抑郁量表(HAMD)评分25分,汉密尔顿焦虑量表(HAMA)评分28分。

诊断:抑郁发作,高血压病,颈椎病。

治疗:给予草酸艾司西酞普兰片5~15mg/日,丁螺环酮片15mg/日,劳拉西泮片1~1.5mg/日治疗,结合蒙药维命十一味散、伊赫乌兰、通拉嘎-5、珍宝丸、八味清心沉香散以及针刺治疗。针刺取穴顶会穴、枕骨上穴、眉间穴、颈凹穴、颈凹旁穴、赫依穴、心穴、命脉穴、黑白际穴、腕上穴。经6周的治疗后精神检查:患者精神紧张症状缓解,定向力完整，接触正常，不再刻意关注自己血压情况，胸闷气短、耳鸣、发冷等不适症状明显缓解，每天坚持锻炼，对自己生活抱有新希望。量表评估：汉密尔顿抑郁量表（HAMD）评分3分，汉密尔顿焦虑量表（HAMA）评分0分。

总结与分析：颈椎病是一种以退行性病理改变为基础的疾患。主要表现为颈肩部疼痛，活动受限，肩、臂、手指麻木，可伴有头晕、头痛、恶心、失眠多梦、记忆力减退等多种症状。颈椎病和抑郁症是两个完全不同的疾病，二者共病的相关报道很少。也许颈椎病持续性的疼痛使患者容易产生焦虑、郁闷、紧张、情绪沮丧等负性情绪。多项研究已证实，高血压患者当中抑郁症患病率较高。该患者高血压病史4年余，颈椎病病史20年余，治疗初期患者焦虑情绪明显，表现为自行反复测量血压，总觉得自己得了治不了的病，活着是孩子们的负担，心烦，食欲减退，恶心干呕，发冷，伴有耳鸣等症状。根据抑郁发作的病史、病程，血压控制情况及颈椎病发病特点，制定了抗抑郁、控制血压、兼顾颈椎病的治疗方案，根据足剂量、足疗程的原则逐渐加大抗抑郁药的药量，结合蒙药珍宝丸、伊赫乌兰、通拉嘎-5、八味清心沉香散和针刺治疗取得较满意效果。其中，珍宝丸具有清热，安神，疏通白脉的作用，伊赫乌兰具有清血热的作用，通拉嘎-5具有暖胃助消，清糟归精作用，八味清心沉香散具有清心肺，调节赫依，镇静安神的功效。针灸取穴：以顶会穴、赫依穴、颈椎组穴、心穴、命脉穴、黑白际穴、腕上穴为主。本案例提示，高血压、颈椎病、抑郁共病患者具有治疗依从性差、生活质量下降和经济负担重的特点，并增加了抑郁症的治疗难度。由于该患者有"活着是孩子们的负担"的心理，因此应对患者密切监护、及时捕捉患者的病情变化，预防患者自杀行为的发生。

二、儿童、青少年抑郁症案例

【案例一】

患者女性，13岁，中学生，于2019年12月以"心烦、情绪低落、失眠6个月"为主诉就诊。患者就读于当地中学初一，据家人反映，患者近半年前开始孤僻少语，独来独往，很少与同学来往，低头走路，经常把衣领竖起遮住脖领，半个脸藏在衣领里。课堂上埋头学习，学习成绩在班级里中上等，当时家人以为青春期而未太在意，近来与家人交流也减少，回家后把自己关在卧室里不出来，有时吃饭都拿回卧室吃。父母劝她出来吃饭，患者干脆不吃饭而去玩手机，父母劝她不要玩手机，她就发脾气，摔东西，哭泣，父母以为她被同学欺负了，反复追问，患者不语，只是一个人低头独坐一处。后来由于不愿意去学校，经常与父母吵架，用小刀划伤自己手心及手背，以此来缓解自己的烦躁情绪，其父母发现她手臂的划伤后急送我院诊治。躯体查体：双手臂内侧多处刀划伤，有的已结痂，有的是新划伤，未见明显的阳性检查结果。既往无重大躯体疾病史，无阳性家族史。

精神检查：意识清，定向力完整，被动接触，与医生交谈时不敢直视对方，低头小声回答问题，未查及幻觉、妄想等精神病性症状。患者泪流满面，自诉近半年开始心烦，尤其人多时心烦更明显，感觉自己记不住事情、注意力很难集中，觉得自己怎么努力都不如其他同学，觉得自己是多余的人，在世上有或无都一样，没有人关注她。经常失眠、乏力、食欲缺乏，感到沮丧、孤独。理解力、判断力及计算力均正常，自知力部分存在。量表评估：汉密尔顿抑郁量表（HAMD）评分28分，汉密尔顿焦虑量表（HAMA）评分20分。

诊断: 抑郁发作。

治疗: 盐酸舍曲林片50~100mg/日, 劳拉西泮片1~1.5mg/日, 结合蒙药匝迪-5、通拉嘎-5、高优-13治疗。治疗后的第8周精神科检查: 患者进食可, 睡眠障碍较前明显改善, 患者的各种表现较前积极主动, 自诉自己能静下心来学习了, 想改变自己的自伤、自残等不好的行为, 认可自己患病。汉密尔顿抑郁量表(HAMD)评分4分, 汉密尔顿焦虑量表(HAMA)评分5分。

总结与分析: 青少年抑郁并不仅仅是糟糕的情绪和偶尔的忧伤, 而是一种常见的精神障碍性疾病, 有人称其为"21世纪最流行的情绪疾病"。该患者虽然年龄较小、病程较短, 但存在非自杀性自伤行为, 悲伤、沮丧、孤独、焦虑、愤怒情绪较突出。患者对自己的疾病有一定的认知, 正因为自己认识到可能患了精神方面的疾病, 而且不愿意面对自己患上了精神疾病, 更不愿意让其他人知道自己有了精神疾病, 所以不愿意回到学校, 更不愿意面对同学们, 存在严重的"病耻感"。但是家长担心她落下课程, 耽误学习, 坚持要送她去学校, 因此吵个不停, 幸运的是患者治疗上主动配合。我们与患者建立治疗关系之后, 加强心理疏导, 提升患者自身的心理成熟度, 建立起良好的医患关系。药物方面, 从抗抑郁药的有效小剂量开始, 逐渐加大药量, 一方面改善患者的不良情绪, 尽量减少药物引起的不良反应, 另一方面用蒙药调胃火、消食、宁心安神, 减轻患者躯体症状, 得到较满意治疗效果。以后需继续与家属建立治疗联盟, 力争足疗程、足剂量规范治疗。值得注意的是, 青少年抑郁症患者情绪管理能力较差, 该患者有非自杀性自伤行为, 故出院后的继续治疗、监护和管理中帮助患者提高情绪管理能力, 重视患者的情绪变化, 尽可能地避免非自杀性自伤行为的发生。

【案例二】

患者女性，16岁，以"心烦、情绪低落3年余"为主诉就诊。患者于3年前因学习成绩一般，并脸上有青春痘而不愿意与人接触，特别关注别人的眼光，如路上看见熟人就躲着走。渐出现心情不好、心烦、乏力、高兴不起来、压抑、话少、自卑，在学校担心别人说她作业写得不好而经常反复检查作业，总感觉同宿舍的人瞧不起自己，同学敌对自己，老师也鄙视自己，因此心烦紧张，脑子里偶尔出现一个模糊的声音，也好像是自己的声音，说"你这么卑微地活着，死了算了"，而且自己也想过要去死，也多次计划要怎么死，但未采取过自杀行为，整日闷闷不乐，悲观地评价每件事情，认为自己是世界上最不幸的人，所有人都对她不好，晚上睡不踏实，睡眠浅，多梦，第二天无精打采，老师讲课，患者趴在桌子上不听课。2018年9月于外地精神病专科医院就诊，诊断为抑郁状态。给予舍曲林、奥氮平、碳酸锂缓释片、劳拉等药物治疗，服药后反复出现恶心，症状缓解不佳而停药。2018年11月15日又就诊于当地医院（具体医院不详），诊断为：①抑郁发作伴有精神病性症状；②睡眠障碍。给予舍曲林、奥氮平、劳拉西泮片、碳酸锂等药物治疗，症状改善仍不理想，患者感到特别痛苦，尤其是谈到她的病时焦虑，紧张，呼吸困难，坐立不安，好像大难临头一样。为求进一步诊治，家人领来我院就诊。来院就诊前口服舍曲林50mg/日，碳酸锂缓释片0.6g/日。整个病程中患者否认有情绪高涨，兴奋话多等症状。既往体健，爱干净，否认精神病家族史。

精神检查：意识清，定向力完整，年貌相称，问答切题，无妄想症状，情绪低落，高兴不起来，悲观厌世，食欲差，活动少，不愿与别人接触，焦虑，易紧张，对周围事物敏感，关注周围人对她的评价, 自知力存在, 主动要求治疗。量表评估: 汉密尔顿抑郁量表 (HAMD)评分26分, 汉密尔顿焦虑量表(HAMA)评分20分。

诊断: 焦虑与抑郁状态。

治疗: 盐酸舍曲林50~200mg/日, 帕利哌酮3mg/早, 坦度螺环酮 15mg/日。第一周问及病情可自行描述, 心情仍有点压抑, 治疗期间脑内声音间断出现。第二周患者接触良好, 自诉脑内让她死的声音几乎消失, 仍不愿与人主动接触, 也有想死的想法, 但不那么强烈, 自觉身体发软无力。接受治疗第四周开始患者自诉心情变得好多了, 偶尔焦虑心烦的时候想发脾气, 但自己能控制, 治疗依从性较好。第十周随访时心烦基本消失, 低落的情绪明显改善, 主动去参加学校里的活动, 与同学关系较前缓和, 担心自己做得不好偶尔重复检查作业, 但次数减少了很多, 不再去过多地关注别人的眼光, 夜眠可, 进食佳。汉密尔顿抑郁量表(HAMD)评分6分, 汉密尔顿焦虑量表 (HAMA)评分7分。

总结与分析: 该患者发病年龄较小, 但心情郁闷, 丧失兴趣, 精力不足等症状持续时间较长, 还存在自杀想法, 对疾病有一定的认知。抑郁症严重损害青少年的生理与心理健康, 更为致命的是青少年自杀行为的"导火索"。研究显示, 抑郁、自伤和青少年社会适应问题在发展上具有同步性, 如完美主义和自杀意念具有一定的同步性。该患者爱干净, 要强, 经常反复检查作业, 但学习成绩还是上不去, 加之脸上有青春痘而情绪低落, 出现假性幻听, 而且多次计划要怎么死, 幸运的是未采取任何行动。我们详细了解病情和治疗过程后认为患者虽然有幻听症状, 同时伴有明显的焦虑、行为异常且难以自控, 故初步确诊为焦虑和抑郁障碍, 并调整了治疗方案。选择舍曲林、坦度螺酮、劳拉西泮片等抗抑郁、抗焦虑、助睡眠的药, 按足剂量、足疗程的原则，从小剂量开始逐渐增加药物的剂量，减少药物的不良反应，提高服药依从性，获得较满意的疗效。

既往研究表明，焦虑抑郁共病患者的主观感受极为痛苦，临床表现更加复杂，社会和职业功能损害也更严重。该患者有过自杀想法，后续的治疗和管理过程中需要对患者的情感和行为变化进行观察，加强宣教并进行有效的引导，使患者养成良好的心态和生活习惯。同时指导家属对患者给予关怀，最大限度地改善患者存在的各种行为障碍，使患者的工作、生活、学习、人际关系回到正常状态。

【案例三】

患者女性，15岁，以"情绪不稳，脾气大，睡眠不好，有自残行为6个月"为主诉就诊。患者平时很要强，学习很努力，学习成绩也很好。半年前因与父母吵架而出现心烦，兴趣下降，失望，多疑，认为父母对双胞胎弟弟妹妹偏心，对自己不好而感到绝望，认为自己是多余的，不应该来这个世界，心烦时用小刀划伤自己的胳膊，看到流血会感到舒服一些，渐渐出现进食不好，总觉得胃不舒服，恶心、打嗝，逐渐消瘦，睡眠不踏实，但学习上一直很努力，也未曾想伤害家人。由于胃不适、消瘦，父母带其到当地综合医院消化内科就诊，行胃镜检查未见异常，患者仍觉得胃不适，烦躁、易怒，哭泣，对家人说"太难受了，真不如死了"，因此，家人带其来我院精神科就诊。既往史、家族史无特殊记载，性格要强，做事认真，偏瘦、高个子。各项躯体疾病的检查无明显阳性发现。

精神检查：意识清，定向力完整，被动接触，问话对答切题，未查得幻视、幻听、妄想等精神病性症状。交谈时面部表情痛苦，说到伤心处流泪，诉没人理解她，自己已经很努力了，但是变不成别人眼中的好孩子。情绪低落，心情不好时划伤手臂看到流血，证明自己还活着,郁闷的心情发泄在自己身上。有自伤行为,失眠,进食差,记忆力、注意力正常,自知力存在。量表评估:汉密尔顿抑郁量表(HAMD)评分21分,汉密尔顿焦虑量表(HAMA)评分29分。

诊断:混合性焦虑和抑郁障碍。

治疗:给予盐酸舍曲林片50～100mg/日,奥氮平1.25mg/晚,奥沙西泮7.5mg/晚,口服。经过8周的治疗,进行精神检查时患者意识清,定向力完整,接触正常,情绪明显平稳、可控,自诉目前状态挺好,不那么心烦意乱了,跟以前的自己一样能安心学习,同学关系处得也可以,进食量增加了,体重也增加了,睡眠踏实。量表评估:汉密尔顿抑郁量表(HAMD)评分6分,汉密尔顿焦虑量表(HAMA)评分8分。

总结与分析:我们认为,该患者可能是属于非自杀性自伤患者,存在没有自杀意图的情况下,反复地伤害自己的行为。最近研究显示,非自杀性自伤行为是自杀的独立危险因素,它与"自杀未遂"有着本质的区别,许多有自伤行为的患者意图并不是死亡,可能是为了调节负性情绪的一种极端方式而已。有关非自杀性自伤行为与抑郁、自杀关系的文献回顾性研究显示,抑郁是非自杀性自伤行为和自杀的危险因素,对非自杀性自伤行为的干预有心理干预、药物干预、物理干预和社会层面管理等。该患者经常用小刀划伤自己的胳膊,划完反而会感到舒服,同时焦虑情绪较为严重。为此药物治疗以抗抑郁、抗焦虑、改善睡眠障碍为目的,盐酸舍曲林片、奥氮平片、劳拉西泮片合用后抑郁症急性期的治疗获得满意的效果。

该患者既有焦虑和抑郁共病,又有非自杀性自伤行为,增加了治疗难度。今后需密切关注患者抑郁急性发作,尤其家长必须掌握抑郁发作的危险信号,发现抑郁症发作的"蛛丝马迹",如反常的情绪、异常的行为变化等,尽早给予积极的预防性心理干预,帮助患者走出孤独，找回灿烂阳光、无忧无虑的自己。

三、产后抑郁症案例

【案例】

患者女性，31岁，企业职工，以"产后郁闷、乏力、自卑1年"为主诉就诊。患者于5年前生完第一胎后，不知什么时候开始出现入睡困难、早醒、心烦、坐卧不安、情绪低落、喜欢独处、自责、乏力、易出汗、感到身上忽冷忽热、注意力集中困难等表现，由于能坚持工作，没有系统治疗，上述情况持续1年左右后逐渐缓解，间歇期生活工作正常。于1年前生完第二胎后又出现心烦心慌，情绪低落，情感脆弱，动不动就哭泣，担心害怕的事多，觉得自己没用，什么也干不了，工作不能及时完成，上级问她工作完成情况，她就紧张、手抖。渐渐食欲减退，体重减轻，经常整夜不眠，常常怀疑老公有外遇，只要孩子哭闹心里就特别烦躁、自责，有时有歇斯底里的表现，真想狠狠地打孩子两下，但能控制住自己。平日经常担心有一天控制不住自己的情绪而伤害孩子，因此痛哭流泪。于2019年春天前往某市精神病专科医院精神科就诊，诊断为产后抑郁发作。给予盐酸文拉法辛缓释片高量150mg/日，佐匹克隆片7.5mg/日治疗。服药后自觉头痛减轻，食欲增加。服药1个月后仍然感到情绪不稳定，哭泣，身上忽冷忽热，烦躁，睡眠不好，自认为治疗效果不明显，自行停药来我院精神科住院治疗。既往有两次剖腹产手术史，否认药物、食物过敏史。患者3岁时父母离异，一直跟随母亲生活，从小易紧张害怕，结婚后夫妻感情好，丈夫对她很好。

精神检查：意识清，定向力完整，年貌相符，衣着整洁，接触被动，问答切题，多疑，表现脆弱，情绪低沉，兴趣爱好下降，悲观，自卑，心烦焦虑，头痛，反应迟钝，愁眉苦脸的表情，食欲缺乏，睡眠障碍，记忆力、理解能力基本正常，有求治欲望，自知力存在。既往患者无服用中枢兴奋药物史，无脑外伤史。患者得病以来未出现幻觉妄想及异常的言语行为，未曾服用过抗精神病药物。

诊断：中度抑郁发作，伴躯体症状。

治疗：马来酸氟伏沙明50～150mg/晚，阿戈美拉汀25mg，睡前口服。蒙药以镇赫依、宁心、开通白脉为原则，早：七味广枣丸15粒，草果四味汤3g；中午：阿拉坦阿如拉-5 3g；晚：维命十一味散3g，苏格木勒-3 3g。针刺治疗采用蒙医银针，分别针刺"巴达干穴""心穴""黑白际穴"。"巴达干穴""心穴"针尖向上斜刺，"黑白际穴"针尖向下斜刺，并每日选取1个穴位，针柄加温刺激，加热温度为（40±2）℃，留针20分钟。加温顺序第一天为"巴达干穴"，第二天为"心穴"，第三天为"黑白际穴"。第1周后精神检查，患者精神状态稍有改善，但仍有心烦、哭泣、高兴不起来，睡眠较前踏实，治疗上配合。因患者为产后抑郁症，嘱家属要分担照顾孩子、分担家务事，给予患者更多的鼓励，令产妇感到温暖。在治疗过程中家属积极配合治疗，细心照顾患者。通过6周的治疗，患者自诉心烦明显减轻，情绪稳定，主动照顾婴儿，并对家人的关注也增加，病情达到临床痊愈。

总结与分析：产后抑郁症是指产妇在产褥期首次出现以情绪低落、焦虑、沮丧，思维迟缓，精力疲乏等为主要临床表现的症候群。产后抑郁症患病率为14.7%，通常在产后6周内发病。产后抑郁的发病与产后抑郁病史、对分娩的恐惧、家族抑郁症病史、妊娠糖尿病史等诸多因素有关。该患者在童年时期3岁时父母离异，一直跟随母亲生活，而且生第一胎后出现抑郁症状，由于症状较轻，未治疗。生第二胎后心情变得特别不好，提不起兴趣，动不动就想哭，担心害怕，孩子有一点不舒服就担心，怀疑老公有外遇，幸运的是丈夫对她关爱有加。根据病情以及足剂量、足疗程原则，将马来酸氟伏沙明、阿戈美拉汀从小剂量开始逐渐增加到有效剂量，结合蒙医药治疗获得满意效果。

四、伴精神病性症状的抑郁症案例

【案例一】

患者男性，63岁，大学职工，退休，以"情绪低落，多疑8年，伴不语不动半个月"为主诉就诊。患者于8年前因工作待遇与他期待的大相径庭而出现了心情不好、情绪低落、对家人发脾气，在单位与同事说话减少，下班后回家一个人闷坐在卧室，对家人的提问不回答，表情愁苦，常常失眠。于是，家人陪他来我院精神科门诊就诊，考虑为抑郁状态。给予盐酸帕罗西汀10~30mg/日口服，病情逐渐好转。后一直在门诊服药，间歇期工作生活正常，服药期间患者经常腹胀、便秘。半年前就诊于综合医院普外科，检查示"疑似肠梗阻"，经非手术治疗后大便已通畅，但是患者特别关注自己的胃肠问题，常常焦虑、紧张，经常说"要出事了""有人来拆房子""这下完了"等话语。近半个月出现不语不动，问话不答，整夜不眠，长时间卧床，不进食，乏力，有时小便在床上，夜间起床活动自如。由于食欲缺乏、乏力，在家附近的小门诊输营养液时拿针头要扎自己，家人发现后及时制止，立即送我院精神科就诊并住院。患者近2个月体重减轻5kg左右。否认高热惊厥等中枢神经系统疾患，否认肝炎、结核等传染性疾病, 否认手术外伤史, 否认药物过敏史, 否认精神活性物质及非成瘾性物质接触史。

精神检查: 精神科检查不配合, 年貌相符, 衣着欠整洁, 意识清, 定向力检查不配合, 被动接触差, 问话不答, 由家人陪同坐轮椅入病室, 卧床, 目光呆滞, 面无表情, 呈木僵状态, 医生叫其名字时, 眼睛看向医生, 被动注意可, 记忆力和智商无法检查, 家人离开无相应的情感反应, 四肢显僵硬, 抵抗, 呈被动违拗状态, 不主动进食, 护士给予鼻饲时不反抗, 无自知力。汉密尔顿抑郁量表(HAMD)评分26分, 汉密尔顿焦虑量表(HAMA)评分14分。

诊断: 抑郁发作, 伴精神病性症状。

治疗: 帕罗西汀片20～40mg/日, 早口服, 富马酸喹硫平100～200mg, 日2次, 口服, 合并蒙药及针刺治疗。蒙药: 匝迪-5、阿木日-6、高优-13、苏格木勒-3。针刺取穴: 顶会穴、赫依穴、巴达干穴、心穴、黑白际穴、胃穴、腕上穴, 每日选取赫依穴、巴达干穴加温刺激, 其他穴位不加温, 留针20分钟。住院治疗初期患者仍有时小便在床上, 夜班护士发现患者经常半夜起来活动, 翻柜子, 无目的地找东西, 活动自如。经8周治疗, 精神检查时意识清, 定向力完整, 接触主动, 问答切题, 精神状态好, 情绪平稳, 积极参加治疗活动, 主动与周围病友接触, 主动帮助其他病友, 对家人的关注度增加, 进食睡眠正常。汉密尔顿抑郁量表(HAMD)评分6分, 汉密尔顿焦虑量表(HAMA)评分2分。

总结与分析: 抑郁症伴有精神病性症状, 可能使患者较其他原发性精神病性障碍的患者更加敏感及自卑。研究显示, 伴精神病性症状的抑郁症患者易出现抑郁反复发作。在抑郁发作的急性期, 伴精神病性症状的抑郁症患者较不伴精神病性症状者更易伴有自杀观念、自杀未遂或自杀行为。除此之外，还会出现幻觉、妄想等明显的精神病性症状。肠梗阻是一种常见的外科急症，与抑郁急性发作无直接的关系（未查到文献支持）。该患者疑似肠梗阻之前就有抑郁症，不爱活动，食欲不振，可能引起肠道功能不佳，肠道消化液分泌不充足，再加上肠道蠕动慢，动力不足而导致疑似肠梗阻，从而导致抑郁症急性复发，伴有精神病性症状。抑郁症伴有精神病性症状的药物治疗中有精神病性症状的患者80.0%选用选择性5-羟色胺回吸收抑制剂（SSRIs）治疗，SSRIs是目前治疗老年抑郁症的首选药。对于该患者，根据症状给予盐酸帕罗西汀片、富马酸喹硫平结合蒙医药治疗，病情逐渐缓解，睡眠改善，木僵状态消失。该患者病程长，反复发作。蒙医学中赫依病具有易反复发作的特点，巴达干病具有久治不愈的特点，根据其病程长、反复发作的特点采取了赫依穴、巴达干穴温针刺激的方法治疗。其中，赫依穴主治癫狂、心悸、激荡、哑结、夜不能寐、舌苔灰白、骨骼的陈旧热、呼吸急促、大汗淋漓、背痛、心烦不宁、食欲不振、颈项强直等赫依性疾病；巴达干穴主治巴达干寒症、赫依病、巴达干希拉盛扩散于心、肺、头、胸部而引起的郁闷、烦躁等症。蒙药阿木日-6具有消食，解痉挛，解毒等作用，用于泛酸，便秘，腹胀。综合治疗后患者躯体症状明显缓解，精神状态变好，情绪也平稳了。但是由于该患者的病程呈现慢性趋势，既往研究表明，抑郁症伴有精神病性症状的患者复发率、死亡率较高，而且达到临床治愈，精神症状消失后，患者也经常残留某些抑郁的表现。因此该患者还需定期复查，需足剂量、足疗程治疗。

【案例二】

患者男性，21岁，以"情绪低落，悲观，活动减少5年，伴凭空闻声1个月"为主诉就诊。自诉2010年头部外伤（具体原因不详）后经常头痛，当时行头颅核磁共振检查未见异常。由于头痛，母亲陪着他到多家综合医院就诊，服镇痛药后头痛症状未见好转，服中药调理也未能控制头痛现象。2016年因考试成绩不理想而出现情绪低落，兴趣爱好下降，上课时注意力不集中，感到学习压力大，不想去学校，整日待在家里不出门，不愿与人接触。晚间入睡困难，梦多，睡眠不踏实，早醒，醒后再次入睡困难，在家人的要求下找心理医生治疗。连续做了几次心理治疗，上述情况未见好转，患者渐出现反应迟钝，发呆，偶尔自语，总觉得有人跟他说话，多疑敏感，怀疑有人要害他，紧张害怕，情绪不稳，易发脾气，其间先后两次前往精神专科医院门诊就诊，诊断为精神障碍待查，给予盐酸帕罗西汀片20mg/日，奥氮平片5mg/日，富马酸喹硫平片200mg/日口服，症状有所缓解，但患者未坚持服药，病情未能痊愈。后来家人又带其到外地的私人医院进行诊治，给予奋乃静片8mg/日，氯氮平片25mg/日，氯丙嗪片25mg/日口服，症状仍无明显缓解。最近进食也不好，并且伴有胸闷，气短，自觉喘气费力，家人为系统地治疗来我院就诊。患者否认手术史，否认肝炎、结核病史，否认输血史，否认药物过敏史。既往无躯体疾病病史，无精神活性物质接触史，故排除精神活性物质所致精神障碍。患者曾有头部外伤史，当时无昏迷及意识障碍过程，及时行头颅核磁共振检查未见异常，因此排除脑外伤所致精神障碍。

精神检查：意识清，定向力完整，接触可，问答切题，存在言语性幻听，怀疑有人害他，有被害观念，紧张害怕，情绪低落，高兴不起来，兴趣爱好减少，食欲差，意志活动减少，自知力部分存在。量表评估：汉密尔顿抑郁量表（HAMD）评分24分，汉密尔顿焦虑量表（HAMA）评分22分。

诊断：重度抑郁发作，伴有精神病性症状。

治疗: 给予盐酸帕罗西汀20~40mg/日, 利培酮1~3mg/日, 结合蒙药和针刺治疗, 并予以心理疏导。蒙药: 匝迪-5、嘎古拉-4、通拉嘎-5、槟榔十三味丸、赞丹-3。针刺治疗取穴: 顶会穴、囟门穴、赫依穴、巴达干穴、命脉穴、心穴、肾穴。经4周治疗后, 精神检查时患者意识清, 定向力完整, 接触正常, 情绪稳定, 对自己的病情能够正确认识, 治疗依从性良好。量表评估: 汉密尔顿抑郁量表(HAMD)评分5分, 汉密尔顿焦虑量表(HAMA)评分2分。

总结与分析: 该患者虽然属于青少年患者, 但病情相对较长, 有反复发作病史, 而且伴有睡眠障碍、幻听、胸闷、气短等症状。根据病史和既往的治疗过程, 我们采取西药结合蒙医药的治疗方法, 获得较满意的治疗效果。蒙医学认为, 抑郁症的主要原因是体内三根失去平衡, 侵袭心脏和白脉系统, 导致以情绪显著而持续低落、兴趣缺乏、乐趣丧失为核心症状的伴有一系列躯体症状的病症。该患者服用的蒙药匝迪-5具有镇赫依, 调解赫依血紊乱的作用, 用于心赫依, 心悸, 烦躁不安, 胸闷, 气短, 心绞痛等病症; 嘎古拉-4具有调节赫依(气)作用, 用于赫依性头刺痛, 胃肠赫依, 脾赫依等病症; 通拉嘎-5用于食欲不振, 胃火弱, 巴达干性血管堵塞等病症; 槟榔十三味丸具有调节赫依(气), 安神镇痛作用, 用于心悸, 失眠, 游走性刺痛等病症; 赞丹-3具有清心热作用, 用于心悸、赫依性心刺痛等病症。顶会穴主治暗哑症、身体沉重、神志不清、赫依瘀滞、癫狂、热邪扩散于心脏及命脉、赫依病、巴达干性视力减退、脱发、鼻衄、头晕、头痛、赫依性浮肿等病症。囟门穴主治赫依引起的头晕、头痛、癫痫、晕厥等病症。巴达干穴主治赫依寒症及巴达干、希拉亢盛扩散于肺、心、头及胸部等症。命脉穴主治乏力、健忘、全身皮疹、心脏黄水病、头痛等病症。心穴主治心悸、心慌、癫狂、昏厥, 巴达干、赫依性心病、失眠、谵妄、纳呆及味觉不灵、心烦神异、黄水或赫依窜于主脉、胸胁胀闷等症。肾穴主治下腹部疼痛、腰部疼痛、小便不利、阳痿、闭经、下肢痿痹、泄泻等病症。需注意的是,该患者有反复发作病史,伴有精神病性症状,需要加强随访,定期复查。

【案例三】

患者女性,17岁,中学生,以"情绪低落、凭空闻声、自残行为3年余"为主诉就诊。患者2年前因在学校就读期间被同学们排挤孤立后渐出现心情不好、自卑,觉得自己被社会淘汰了,自我评价低,整日闷闷不乐,无心去学习,学习成绩下降,当时家人未在意。渐渐出现情绪低落、睡眠差、食欲减退,出现了凭空闻声,称总是能听到同学们叫她"跳楼",声音比较模糊,不能受自己的意志控制。患者平时比较胆小,从未服从"跳楼"的指令,由于经常听到"跳楼的指令",内心很痛苦、坐立不安,经常独自一人无目的地在街上行走,睡眠不好,烦躁的时候摔东西,或用小刀划伤自己手臂,有时看见锋利的东西就不由自主地想去拿,想伤害自己,渐渐不喜欢跟人往来。老师发现其手臂上的划伤后通知了家长,建议去医院看病,当时在当地精神病医院精神科就诊,诊断为抑郁症。给予利培酮3mg/日,米氮平75mg/日,盐酸丁螺环酮30mg/日,文拉法辛缓释片150mg/日。在一个多月的治疗过程中出现2次自残行为,故家属为进一步诊治带其来我院精神科就诊。患者既往无重大躯体疾病史。

精神检查:意识清,定向力佳,接触可,问答切题,可查到片段的幻听,听见同学的声音让她去死,未查见妄想症状、被洞悉感等思维方面的问题,情绪低落、烦躁、自卑自责,自我评价低,抵触抗抑郁药物,自诉不愿意口服抗精神病药物,多疑,有自残想法及行为,知、情、意尚协调,意志活动可,睡眠不踏实,易惊醒,噩梦多,

进食一般。注意力、记忆力可，对疾病欠认识，自知力不完整，治疗护理被动合作。汉密尔顿抑郁量表（HAMD）评分30分，汉密尔顿焦虑量表（HAMA）评分24分。

诊断：重度抑郁发作，伴精神病性症状。

治疗：口服阿立哌唑片5~15mg/日，舍曲林片50~200mg/日，合并无抽搐电痉挛治疗（MECT），并配合应用蒙药匝迪-5、通拉嘎-5、高优-13。经8周的治疗，精神症状检查时患者意识清，情绪较平稳，心情明显好转，主动去接触病房内其他同龄患者，积极参加科室内活动，对既往自残行为后悔，诉有点不理解当初的自己，目前无这种想法了，偶尔会感到心烦，进食、睡眠正常，有信心重回学校学习。汉密尔顿抑郁量表（HAMD）评分11分，汉密尔顿焦虑量表（HAMA）评分9分。

总结与分析：重度抑郁患者在抑郁发作期常常存在自杀意念，但许多患者实施自伤行为时并不一定以自杀为目的，还有一部分患者自伤时并不明确自己是否真的打算自杀。研究表明，青少年抑郁的复发、症状的严重程度与较低的社会支持和较差的健康水平具有相关性。童年受虐待、早期遭遇负性生活事件，可能会引发儿童、青少年的心理不适应等问题，导致更早出现抑郁症相关症状。该患者因受同学排挤、讽刺，开始变得情绪低落、易怒，有负罪感，以极端的自残行为来缓解自己的抑郁、焦虑情绪。治疗初期患者抑郁症状比较突出，伴有心烦、多疑，凭空闻声等精神病性症状，多次故意、反复地伤害自己身体，有明显的自残行为。根据症状制定抗抑郁、抗精神病药物合并无抽搐电痉挛治疗（MECT）和蒙药综合治疗方案，给予阿立哌唑片、舍曲林片口服，结合MECT治疗，针对患者的心烦、睡眠差、食欲不振、烦躁不安等症状给予蒙药匝迪-5、通拉嘎-5、高优-13后症状明显缓解，但还未达到临床痊愈标准。

该患者病程长，又有反复自残、自伤行为，目前虽然患者的抑郁、焦虑症状明显缓解，自残行为未再出现，但是由于患者病程长，有反复发作病史，维持治疗的时间会长一些，需要家庭、学校以及社会给予更多的关注及心理支持。如能坚持足剂量、足疗程治疗的理念，规范治疗疗效会更好。

五、隐匿性抑郁症案例

【案例】

患者女性，47岁，保洁员，以"睡眠差，心情不好，心烦，全身骨骼烧灼感间断发作6年，伴咽喉部不适6个月余"为主诉就诊。患者于6年前因家庭琐事而出现入睡困难，一夜总睡眠时间2～3小时，早醒，心烦、易怒，生气时全身发抖，多汗、口干，感觉自己全身骨头发热、身体发软，自行服用艾司唑仑片1～2mg/晚，能睡3～5小时，其余情况未见改善，但能坚持工作。2018年入冬以后，即使口服劳拉西泮2mg/晚，也难以入睡，易醒，乏力，全身多处骨骼出现游走性灼热疼痛感，口干，咽部有异物感。由于患者坚信自己的骨骼和咽部有问题，前往综合医院的神经内科、骨科、五官科进行"喉镜、胃肠镜、骨密度检测"等多项检查，未发现明显异常。由于没有器质性病变，未行治疗，但是患者整日唉声叹气，自怨自艾，总担心自己的病。半年前辞掉保洁的工作，在家养病，不做家务，不愿出门，卧床时间多，之前有空就玩手机，现在听到手机铃声就心烦、易怒，记忆力下降，自卑自责，觉得自己生病连累家人了，悲伤哭泣，生气时手抖加重、多汗，有时后背像背了一个石磨一样沉重，有难以描述的不适感。于是，在2020年3月来我院精神科就诊。

精神检查：意识清晰，仪表整洁，接触正常，时间、地点、人物定向好，自我定向尚可，检查配合，问答切题。主动述说自己的病，未查出错觉、幻觉及感知综合障碍，思维活动及思维内容未见异常。存在疑病观念，以"咽部异物感、骨骼灼痛、睡眠差"为主诉，情绪反应比较明显，记忆力尚可，智能无异常，有部分自知力。量表评估：汉密尔顿抑郁量表（HAMD）评分24分，汉密尔顿焦虑量表（HAMA）评分26分。

诊断：隐匿性抑郁症。

治疗：盐酸度洛西汀肠溶片20～80mg/日，劳拉西泮片1mg/日口服，合并应用蒙药维命十一味散、四味草果散、通拉嘎-5、高优-13、八味清心沉香散，并结合针刺治疗。针刺取穴：顶会穴、枕骨上穴、眉间穴、赫依穴、心穴、命脉穴、黑白际穴、踇趾间穴、趾穴。经过8周的治疗，精神检查时患者意识清，定向力完整，接触积极主动，咽部异物感、骨骼灼痛消失，不再关注咽部问题，情绪平稳，睡眠、进食尚可。量表评估：汉密尔顿抑郁量表（HAMD）评分7分，汉密尔顿焦虑量表（HAMA）评分6分。

总结与分析：抑郁症的典型症状为心境低落、兴趣丧失、意志活动减退、认知功能损害，还伴有睡眠障碍等躯体症状，但是部分患者通常以躯体症状为主诉，包括胸痛、腹痛、头痛、疲劳、头晕、耳鸣、咽部不适、骨骼烧灼感、呼吸困难等，在多家综合性医院的神经内科、消化内科、骨科、呼吸内科反复就诊，反复检查，进行相关治疗后仍不见好转。这些患者往往还有心境低落、兴趣减退、愉快感丧失等临床表现，而类似抑郁症状被躯体症状隐匿起来了，非精神专科医生一般只关注患者的躯体疾病，往往忽略了其情绪问题。

该患者发病初期躯体症状较为明显，相关检查未见器质性病变，追问病史后才发现患者6年前因家庭琐事而出现睡眠不好、心烦、情绪低落，随之出现了身体的烧灼感及咽部异物感，心境低落，兴趣缺乏等症状，由于躯体症状明显，忽略了情绪问题。经精神检查、评估以及汉密尔顿抑郁量表评分法、汉密尔顿焦虑量表评分法筛查、确定，该患者符合隐匿性抑郁症的诊断。根据足剂量、足疗程的原则，采用最小有效量开始，结合蒙医药治疗后不仅咽部不适感消失了，心境也豁然开朗了。

六、双相情感障碍案例

【案例】

患者男性，63岁，农民，以"情绪低落与高涨交替发作40多年，情绪低落，悲观厌世伴有凭空闻声3个月"为主诉就诊。患者自诉于16岁左右因在学校被老师当众训斥后出现心情不好，闷闷不乐，睡眠减少，对周围的事物不感兴趣，不愿意去学校，这种状态持续半年左右自行缓解，后来学习生活正常。2009年5月受到惊吓后出现兴奋、话多，言语夸大，称某个大领导找他谈话，请他当大领导，说很多不切实际的计划，情绪不稳，经常无故骂人，发脾气，摔东西，睡眠差，未到医院系统检查及治疗，上诉情况持续2个月左右后患者逐渐变得言语减少，不想见人，封闭自己，整日待在卧室里不出来，目光发呆，活动减少，生活懒散，不搞个人卫生，见人就躲。就这样躁狂和抑郁反复交替出现近10年，曾在当地精神病医院精神科门诊就诊（诊断及用药不详），服药一段时间后病情好转，患者自认为病好了，自行停药。心情不好或过度兴奋时又开始服药，但持续服药时间均不超过2个月，其间尚能正常工作。于2018年春天无诱因病情复发，表现为发呆，不语不动，不洗漱，进食差，一天只喝一些牛奶及米汤之类食物，体重下降明显，入睡困难。在当地精神病专科医院的精神科门诊就诊，服用氢溴酸西酞普兰20mg/日，劳拉西泮片1mg/日后病情缓解。之后患者仍未规律服药，入睡困难时只服0.5mg的劳拉西泮助睡眠。近3个月心情不好加重，整日愁眉苦脸，高兴不起来，无诱因哭泣，浑身疲乏无力，整日瘫躺在床上，悲观厌世，经常独自在嘴里小声叨咕："死了吧！死了吧！"觉得自己对不起家人。在当地精神专科医院再次就诊，服用氢溴酸西酞普兰片20mg/早，阿立哌唑口崩片5mg/日，病情改善不明显，家人为进一步诊治来我院求治。既往有糖尿病史5年，目前服用盐酸二甲双胍缓释片500mg/日，皮下注射胰岛素注射液（剂量不详）治疗，血糖控制欠佳。

精神检查：意识清，定向力完整，接触被动，问话少答，声音低微，偶有听见"你去死吧！"的声音，存在片段的幻听，情绪低落，兴趣缺乏，无愉快感，卧床时间长，督促下活动，生活料理懒散，疲乏无力，烦躁，食欲差，进食量少，睡眠一般，自知力部分存在，未查出妄想症状，被动接受治疗。量表评估：汉密尔顿抑郁量表（HAMD）评分24分，汉密尔顿焦虑量表（HAMA）评分13分。

诊断：双相情感障碍，目前为抑郁发作；2型糖尿病。

治疗：在规范治疗糖尿病的基础上，口服安非他酮片150～300mg/日，阿立哌唑口崩片5～10mg/日，碳酸锂缓释片250mg，日2次，结合蒙药、针刺、心理治疗。蒙药：七味红花散、阿拉坦阿如拉-5、高优-13、赞丹-3。取穴：以顶会穴、命脉穴、黑白际穴、眉间穴、胃穴、腕上穴、胫穴、跗穴为主。治疗第6周后，精神症状检查时患者意识清，定向力完整，接触主动，情绪平稳，交流恢复正常，睡眠进食正常，暂无不适主诉。量表评估：汉密尔顿抑郁量表（HAMD）评分11分，汉密尔顿焦虑量表（HAMA）评分9分。

总结与分析：双相情感障碍是起病年龄偏早的心境障碍类疾病，临床表现为间歇性的轻躁狂或躁狂、抑郁混合发作，交替出现或反复循环，具有复发率高、自杀率高、漏诊率高的临床特点。躁狂发作时患者会表现出兴奋、行为异常，某些患者易出现攻击行为，以伤害他人人身安全和公共安全行为多见，且攻击行为多为突发性，无法预防。少数患者长期处于焦虑、躁狂状态，会发生自残、自杀行为。该患者情绪低落与高涨交替发作近10年，伴有凭空闻声3个月，服药依从性差，而且有5年的糖尿病史。研究显示，双相情感障碍患者患2型糖尿病的风险以及2型糖尿病患者患双相情感障碍的风险都显著高于普通人群。最近的Meta分析显示，双相情感障碍患者中2型糖尿病的患病率高达13.7%。另一项研究显示，2型糖尿病患者中双相情感障碍的患病率大约是非2型糖尿病患者的2倍。有研究表明，无糖尿病的重度抑郁症患者中，抗糖尿病药物吡格列酮具有抗抑郁作用。近年来，国内外双相障碍的治疗指南中均推荐以心境稳定剂治疗为主。一般在使用心境稳定剂治疗基础上联合抗精神病药、抗抑郁药、抗焦虑药等治疗。对于该患者我们在规范治疗糖尿病的基础上，首先加强与患者的沟通，调动患者主观能动性，努力改善患者的社会适应功能，在选取心境稳定剂、抗抑郁药和小剂量的抗精神病药物的同时给予蒙药及针刺干预。经过6周的治疗，患者病情逐渐缓解。本案例提示，双相情感障碍在症状上具有多样性、多变性和复杂性的特点，治疗上服药依从性差、治疗周期长、治疗难度更大。

七、常见抑郁症案例

【案例一】

患者女性，51岁，个体，以"入睡困难、早醒、郁闷、心烦3年，加重4个月"为主诉就诊。患者于2016年8月起因朋友间的借贷纠纷而出现入睡困难、易醒，甚至整夜不眠，伴有胃不适、心慌等现象。曾在当地综合医院消化内科、心内科、神经内科进行相关检查，未发现阳性结果，在中医诊所服中药调理后心慌情况有所缓解。2018年11月无明显诱因出现意志消沉，高兴不起来，整日懒洋洋的，对什么都失去了兴趣，平时经常去公园跳广场舞，现在发现近半年一次都没去过，不愿意起床，反应比较迟钝，家人察觉到患者可能有精神上的问题，陪她到当地精神病专科医院门诊就诊，诊断为抑郁状态。给予盐酸帕罗西汀片20mg/早，盐酸曲唑酮片50mg/晚，口服。患者回家阅读药物说明书，看到药物副作用后仅服用3天就自行停药。最近4个月病情逐渐加重，胸痛，易烦躁，兴趣下降，整日萎靡不振、独坐一处、目光呆滞、少语少动，有时甚至出现"自己活着是多余的"想法，自罪自责，唉声叹气。于是，2019年10月家人带其来我院精神科就诊。

精神检查：意识清，定向力完整，接触被动，问答切题，多问少答，表情愁苦，情绪低落、心烦、悲观、自卑，兴趣减退，睡眠差、关注睡眠，情感反应与内心体验一致，知、情、意尚协调，注意力、记忆力可，自知力存在，有求治欲望。患者无服用中枢兴奋药物史，未查出幻觉、妄想等精神病性症状，未曾服用过抗精神病药物。汉密尔顿抑郁量表（HAMD）评分28分，汉密尔顿焦虑量表（HAMA）评分

20分。

症状学诊断：抑郁状态。

疾病学诊断：复发性抑郁障碍，不伴有躯体症状。

治疗：盐酸度洛西汀肠溶胶囊40mg，日1次，米氮平片15mg，日1次。蒙药：早，维命十一味散、八味沉香清心散；中午，通拉嘎-5、阿木日-6；晚，槟榔十三味丸、苏格木乐-3。取穴：定会总穴、赫依穴、希拉穴、巴达干穴、心穴、黑白际穴、胃穴、火衰穴，针刺治疗。治疗6周后精神检查时意识清，定向力完整，接触正常，自诉自己的病好多了，身体也有劲了，对周围发生的事情有兴趣了，身体没有不舒服的地方。汉密尔顿抑郁量表（HAMD）评分8分，汉密尔顿焦虑量表（HAMA）评分7分。

总结与分析：该患者为50多岁的女性患者，由于朋友间的借贷纠纷而出现了抑郁情绪，而且持续了3年余。根据病史、临床症状、病程，诊断为抑郁发作。治疗初期患者抑郁症状比较突出，伴有心烦、易怒、坐立不安，有明显的焦虑症状。依据症状，一方面通过沟通阐明我们的治疗方案，解读抗抑郁药物的药理作用、毒性反应，缓解患者心理压力；另一方面讲解蒙医药干预的作用及机制，提高了患者治疗依从性，后续定期复查，便于调整治疗方案。

【案例二】

患者女性，46岁，企业员工，以"情绪低落，悲观，自卑，反复发作9年余，加重2个月"为主诉就诊。患者于2010年春季因调换工作岗位后对新工作岗位不满意，变得心情不好，对新同事有戒备心，工作时比较紧张，出错多，同事或上级管理者纠正她的差错，她就感到羞耻、自责，觉得没脸见人，平时很少与同事交流，回家后表现坐立不安、易发脾气，好像要发生不好的事，心烦、焦虑，终日惴惴不安、乏力，无心做家务活儿，动不动就哭泣，自认为家人不理解她，当时在一家中医诊所求治，诊断为"心脾两虚"，服用中药调理，效果一般。发病初尚能坚持工作，后来患者一到单位就焦虑紧张、烦躁不安、易出汗，不能完成工作，故请假回家休养。渐渐出现对什么都不感兴趣，卧床的时间多，孤僻，不愿意去人多的地方，睡眠差、易醒，晨起后常常有"活着太痛苦了，活着没有什么意思"的想法，但还能坚持给上中学的孩子准备一些简单的早餐。在患病的近10年间，反复多次就诊于精神病专科医院精神科门诊或住院治疗，诊断均为复发性抑郁症。治疗以草酸艾司西普兰片、盐酸文拉法辛片等抗抑郁药物为主。每次住院治疗后病情明显好转，但是出院后未按医嘱坚持服药，症状缓解就自行减药或停药。半年前患者在网络上看到吃保健品能治疗抑郁症，便将所有的抗抑郁药停掉，服用网上买的保健品。停药初期患者情绪稳定，近2个月睡眠差、发脾气、自责，整日卧床不起，近亲属怀疑病情可能复发，立即送来我院精神科就诊，并住院治疗。患者否认肝炎结核等传染病史，否认手术及外伤史，否认冠心病、糖尿病史，否认输血史，否认药物及食物过敏史，夫妻感情不和。

精神检查：意识清，时间、地点、人物定向力完整，接触被动，表情木讷、目光呆滞，多问少答，反应迟钝，经常独处，消极、自责，有轻生念头，睡眠差，有时整晚不眠，心悸，坐卧不安，情绪低落早晨更重一些，社会功能减退，注意力、记忆力欠佳，自知力部分存在。无服用中枢兴奋药物史，未查得幻觉、妄想等精神症状，未曾服用过抗精神病药物，既往无脑外伤史，头颅CT提示未见异常。

症状学诊断：焦虑抑郁状态。

疾病学诊断：复发性抑郁发作，目前为中度发作。

治疗: 盐酸文拉法辛缓释胶囊75mg/日, 一次口服, 结合应用蒙药匝迪-5、嘎古拉-4、通拉嘎-5、槟榔十三味丸、三味豆蔻汤等。选取顶会穴、眉间穴、黑白际穴、赫依穴、巴达干穴、心穴, 每周5次针刺治疗, 其中顶会穴、赫依穴、巴达干穴加温刺激。治疗1周后, 精神症状检查时患者仍是情绪低落, 愁眉苦脸, 乏力, 但心烦、心悸及睡眠障碍有所改善。治疗8周后, 情绪和睡眠障碍明显改善, 病情达到临床痊愈标准。

总结与分析: 抑郁症的治疗首先应给予温暖、鼓励、关爱, 让患者保持良好的心理状态。其次为规范服药, 通常抗抑郁药尽可能单一使用, 选择适宜的小剂量开始, 如小剂量疗效不理想时, 根据病情变化可逐渐上调至有效剂量的上限, 保证足剂量、足疗程。如果某一种抗抑郁药单一使用, 并足剂量、足疗程治疗后仍未达到理想的治疗效果, 此时应该换另一种抗抑郁药物进行治疗。症状缓解后不能自行突然停药, 应在医生的指导下逐渐减药, 直至停药。突然停药会产生一系列副反应, 如头晕、头痛、失眠、多梦、焦虑、易激惹、乏力、恶心、感觉异常、视物模糊等, 这些症状可能导致患者对药物的抵触情绪。对难治性患者可以联合用药, 但应谨慎用药, 因为联合用药后不良反应的发生率会增高。该患者有反复发作近10年的病史, 根据病情、病程和抗抑郁用药原则选取盐酸文拉法辛缓释胶囊治疗, 并针对心悸、睡眠障碍等症状给予蒙药结合针灸治疗后症状得到明显缓解。但是, 抑郁症的治疗目标是症状完全缓解与功能恢复, 即患者的所有抑郁症状消失, 心理社会功能恢复至病前状态。该患者治疗依从性较差, 病情反复发作, 有自杀未遂病史, 因此后期治疗要加强宣教, 对患者耐心开导, 鼓励其坚持规范服药, 嘱托患者近亲属仔细观察其"一言一行", 及时发现患者自杀苗头, 防止出现自残、自杀行为，以免发生意外。

【案例三】

患者女性，59岁，退休，以"心烦，情绪低落9年，加重1个月"为主诉就诊。患者于10年前的元月1日突发言语不利，急送当地综合医院急诊科进行相关检查，诊断为"脑梗死"，转入神经内科，给予对症治疗后好转。出院后能料理自己的生活，但仍说话口齿不清。9年前开始出现心情压抑、愉悦感缺乏、精力下降、睡眠障碍、自我评价过低及悲观情绪，觉得自己废人一个，活着给家人添麻烦。当时在当地综合医院的精神科就诊，诊断为抑郁状态，口服抗抑郁药（药名、用量不详）治疗，当病情稳定后，她没有征求医生的意见，自行停服抗抑郁药，此后抑郁情绪时重时轻。5年前因行子宫肌瘤手术后失眠加重，小腹部经常疼痛，有时全身游走性发痒，心烦、坐立不安，怀疑自己得了恶性肿瘤，感到紧张害怕，食欲缺乏，自卑自责、不愿意见人。当时就诊于我院精神科门诊，诊断为抑郁状态，口服盐酸帕罗西汀片20mg/早，劳拉西泮片1mg/晚治疗，睡眠改善后又自行停药。今年2月份因感冒发热后再次出现失眠，卧床多、活动少，心前区不适，总有大祸临头的感觉、怀疑自己得了不治之症，心慌、焦虑、心烦意乱。家人为了系统治疗，带其就诊于我院精神科。家族史：母亲患有失眠症，有脑梗死病史。查体：言语不利，四肢活动尚可，生理反射存在，病理反射未引出。头部CT显示：脑内多发腔隙性脑梗死，脑白质缺血性脱髓鞘改变，双侧前额叶局部脑萎缩。既往有高血压病史20年余，口服厄贝沙坦片控制血压。否认糖尿病及冠心病史，否认肝炎及结核等传染病史，否认外伤及输血史，否认药物及食物过敏史，预防接种史不详。

精神检查：精神状态一般，意识清，定向力完整，接触被动，情绪低落，兴趣减低，心烦，疲倦乏力，食欲差，睡眠减少，记忆力差，计算力尚可，家务料理能力明显下降，自知力不完整，患者对治疗没有信心，对治疗检查被动服从。患者无明显情绪高涨病史，无精神活性物质接触使用史。汉密尔顿抑郁量表（HAMD）评分26分，汉密尔顿焦虑量表（HAMA）评分26分。

症状学诊断：焦虑抑郁状态。

疾病学诊断：中度抑郁发作，伴有躯体症状。

其他诊断：高血压，脑卒中。

治疗：给予盐酸帕罗西汀片、厄贝沙坦片、银杏叶片，结合蒙药治疗。蒙药：早，七味广枣丸15粒，草果四味汤3g；中午，通拉嘎-5 15粒；晚：高优-13丸13粒，苏格木勒-3 3g。经过8周的治疗，查体时意识清，精神状况比较好，情绪稳定，定向力完整，接触主动，不再像以前那样过分担心自己的身体状况，进食、睡眠尚可。汉密尔顿抑郁量表（HAMD）评分7分，汉密尔顿焦虑量表（HAMA）评分4分。

总结与分析：脑卒中是临床常见病、多发病，具有高发病、高致残及高病死的特点，严重危害人类的健康与生命，造成严重的社会和经济问题，给家庭和社会带来了巨大的负担。在我国，脑卒中的发病率有逐年上升趋势。近年来的调查资料显示，脑卒中位于各种疾病死亡原因的首位。研究显示，脑卒中后抑郁症发病率高达35%~75%。脑卒中后抑郁症患者意志减退，对有关基础疾病的治疗依从性差，比如对高血压、糖尿病、高脂血症的治疗不遵从医嘱，易导致抑郁复发。研究显示，高血压病、脑卒中与抑郁症有着密切的相关性，临床治疗需要生活干预、药物干预和心理干预相结合。该患者具有高血压病、脑卒中病史，抗抑郁药物治疗的依从性差，

9年来3次抑郁复发，其间抑郁情绪几乎一直持续存在。由于不遵照医生长期服药的建议，变成慢性、迁延性的抑郁症发作。虽然目前给予盐酸帕罗西汀片逐渐加量结合蒙药治疗后抑郁情绪得到缓解，但后期还需足剂量、足疗程、规范持续服药。减量或停药前应征求医生的意见，在医生的指导下逐步减量或停药，尽可能地减少停药反应带来的身体不适。临床研究表明，抑郁症的治疗分三个阶段：第一是急性期治疗，第二是巩固期的治疗，第三为维持期治疗。急性期治疗时间一般需要6~12周，巩固期需要4~9个月，维持期治疗时间最长，需1~2年，甚至终身服药。因此，该患者必须坚持抗抑郁药物的足疗程、足剂量治疗，防止抑郁障碍复燃或复发，改善预后。

【案例四】

患者男性，47岁，以"心烦，心情不好，多疑敏感2年余，反复发作20天"为主诉就诊。患者2年前因夫妻感情变冷淡而出现情绪低落，伴有失眠、胸闷、心烦、坐立不安、想哭、头晕、头痛、舌僵、眼花、耳鸣、听力下降，难以描述的胃部烧灼感，食欲差、进食少，体重下降，无力、腿麻、浑身发抖，常常感到活着没意思，自卑、悲观厌世情绪较重。在当地医院神经内科、消化科就诊，服用中药（具体诊断、药名不详）治疗效果不佳。由于体重下降，在当地综合医院进行肿瘤标志物的化验检查和胃镜、头颅MRI、颈部动静脉彩超检查，未见明显异常；几次查空腹血糖，结果均为5.3~6.1mmol/L，未出现烦渴多饮、多尿、多食症状。由于患者亲姐姐有类似精神病史（当前病情稳定），患者自己主动来我院精神科门诊就诊。患者平素身体健康状况良好，否认冠心病、高血压、糖尿病等病史。

精神检查：意识清，定向力完整，年貌相称，衣着整洁，面部表情僵硬，问答切题，未查出感知觉障碍，未查出思维内容、思维活动形式障碍，存在无愉快感，精神运动性迟滞，自我评价过低，睡眠障碍，食欲降低，体重减轻，无性欲、平时工作很努力、要求完美，对疾病有一定的认识，自知力部分存在。汉密尔顿抑郁量表（HAMD）评分26分，汉密尔顿焦虑量表（HAMA）评分24分。

症状学诊断：抑郁状态。

疾病学诊断：重度抑郁发作，伴有躯体症状。

治疗：给予盐酸帕罗西汀片、劳拉西泮片，结合蒙药匝迪-5、维命十一味散、苏格木勒-3治疗。经过2个月的治疗，查体时意识清，定向力完整，情绪平稳，接触主动，自诉心情较愉快，反应较前灵敏，腿麻、发抖、舌僵等症状缓解。对生活的态度较前明显积极向上，进食明显改善，睡眠正常。汉密尔顿抑郁量表（HAMD）评分7分，汉密尔顿焦虑量表（HAMA）评分5分。

总结与分析：抑郁发作可能存在着遗传学机制。研究表明，抑郁症的遗传度高达40%~70%，并且抑郁症患者临床特征受情感障碍家族史的影响，具有更严重的快感缺失及焦虑症状。该患者是由于遇到家庭矛盾后出现抑郁、悲观厌世，并且伴有严重的躯体症状，表现为胸闷、难以描述的胃部烧灼感、舌僵、耳鸣、耳聋、无力、腿麻等。本案例中患者的亲姐姐有类似精神病史，我们考虑该患者的抑郁发作可能与家族史有关。研究显示，家族史阳性的抑郁症患者具有起病年龄较早、症状更严重、病程长、反复发作，以及更严重的自杀倾向的特点，但抗抑郁药物治疗总体疗效与阴性家族史抑郁症患者相当。对于该患者，经抗抑郁药结合蒙药治疗后核心症状和躯体症状均得到明显缓解，病情达到了临床痊愈标准。依据该病的特点，我们嘱托患者及近亲属后续坚持规范服药、定期复查，并解释如果不能足疗程、足剂量持续治疗，可能导致病情反复发作,增加治疗难度。随着治疗时间的延长,患者会有更多的症状残留,造成其社会功能受损,甚至会出现更严重的后果。

【案例五】

患者女性,59岁,以"心烦7个月,加重1个月"为主诉就诊。患者于7个月前无明显诱因出现心烦、心慌、乏力,遇事发愁,总是唉声叹气,伴有经常打嗝,胃部不适、有饱胀感,睡眠差,但能坚持做家务活儿。近1个月上述症状加重并伴有坐立不安、极度消沉,独自一人的时候感到恐慌害怕,但人多的时候心烦加重,觉得活着也没意思,又感到自己活不下去了。经朋友介绍来我院就诊。既往身体健康状况良好,否认冠心病、高血压病、糖尿病病史。幼时有肝炎病史,已愈。

精神检查:意识清,心境低落,乐趣丧失,乏力及精力下降,定向力完整,年貌相称,衣着整洁,问答切题,接触好,未查出感知觉障碍,未查出思维内容、思维活动形式障碍,注意力集中,记忆力减退,智能正常,自知力完整,睡眠差。汉密尔顿抑郁量表(HAMD)评分30分,汉密尔顿焦虑量表(HAMA)评分25分。

症状学诊断:焦虑抑郁状态。

疾病学诊断:抑郁发作,伴有躯体症状。

治疗:给予盐酸帕罗西汀片、佐匹克隆片,结合蒙药匝迪-5、通拉嘎-5、高优-13、苏格木勒-3治疗。针刺治疗取穴:顶会穴、顶会四穴、眉间穴、黑白际穴、赫依穴、巴达干穴、命脉穴、心穴、肾穴、精府穴。经过2个月的治疗,精神检查时患者意识清,定向力完整,接触主动,交谈时偶带笑容,自诉睡眠尚可,兴趣爱好有所提升,积极参加诊疗活动,否认有不想活的想法,打嗝、胃部不适症状明显改善。汉密尔顿抑郁量表(HAMD)评分3分,汉密尔顿焦虑量表(HAMA)评分2分。

总结与分析：焦虑和抑郁状态是临床中常见的心理障碍，焦虑方面多见的为广泛性焦虑，即以过分担心一些日常生活事情为主，时常感到紧张，坐立不安，易疲劳，注意力不集中，甚至出现惊恐、头晕、心悸、睡眠障碍，易激惹、警觉性增高等。该患者可能存在广泛性焦虑导致失眠，随之出现疲乏、注意力不集中、头痛、头晕等症状。另一方面，除了心境低落、乐趣丧失、乏力以外，还伴有经常打嗝、胃不适感。研究显示，腹部胀满、泛酸、食欲下降、便秘、腹泻等症状是抑郁症患者常见躯体症状的主诉。初次来医院就诊时，患者最关注的是自己的心烦、乏力、坐立不安等症状，从未说起心境低落、乐趣丧失的症状，详细追问发现患者存在心境低落、乐趣丧失等症状不止7个月。根据症状，按抗抑郁、抗焦虑、促睡眠原则给予盐酸帕罗西汀片、佐匹克隆片，结合蒙医药治疗后抑郁、焦虑症状明显缓解，躯体症状疾病消失。抑郁和焦虑障碍共病的临床表现远比单一疾病复杂，导致诊断难度增加，有相当一部分抑郁、焦虑障碍的患者以躯体的各种不适为主诉，很少说起抑郁情绪，故其抑郁、焦虑共病常常被误诊或漏诊。该患者对自身疾病有一定的认知，但是一直未系统诊治，本次治疗中患者主动配合治疗，我们在针刺治疗过程中加强与患者的沟通，使患者找出其情绪困扰和行为不适的诱发事件，对其进行心理疏导，一方面缓解患者抑郁、焦虑情绪，另一方面有效减轻患者躯体的不适症状。

【案例六】

患者男性，61岁，企业工人，退休，以"消沉、心烦、睡眠差4年余"为主诉就诊。患者于2016年因买房不顺心，买完后觉得花大钱买了不称心的房子，出现心情压抑、埋怨，焦虑、情绪低落，夜间常常失眠，白天思睡，渐渐变得做事犹豫不决，怨天尤人，不愿见人，喜欢独处，总唉声叹气、疲乏无力，对自己失去信心，觉得活着没意思，食欲减退。出门时总怀疑自己忘了什么或落了什么而反复检查，坐公交车下车前反复检查自己的座位，怕有东西落在座位上，有时走到车门口，会再回来检查一遍才放心下车。回家后一言不发，或抱怨家人，牢骚满腹。为明确诊治，家属陪同他来我院精神科就诊。患者既往有冠心病病史2年，在当地综合医院心内科治疗，目前病情平稳。

精神检查：意识清，定向力完整，接触可，仪表整洁，检查配合，未查出幻觉及感知综合障碍，思维活动形式及思维内容未见异常，注意力集中，记忆力正常，智能正常，自知力完整，情绪低落、焦虑，有强迫动作，反复检查，存在睡眠障碍，食欲差。汉密尔顿抑郁量表（HAMD）评分29分，汉密尔顿焦虑量表（HAMA）评分21分。

症状学诊断：强迫状态。

疾病学诊断：中度抑郁发作，不伴有躯体症状。

治疗：给予盐酸舍曲林片、劳拉西泮片结合蒙药顺气安神丸、阿拉坦阿如拉-5、三味檀香散治疗。取穴：顶会穴、眉间穴、黑白际穴、心穴、命脉穴、赫依穴，针刺治疗。经过6周的治疗，患者症状明显改善，病情达到临床痊愈标准。汉密尔顿抑郁量表（HAMD）评分7分，汉密尔顿焦虑量表（HAMA）评分4分。

总结与分析：冠心病是严重威胁人类健康的心血管疾病，抑郁可增加冠心病及其不良预后事件的发生风险，反之，冠心病亦可导致抑郁症发病率的增加。一项研究结果显示，1024例冠心病患者中12%患有临床抑郁症，45%的患者存在抑郁情绪，说明冠心病患者的抑郁患病率很高。另有研究显示，冠心病患者中抑郁症患病率为17%~27%，患有抑郁症的冠心病患者与未患抑郁症的冠心病患者相比,心脏不良事件发生的风险要高出2~3倍。二者共病,增加了治疗难度。由于患者对冠心病、抑郁症的认知水平和自身习惯的影响,以及对抗抑郁药物副作用的顾虑与担忧,甚至对抗抑郁药物治疗疗效的不信任和对医生的不信任,很多抑郁症患者并不能做到足剂量、足疗程治疗。因此,最好建立随访系统,提高治疗依从性。

该患者有冠心病2年的病史,由于"买房不称心"而出现抑郁情绪。根据病情,遵循抑郁症和冠心病同治原则选择合适药物进行治疗。开始治疗前,让患者知晓药物的起效时间、疗程、可能的不良反应,需遵医嘱服药的必要性。同时,依据患者药物治疗的意愿介入蒙医药治疗。治疗期间,通过沟通了解患者对疾病的担忧,患者的生活环境、经济状况、社会支持,采取有针对性的治疗措施。另一方面加强对患者进行健康教育和咨询,缓解其焦虑紧张情绪,提高了患者战胜病魔的自信心、治疗依从性及自我管理能力。由于冠心病、抑郁症与睡眠障碍关系密切,后续治疗应重视患者失眠问题,早期给予有效的预防和控制。

【案例七】

患者女性,53岁,以"情绪低落、胸痛、失眠4个月余,懒散嗜睡1个月"为主诉就诊。患者于4个月前因丈夫从打工单位请假回家休息几天,开始担心丈夫丢工作,出现入睡困难,易醒,胡思乱想,感觉发生一些不好的事情,紧张焦虑,情绪低落。患者平时就比较内向,话不多,近来更是不爱说话,面容愁苦,不语不动,呆坐一处,当时未予以重视。2个月前由于失眠,胸痛,心烦,焦虑,精力下降,乏力,腹部不适等症状,在综合医院呼吸内科检查,诊断为胸膜炎,对症治疗2周后胸痛缓解。最近1个月无诱因再次出现胸痛、胸闷、心慌、气短、焦虑不安、绝望沮丧、疲倦不堪、精力缺乏，变得很懒散，整日卧床，不语不动，嗜睡，在当地综合医院呼吸内科再次检查，未见异常。但是患者日渐消瘦，不能料理个人卫生，在家人的协助下少量进食，曾在当地蒙医医院服用蒙药治疗，疗效一般。在当地医生的推荐下来我院精神科就诊。

精神检查：意识清晰，时间、地点、人物定向及自我定向无异常，接触被动，面容憔悴，目光呆滞，多问少答，检查被动服从。感觉正常，未查出错觉、幻觉及感知综合障碍；思维联想过程、思维联想连贯性、思维逻辑性、思维活动形式均正常，未查出妄想症状。情绪低落、不时烦躁，兴趣缺乏，喜欢独处，自卑自责，入睡困难、易醒不踏实，意志活动减退，智能正常，注意力集中困难，记忆力差，自知力不完整。量表评估：汉密尔顿抑郁量表（HAMD）评分23分，汉密尔顿焦虑量表（HAMA）评分22分。

症状学诊断：抑郁状态。

疾病学诊断：中度抑郁发作，伴躯体症状。

治疗：给予草酸艾司西酞普兰5~20mg/日，枸橼酸坦度螺酮胶囊5mg，日3次，蒙药七味广枣丸、通拉嘎–5、顺气安神丸，结合针刺治疗。取穴：顶会穴、眉间穴、赫依穴、肺穴、心穴、黑白际穴、癫狂穴、腕上穴。治疗1周，精神症状检查时患者自诉情绪较前稳定，睡眠改善。经过4周的治疗，精神症状检查患者意识清，情绪平稳，定向力完整，接触正常，积极参加科室一般活动，抑郁、焦虑症状明显缓解，夜间睡眠踏实，可持续5~7小时，对自身疾病恢复较满意。量表评估：汉密尔顿抑郁量表（HAMD）评分5分，汉密尔顿焦虑量表（HAMA）评分3分。

总结与分析：睡眠障碍是抑郁症的重要临床特征，亦可能是抑郁症的发病机制之一。睡眠障碍临床特征为入睡困难、睡眠浅、早醒、醒后难以再入睡，还有一部分患者以"嗜睡"为主，伴头晕、头痛。流行病学调查显示，有50%~90%的抑郁症患者主诉以睡眠障碍为主。具有夜晚睡眠节律紊乱、日间睡眠过度、日间或季节性情绪变化等特征的抑郁症患者病情更严重，治疗效果更差，残留症状更多。随着抑郁症患者睡眠结构的改善，抑郁症核心症状也得到有效改善。该患者除有情绪低落、身软乏力、感到绝望沮丧外，还有严重的睡眠障碍，对疾病有一定的认知，主动配合治疗。根据抑郁、焦虑症状，给予草酸艾司西酞普兰、枸橼酸坦度螺酮胶囊治疗，针对躯体症状给予蒙药加针刺治疗，以增强疗效。主穴取顶会穴、眉间穴、黑白际穴、赫依穴，治神志不清、赫依瘀滞、癫狂、心悸、心慌、心前区不适、心烦不安等病症，因胸痛、气短加肺穴、癫狂穴。经4周的治疗，患者睡眠障碍显著改善，心烦、坐立不安、焦虑、疲倦、精力不足等症状基本消失，病情达到临床痊愈标准。后续定期复查、规范服药，防止病情复发。

参考文献

[1] Grimsrud A, Stein D J, Seedat S, et al. The association between hypertension and depression and anxiety disordera: results from a nationally-Represen Tatlve sample ot South African adults [J]. PLoS one, 2009, 4(5): e5552.

[2] 梁慧, 程涛, 梁建辉. 焦虑抑郁共病障碍的研究进展 [J]. 神经药理学报, 2017, 7(6): 30—35.

[3] 肖乐, 丰雷, 朱雪泉, 等. 中国抑郁症患者急性期治疗后残留症状的现况调查 [J]. 中华精神科杂志, 2017, 50(3): 175—181.

[4]王士良, 葛陈捷, 钟华, 等. 情感障碍家族史对抑郁症患者临床特征及疗效的影响[J]. 临床精神医学杂志, 2021, 31(1): 31—34.

[5]Kuhlmann SL, Arolt V, Haverkamp W, et al. Prevalence, 12-month prognosis, and clinical managementneed of depression in coronary heart disease patients: Aprospective cohort study[J]. Psychother Psychosom, 2019, 88(5): 300—311.

[6]Ormel J, Von Korff M, Burger H, et al. Mental disorders among persons with heart disease-results from World Mental Health surveys[J]. GEN HOSP PSYCHIAT, 2007, 29(4): 325—334.

[7]Rudisch B, Nemeroff CB. Epidemiology of comorbid coronary artery disease and depression[J]. Biol Psychiatry, 2003, 54(3): 227—240.

[8]胡艳琼, 肖世富, 李冠军, 等. 有精神病性症状老年期抑郁症临床分析[J]. 蚌埠医学院学报, 2010, 35(6): 599—601.

[9]季益富, 杜洋, 王安珍, 等. 抑郁症患者精神病性症状与童年期虐待及防御方式的关联研究[J]. 临床精神医学杂志, 2020, 30(6): 427—430.

[10]陈卿, 韩明辉, 黄生兵, 等. 双相情感障碍和2型糖尿病相关性研究进展[J]. 中华流行病学杂志, 2020, 41(10): 1741—1744.

[11]Wandell P, Ljunggren G, Wahlstrtim L, et al. Diabetes and psychiatric illness in the total population of Stockholm[J]. J Psychosomat Res, 2014, 77(3): 169—173.

[12]Zeinoddini A, Sorayani M, Hassanzadeh E, et al. Pioglitazone adjunctive therapy for depressive episode of bipolar disorder: A randomized, double-blind, placebo-controlled trial[J]. Depress Anxiety, 2015, 32(3): 167—173. DOI: 10.1002/da.22340.

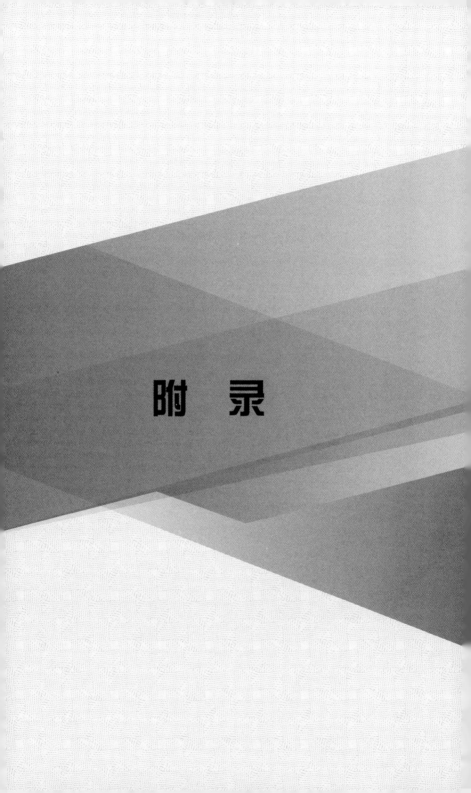

附　录

附录一 常用抑郁量表

抑郁评估量表在日常临床和临床科研工作中应用广泛,合理选择抑郁筛查量表有助于早发现、规范治疗,以避免不良事件发生。下面介绍常用的90项症状清单(SCL-90)、流调用抑郁自评量表(CES-D)、抑郁自评问卷(BDI)、Zung 氏抑郁自评量表(SDS)、焦虑自评量表(SAS)、汉密尔顿抑郁量表(HAMD)、汉密尔顿焦虑量表(HAMA)、蒙哥马利抑郁量表(MADRS)、纽卡斯尔抑郁诊断量表(NDI)、Marks恐怖强迫量表(MSCPOR)、生活质量量表(SF-12)、阳性与阴性症状量表(PANSS)、PHQ-9抑郁症筛查量表、社会功能缺陷筛选量表(SDSS)、日常生活能力量表(ADL)、简易智能精神状态检查量表(MMSE)、治疗时出现的症状量表(TESS)、抗抑郁剂副反应量表(SERS)和快速抑郁症状自评问卷(QIDS-SR)等量表,供相关医务人员在实际工作中选用。

一、90项症状清单(SCL-90)

90项症状清单(SCL-90),共有90个项目,包含感觉、情感、思维、意识、行为、生活习惯、人际关系、饮食、睡眠等,90个项目反映10个方面的心理症状,统计主要有总分和因子分。SCL-90项目采用5

级评分制, 见表1。评定的时间为"现在"或者是"最近一个星期"的实际感觉。具体如下:

A. 从无: 自觉无该项问题;

B. 轻度: 自觉有该项症状, 但对被试者并无实际影响, 或者影响轻微;

C. 中度: 自觉有该项症状, 对被试者有一定影响;

D. 偏重: 自觉有该项症状, 对被试者有相当程度的影响;

E.严重: 自觉该症状的频度和强度都十分严重, 对被试者的影响严重。

表1 90项症状清单 (SCL-90)

症状	分级				
	A	B	C	D	E
1. 头痛	从无	轻度	中度	偏重	严重
2. 神经过敏, 心中不踏实	从无	轻度	中度	偏重	严重
3. 头脑中有不必要的想法或字句盘旋	从无	轻度	中度	偏重	严重
4. 头晕或晕倒	从无	轻度	中度	偏重	严重
5. 对异性的兴趣减退	从无	轻度	中度	偏重	严重
6. 对旁人责备求全	从无	轻度	中度	偏重	严重
7. 感到别人能控制您的思想	从无	轻度	中度	偏重	严重
8. 责怪别人制造麻烦	从无	轻度	中度	偏重	严重
9. 忘性大	从无	轻度	中度	偏重	严重
10. 担心自己的衣饰整齐及仪态端正	从无	轻度	中度	偏重	严重
11. 容易烦恼和激动	从无	轻度	中度	偏重	严重
12. 胸痛	从无	轻度	中度	偏重	严重
13. 害怕空旷的场所或街道	从无	轻度	中度	偏重	严重
14. 感到自己的精力下降, 活动减慢	从无	轻度	中度	偏重	严重

续表

症状	分级				
	A	B	C	D	E
15. 想结束自己的生命	从无	轻度	中度	偏重	严重
16. 听到旁人听不到的声音	从无	轻度	中度	偏重	严重
17. 发抖	从无	轻度	中度	偏重	严重
18. 感到大多数人都不可信任	从无	轻度	中度	偏重	严重
19. 胃口不好	从无	轻度	中度	偏重	严重
20. 容易哭泣	从无	轻度	中度	偏重	严重
21. 同异性相处时感到害羞、不自在	从无	轻度	中度	偏重	严重
22. 感到受骗、中了圈套或有人想抓住您	从无	轻度	中度	偏重	严重
23. 无缘无故地突然感到害怕	从无	轻度	中度	偏重	严重
24. 自己不能控制地大发脾气	从无	轻度	中度	偏重	严重
25. 怕单独出门	从无	轻度	中度	偏重	严重
26. 经常责怪自己	从无	轻度	中度	偏重	严重
27. 腰痛	从无	轻度	中度	偏重	严重
28. 感到难以完成任务	从无	轻度	中度	偏重	严重
29. 感到孤独	从无	轻度	中度	偏重	严重
30. 感到苦闷	从无	轻度	中度	偏重	严重
31. 过分担忧	从无	轻度	中度	偏重	严重
32. 对事物不感兴趣	从无	轻度	中度	偏重	严重
33. 感到害怕	从无	轻度	中度	偏重	严重
34. 您的感情容易受到伤害	从无	轻度	中度	偏重	严重
35. 旁人能知道您的私下想法	从无	轻度	中度	偏重	严重
36. 感到别人不理解您、不同情您	从无	轻度	中度	偏重	严重
37. 感到人们对您不友好、不喜欢您	从无	轻度	中度	偏重	严重
38. 做事必须很慢，以保证做得正确	从无	轻度	中度	偏重	严重

续表

症状	分级				
	A	B	C	D	E
39. 心跳得很厉害	从无	轻度	中度	偏重	严重
40. 恶心或胃部不舒服	从无	轻度	中度	偏重	严重
41. 感到比不上他人	从无	轻度	中度	偏重	严重
42. 肌肉酸痛	从无	轻度	中度	偏重	严重
43. 感到有人在监视您、谈论您	从无	轻度	中度	偏重	严重
44. 难以入睡	从无	轻度	中度	偏重	严重
45. 做事必须反复检查	从无	轻度	中度	偏重	严重
46. 难以作出决定	从无	轻度	中度	偏重	严重
47. 怕乘电车、公共汽车、地铁或火车	从无	轻度	中度	偏重	严重
48. 呼吸有困难	从无	轻度	中度	偏重	严重
49. 一阵阵发冷或发热	从无	轻度	中度	偏重	严重
50. 因感到害怕而避开某些东西、场合或活动	从无	轻度	中度	偏重	严重
51. 脑子变空了	从无	轻度	中度	偏重	严重
52. 身体发麻或刺痛	从无	轻度	中度	偏重	严重
53. 喉咙有梗塞感	从无	轻度	中度	偏重	严重
54. 感到前途没有希望	从无	轻度	中度	偏重	严重
55. 不能集中注意力	从无	轻度	中度	偏重	严重
56. 感到身体的某一部分软弱无力	从无	轻度	中度	偏重	严重
57. 感到紧张或容易紧张	从无	轻度	中度	偏重	严重
58. 感到手或脚发重	从无	轻度	中度	偏重	严重
59. 想到死亡的事	从无	轻度	中度	偏重	严重
60. 吃得太多	从无	轻度	中度	偏重	严重
61. 当别人看着您或谈论您时感到不自在	从无	轻度	中度	偏重	严重

续表

症状	分级				
	A	B	C	D	E
62. 有一些不属于您自己的想法	从无	轻度	中度	偏重	严重
63. 有想打人或伤害他人的冲动	从无	轻度	中度	偏重	严重
64. 醒得太早	从无	轻度	中度	偏重	严重
65. 必须反复洗手、点数	从无	轻度	中度	偏重	严重
66. 睡得不稳不深	从无	轻度	中度	偏重	严重
67. 有想摔坏或破坏东西的想法	从无	轻度	中度	偏重	严重
68. 有一些别人没有的想法	从无	轻度	中度	偏重	严重
69. 感到对别人神经过敏	从无	轻度	中度	偏重	严重
70. 在商场、影院等人多的地方感到不自在	从无	轻度	中度	偏重	严重
71. 感到任何事情都很困难	从无	轻度	中度	偏重	严重
72. 一阵阵恐惧或惊恐	从无	轻度	中度	偏重	严重
73. 感到在公共场合吃东西很不舒服	从无	轻度	中度	偏重	严重
74. 经常与人争论	从无	轻度	中度	偏重	严重
75. 单独一人时神经很紧张	从无	轻度	中度	偏重	严重
76. 别人对您的成绩没有作出恰当的评价	从无	轻度	中度	偏重	严重
77. 即使和别人在一起也感到孤单	从无	轻度	中度	偏重	严重
78. 感到坐立不安、心神不定	从无	轻度	中度	偏重	严重
79. 感到自己没有什么价值	从无	轻度	中度	偏重	严重
80. 感到熟悉的东西变得陌生或不像是真的	从无	轻度	中度	偏重	严重
81. 大叫或摔东西	从无	轻度	中度	偏重	严重
82. 害怕会在公共场合晕倒	从无	轻度	中度	偏重	严重
83. 感到别人想占您的便宜	从无	轻度	中度	偏重	严重

续表

症状	分级				
	A	B	C	D	E
84. 为一些有关性的想法而很苦恼	从无	轻度	中度	偏重	严重
85. 您认为应该因为自己的过错而受到惩罚	从无	轻度	中度	偏重	严重
86. 感到要很快把事情做完	从无	轻度	中度	偏重	严重
87. 感到自己的身体有严重问题	从无	轻度	中度	偏重	严重
88. 从未感到和其他人很亲近	从无	轻度	中度	偏重	严重
89. 感到自己有罪	从无	轻度	中度	偏重	严重
90. 感到自己的脑子有毛病	从无	轻度	中度	偏重	严重

【结果统计和分析】总分：为90个项目评分之和。总均分：总分/90，表示受试者的自我感觉在1~5级别之间的哪一个范围内。阳性项目数：表示受试者在多少项目中呈现有症状。阴性项目数：表示受试者没有症状项目数，或者90-阳性项目数。阳性症状均分：（总分-阴性项目数）/阳性项目数，表示试者自我感觉不佳的项目严重程度。因子分：90个项目共有10个因子，包括躯体化因子、强迫症状、人际关系敏感、忧郁因子、焦虑因子、敌对因子、恐怖因子、偏执因子、精神病性、其他等10个因子，因子分=组成某一因子的各项目总分/组成某一因子的项目数，反映受试者某一方面的严重程度。

二、流调用抑郁自评量表（CES-D）

流调用抑郁自评量表，于1977年由美国国立精神研究所编制，原名为流行学研究中心抑郁量表（Center for Epidemiological Survey, Depression Scale, CES-D），是目前国内外应用较广泛的抑郁症状筛查工具，也可用于评定抑郁症状的严重程度。CES-D共有20个项目，每个项目评定一个症状。量表评定按过去1周内出现相应情况或感觉的频度进行自评，评定的时间为"最近1个星期以内"的实际感觉。不足1天者为"没有或基本没有"，1~2天为"少有"，3~4天为"常有"，5~7天为"几乎一直有"，按20个项目顺序依次评为0~3分；第4、8、12、16题为反向评分题，评分顺序为3~0分，见表2。

表2 流调用抑郁自评量表（CES-D）

症状	分级			
	没有或基本没有	少有	常有	几乎一直有
1. 我因一些小事而烦恼	□	□	□	□
2. 我不大想吃东西，我的胃口不好	□	□	□	□
3. 无法摆脱心中苦闷（即使家属和朋友帮助）	□	□	□	□
4. 我觉得我和其他人一样好	□	□	□	□
5. 我在做事时，无法集中自己的注意力	□	□	□	□
6. 我感到情绪低沉	□	□	□	□
7. 我感到做任何事都很费力	□	□	□	□
8. 我感觉到前途是有希望的	□	□	□	□
9. 我觉得我的生活是失败的	□	□	□	□
10. 我感到害怕	□	□	□	□
11. 我的睡眠情况不好	□	□	□	□
12. 我感到高兴	□	□	□	□
13. 我比平时说话要少	□	□	□	□

续表

症状	分级			
	没有或基本没有	少有	常有	几乎一直有
14. 我感到孤单	☐	☐	☐	☐
15. 我觉得人们对我不太友好	☐	☐	☐	☐
16. 我觉得生活得很有意思	☐	☐	☐	☐
17. 我曾哭泣	☐	☐	☐	☐
18. 我感到忧愁	☐	☐	☐	☐
19. 我感到人们不喜欢我	☐	☐	☐	☐
20. 我觉得无法继续我的日常工作	☐	☐	☐	☐

【结果统计和分析】总分≤15分为无抑郁症状，16~19分为可能有抑郁症状，≥20分为肯定有抑郁症状。

三、抑郁自评问卷（BDI）

Beck抑郁自评量表（Beck depression rating scale）是最常用的抑郁自评量表，于20世纪60年代由美国著名心理学家Beck AT 编制，广泛应用于科学研究与临床实践。有21项和13项两种版本。21项抑郁自评问卷（BDI）将抑郁表述为 21 个"症状–态度类别"，每个条目便代表一个类别，目的是评价抑郁的严重程度。21项BDI 采取 4 级评分标准，从无到极重，级别赋值为 0~3 分，总分范围 0~63 分，见表3。由于严重抑郁症患者不能很好地完成21项BDI，Beck于1974年编制了13项BDI，13项BDI 仍采取 4 级评分标准，从无到严重，级别赋值为 0~3 分，总分范围 0~39 分，见表4。

表3 抑郁自评问卷（21项版）

项目序号	分级	存在的症状（或问题）	评分
一	0.	我不感到悲伤	☐
	1.	我感到悲伤	☐
	2.	我始终悲伤，不能自制	☐
	3.	我太悲伤或不愉快，不堪忍受	☐
二	0.	我对将来并不失望	☐
	1.	我对未来感到心灰意冷	☐
	2.	我感到前景暗淡	☐
	3.	我觉得将来毫无希望，无法改善	☐
三	0.	我没有感到失败	☐
	1.	我觉得比一般人失败要多一些	☐
	2.	回首往事，我能看到的是很多次失败	☐
	3.	我觉得自己是一个完全失败的人	☐
四	0.	我和以前一样，从各种事件中得到满足	☐
	1.	我不像往常一样从各种事件中得到满足	☐
	2.	我不再能从各种事件中得到真正的满足	☐
	3.	我对一切事情都不满意或感到枯燥无味	☐
五	0.	我不感到罪过	☐
	1.	我在相当部分的时间里感到罪过	☐
	2.	我在大部分时间里觉得有罪	☐
	3.	我在任何时候都觉得有罪	☐
六	0.	我没有觉得受到惩罚	☐
	1.	我觉得可能受到惩罚	☐
	2.	我预料将受到惩罚	☐
	3.	我觉得正受到惩罚	☐
七	0.	我对自己并不失望	☐
	1.	我对自己感到失望	☐
	2.	我对自己感到讨厌	☐
	3.	我恨我自己	☐

续表

项目序号	分级	存在的症状（或问题）	评分
八	0. 1. 2. 3.	我觉得我并不比其他人更不好 我对自己的弱点和错误要批判 我在所有的时间里都责备自己的过错 我责备自己所有的事情都弄坏了	☐ ☐ ☐ ☐
九	0. 1. 2. 3.	我没有任何自杀的想法 我有自杀的想法，但我不会去做 我想自杀 如果有机会我就自杀	☐ ☐ ☐ ☐
十	0. 1. 2. 3.	我同往常一样哭泣 我比往常哭得多 我现在一直要哭 我过去能哭，但现在要哭也哭不出来	☐ ☐ ☐ ☐
十一	0. 1. 2. 3.	和过去相比，我现在生气并不多 我现在比往常更容易生气发火 我觉得现在所有的时间都容易生气 过去使我生气的事，现在一点也不能使我生气了	☐ ☐ ☐ ☐
十二	0. 1. 2. 3.	我对其他人没有失去兴趣 和过去相比，我对别人的兴趣减少了 我对别人的兴趣大部分失去了 我对别人的兴趣已全部丧失了	☐ ☐ ☐ ☐
十三	0. 1. 2. 3.	我做决定和过去一样好 我推迟作出决定比过去多了 我做决定比以前困难大得多 我再也不能作出决定了	☐ ☐ ☐ ☐
十四	0. 1. 2. 3.	我觉得看上去我的外表并不比过去差 我担心看上去我显得老了，没吸引力了 我觉得我的外貌有些固定的变化，使我难看了 我相信我看起来很丑陋	☐ ☐ ☐ ☐

续表

项目序号	分级	存在的症状（或问题）	评分
十五	0.	我工作和以前一样好	☐
	1.	要着手做事，我现在要额外花些力气	☐
	2.	无论做什么事，我必须努力催促自己才行	☐
	3.	我什么工作也不能做了	☐
十六	0.	我睡觉与往常一样好	☐
	1.	我睡觉不如过去好	☐
	2.	我比往常早醒1~2小时，难以再入睡	☐
	3.	我比往常早醒几小时，不能再睡	☐
十七	0.	我并不感到比往常更疲乏	☐
	1.	我比过去更容易感到疲乏	☐
	2.	几乎不管做什么，我都感到疲乏无力	☐
	3.	我太疲乏无力，不能做任何事情	☐
十八	0.	我的食欲与往常一样	☐
	1.	我的食欲不如过去好	☐
	2.	我现在的食欲差多了	☐
	3.	我一点也没有食欲了	☐
十九	0.	最近我的体重并无很大减轻	☐
	1.	我的体重下降了5磅（约2.27kg）以上	☐
	2.	我的体重下降了10磅（约4.54kg）以上	☐
	3.	我的体重下降了15磅（约6.80kg）以上	☐
二十	0.	我对最近的健康状况并不比往常更担心	☐
	1.	我担心身体上的问题，如疼痛、胃不适或便秘	☐
	2.	我非常担心身体问题，想别的事情很难	☐
	3.	我对身体问题如此担忧，以致不能想其他任何事情	☐
二十一	0.	我没有发现自己对性的兴趣最近有什么变化	☐
	1.	我对性的兴趣比过去降低了	☐
	2.	现在我对性的兴趣又大大下降	☐
	3.	我对性的兴趣已经完全丧失	☐

【结果统计和分析】评定最近2周情况，各项均采取0~3分的4级评分标准，0~13分为无抑郁，14~19分为轻度抑郁，20~28分为中度抑郁，29~63分为严重抑郁。

表4　抑郁自评问卷（13项版）

项目序号	分级	存在的症状（或问题）	评分
一	0.	我不感到忧郁	☐
	1.	我感到忧郁	☐
	2.	我始终忧伤，无法摆脱	☐
	3.	我十分悲伤或不愉快，不堪忍受	☐
二	0.	我对将来并不失望	☐
	1.	对我的前途不乐观	☐
	2.	感到对前途不抱希望	☐
	3.	我觉得将来毫无希望，无法改善	☐
三	0.	我没有感到失败	☐
	1.	我觉得比一般人失败要多些	☐
	2.	回首往事，我能看到的是很多次失败	☐
	3.	我觉得我是一个完全失败的人	☐
四	0.	我并不觉得有什么不满意	☐
	1.	我觉得我能像平时那样享受生活	☐
	2.	任何事情都不能使我感到满意一些	☐
	3.	我对所有事情都不满意	☐
五	0.	我不感到有罪过	☐
	1.	我在相当的时间里感到有罪过	☐
	2.	我在大部分时间里觉得有罪	☐
	3.	我在任何时候都觉得有罪	☐
六	0.	我对自己并不失望	☐
	1.	我对自己感到失望	☐
	2.	我讨厌自己	☐
	3.	我恨自己	☐

续表

项目序号	分级	存在的症状（或问题）	评分
七	0.	我没有任何自杀的想法	☐
	1.	我有自杀想法，但我不会去做	☐
	2.	我想自杀	☐
	3.	如果有机会我就自杀	☐
八	0.	我对其他人没有失去兴趣	☐
	1.	和过去相比，我对别人的兴趣减少了	☐
	2.	我对别人的兴趣大部分失去了	☐
	3.	我对别人的兴趣已全部丧失了	☐
九	0.	我能像平时一样作出决定	☐
	1.	我推迟作出决定比过去多了	☐
	2.	我做决定比以前困难大得多	☐
	3.	我再也不能作出决定了	☐
十	0.	觉得我的外表看上去并不比过去更差	☐
	1.	我担心自己看上去显得老了，没有吸引力	☐
	2.	我觉得我的外貌有些变化，使我难看了	☐
	3.	我相信我看起来很丑陋	☐
十一	0.	我工作和以前一样好	☐
	1.	要着手做事，我目前需额外花些力气	☐
	2.	无论做什么事，我必须努力催促自己才行	☐
	3.	我什么工作也不能做了	☐
十二	0.	我并不感到比往常更疲乏	☐
	1.	我比过去更容易感到疲乏无力	☐
	2.	几乎不管做什么，我都感到疲乏无力	☐
	3.	我太疲乏无力，不能做任何事情	☐
十三	0.	我的食欲和往常一样	☐
	1.	我的食欲不如过去好	☐
	2.	我目前的食欲差得多了	☐
	3.	我一点也没有食欲了	☐

【结果统计和分析】评定最近2周情况,各项均采取0~3分的4级评分标准,0~4分为无抑郁,5~7分为轻度抑郁,8~15分为中度抑郁,16分以上为严重抑郁。

四、Zung 氏抑郁自评量表(SDS)

Zung 氏抑郁自评量表(Zung Self-rating De-pression Scale,SDS)可以直观地反映病人的主观抑郁状况,广泛用于老年抑郁筛查及门诊对抑郁症的筛查,同时用于治疗效果的评估监测。SDS 里面包含 20 个条目,每一条目相当于一个有关症状,每个条目后有四个格,分别表示过去1周内出现这类情况的天数。无或偶尔:过去1周内,出现这类情况的日子不超过1天;有时:过去1周内,1~2天有过这类情况;经常:过去1周内,3~4天有过这类情况;持续:即绝大部分或全部时间,过去1周内,5~7天有过这类情况。见表5。

表5 Zung氏抑郁自评量表(SDS)

存在的症状(或问题)	等级			
	无或偶尔	有时	经常	持续
1. 我感到情绪沮丧	□	□	□	□
2. 我感到早晨心情好	□	□	□	□
3. 我要哭或想哭	□	□	□	□
4. 我夜间睡眠不好	□	□	□	□
5. 我吃的和平时一样多	□	□	□	□
6. 我的性功能正常	□	□	□	□
7. 我感到体重减轻	□	□	□	□
8. 我为便秘烦恼	□	□	□	□

续表

存在的症状（或问题）	等级			
	无或偶尔	有时	经常	持续
9. 我的心跳比平时快	☐	☐	☐	☐
10. 我无缘无故感到疲劳	☐	☐	☐	☐
11. 我的头脑像往常一样清醒	☐	☐	☐	☐
12. 我做事像平常一样不感到困难	☐	☐	☐	☐
13. 我坐卧不安，不能保持平静	☐	☐	☐	☐
14. 我对未来感到有希望	☐	☐	☐	☐
15. 我比平时更容易激怒	☐	☐	☐	☐
16. 我觉得做什么决定都很容易	☐	☐	☐	☐
17. 我觉得自己是有用的，他人需要我	☐	☐	☐	☐
18. 我的生活很有意义	☐	☐	☐	☐
19. 假如我死了，别人会过得更好	☐	☐	☐	☐
20. 我仍喜欢自己平时喜欢的东西	☐	☐	☐	☐

【结果统计和分析】按 1~4 级评分，无或偶尔1分，有时2分，经常3分，持续4分。将20个项目得分相加，总分数超过40分，受试者可能有抑郁存在。自评量表得分越高，提示抑郁程度越重。也可根据抑郁严重度指数评定，抑郁严重度指数=各条目累计分/80（最高总分），指数范围为0.25~1.0。0.5以下者无抑郁，0.50~0.59为轻度抑郁，0.60~0.69为中至重度抑郁，0.70以上为重度抑郁。

五、焦虑自评量表（SAS）

焦虑自评量表（Self-Rating Anxiety Scale, SAS）最初是由美国

杜克大学医学院的W. K. Zung于1971年编制的, 用于评价焦虑症个体的主观感受, 作为衡量焦虑状态的轻重程度, 以及在治疗中的变化的依据。SAS包含20个自评项目, 采取1—4级评分法。受试者按照每条项目所示的程度回答问题。1分: 没有或很少时间有; 2分: 小部分时间有; 3分: 相当多的时间有; 4分: 绝大部分或全部时间有。见表6。

表6　焦虑自评量表 (SAS)

序号	存在的症状 (或问题)	分级			
		没有或很少时间有	小部分时间有	相当多的时间有	绝大部分或全部时间有
1	我觉得比平时容易紧张和着急	1	2	3	4
2	我无缘无故地感到害怕	1	2	3	4
3	我容易心里烦乱或觉得惊恐	1	2	3	4
4	我觉得我可能要发疯	1	2	3	4
5	我觉得一切很好, 也不会发生什么不幸	4	3	2	1
6	我手脚发抖打战	1	2	3	4
7	我因为头痛、颈痛和背痛而苦恼	1	2	3	4
8	我感觉容易衰弱和疲乏	1	2	3	4
9	我觉得心平气和, 并且容易安静坐着	4	3	2	1
10	我觉得心跳得快	1	2	3	4
11	我因为一阵阵头晕而苦恼	1	2	3	4
12	我有过晕倒发作, 或觉得要晕倒似的	1	2	3	4

续表

序号	存在的症状（或问题）	分级			
		没有或很少时间有	小部分时间有	相当多的时间有	绝大部分或全部时间有
13	我呼气、吸气都感到很容易	4	3	2	1
14	我手脚麻木和刺痛	1	2	3	4
15	我因胃痛和消化不良而苦恼	1	2	3	4
16	我常常要小便	1	2	3	4
17	我的手常常是干燥温暖的	4	3	2	1
18	我脸红发热	1	2	3	4
19	我容易入睡且一夜睡得很好	4	3	2	1
20	我做噩梦	1	2	3	4

【结果统计和分析】20个项目依次按 1—4 级评分，第 5、9、13、17、19 题为反向评分题，评分顺序为4～1分。将20个项目的各项得分相加，得总粗分。标准分=总粗分×1.25，取整数。以50分为临界值，分值越高于临界值，则表示焦虑情绪越严重，即50～59分为轻度焦虑，60～69分为中度焦虑，＞70分为重度焦虑。

六、汉密尔顿抑郁量表（Hamailton Depression Scale，HAMD）

汉密尔顿抑郁量表（Hamailton Depression Scale，HAMD）是

目前临床上最常用的评估抑郁情绪的量表之一，由英国Leeds大学Hamilton教授于1960年编制。目的是评价已诊断为抑郁症患者的病情轻重及抑郁症的治疗效果。目前有24项、21项、17项3个版本。21项汉密尔顿抑郁量表与24项量表相比，少第22—24项。17项汉密尔顿抑郁量表与24项量表相比，少第18—24项。24项汉密尔顿抑郁量表中第1、2、3、7、8、9、10、11、14、15、19、20、22、23、24项症状采用0~4分的5级评分法，其他症状按0~2分的3级评分法。见表7。

表7　24项汉密尔顿抑郁量表（HAMD-24）

项目		症状（或存在的问题）及分级	评分
1	抑郁心境（感到悲伤、绝望、无依无靠、无用）	0：无症状 1：只有在问到时才诉说这些感觉情况 2：在谈话中自发地表达这些感觉情况 3：不用语言也可以通过面部表情、姿势、声音或欲哭中流露这些情绪 4：病人的自发言语和非言语表达方面（表情、动作）几乎完全表现为这种情绪	
2	有罪感	0：无症状 1：自我责备，感到自己已连累他人 2：认为自己犯了罪，或反复思考以往的过失或错误 3：认为现在的疾病是对自己的错误的惩罚或有罪恶妄想 4：罪恶妄想伴有指责或威胁性幻觉	
3	自杀	0：不存在 1：感到活着没有意义 2：希望自己已经死去或常想到与死有关的事 3：自杀念头或表示 4：企图自杀	

续表

	项目	症状（或存在的问题）及分级	评分
4	入睡困难	0: 没有困难 1: 主诉偶尔有入睡困难，上床30分钟后仍不能入睡 2: 主诉每夜入睡都有困难	
5	睡眠不深	0: 没有困难 1: 诉说在夜晚不安稳和受干扰 2: 夜晚醒来（因为任何原因而起床，不包括去厕所）	
6	早醒	0: 没有困难 1: 早上起得早但能再入睡 2: 如果病人起床就不能再入睡	
7	工作和兴趣	0: 没有困难 1: 提问时才诉述 2: 自发地直接或间接表达对活动、工作或学习失去兴趣，如感到无精打采、犹豫不决、不能坚持或需强迫才能工作或活动 3: 活动减少或效率降低，病室劳动或娱乐<3小时 4: 因目前的疾病而停止工作，住院者不参加任何活动或没有他人帮助便不能完成病室日常事务	
8	迟缓	0: 正常思维和言语 1: 交谈时稍阻滞 2: 交谈时明显迟滞 3: 交谈困难 4: 完全木僵	
9	激越	0: 没有 1: 坐立不安 2: 明显心神不定或小动作多（玩手、头发等） 3: 不能静坐，检查中曾起立 4: 搓手、咬手指、扯头发、咬嘴唇	

续表

项目		症状（或存在的问题）及分级	评分
10	精神性焦虑	0: 无症状 1: 主观紧张和易激怒 2: 为小事烦恼 3: 表情和言谈流露出明显忧虑 4: 明显惊恐	
11	躯体性焦虑	0: 无症状 1: 轻度 2: 中度, 有肯定的上述症状 3: 重度, 上述症状严重, 影响生活或需要处理 4: 严重影响生活和活动	
12	胃肠道症状	0: 无症状 1: 食欲减退, 但不需要他人鼓励便自行进食 2: 进食需他人催促或请求	
13	全身症状	0: 无症状 1: 四肢、背部或颈部沉重感, 背痛、头痛、肌肉疼痛, 全身乏力或疲倦 2: 上述症状明显	
14	性症状（如性欲丧失、月经紊乱）	0: 无症状 1: 轻度 2: 重度	
15	疑病	0: 不存在 1: 对身体健康过分关注 2: 反复考虑健康问题 3: 有疑病妄想 4: 伴幻觉的疑病妄想	
16	体重减轻	A. 根据病史评定 　0: 无症状 　1: 患者叙述可能有体重减轻 　2: 肯定体重减轻 B. 医师测定体重 　0: 体重记录表明一星期内减轻不到0.5kg 　1: 体重记录表明一星期内减轻0.5kg以上 　2: 体重记录表明一星期内减轻1kg以上	

续表

项目		症状(或存在的问题)及分级	评分
17	自知力	0: 知道自己有病,表现为抑郁 1: 知道自己有病,但归咎于伙食太差、环境问题、工作过忙、病毒感染、需要休息 2: 完全否认有病	
18	日夜变化(白天重,晚上轻)	0: 不存在 1: 轻度 2: 严重	
19	现实解体和人格解体	0: 不存在 1: 远离感觉 2: 感觉周围的事物不真实 3: 感觉自己不真实 4: 感觉自己不是作为一个人生活在世上	
20	类偏执狂症状	0: 没有 1: 猜测或又疑心 2: 猜测他人要伤害他 3: 妄想他人要伤害他并正试图这样做 4: 幻想他人正试图伤害他	
21	强迫症状	0: 不存在 1: 承认有这些症状 2: 承认本人认为的正确想法与正常的观点和感觉相反	
22	能力减退感	0: 无 1: 仅于提问时方引出主观体验 2: 患者主动表示有能力减退感 3: 需鼓励、指导和安慰才能完成病室日常事务或个人卫生 4: 穿衣、梳洗、进食、铺床或个人卫生均需要他人协助	

续表

项目		症状（或存在的问题）及分级	评分
23	绝望感	0：无 1：有时怀疑"情况是否会好转"，但解释后能接受 2：持续感到"没有希望"，但解释后能接受 3：对未来感到灰心、悲观和绝望，解释后不能排除 4：自动反复诉述"我的病不会好了"，或者诸如此类的情况	
24	自卑感	0：无 1：仅在询问时诉述有自卑感 2：自动诉述有自卑感（我不如他人） 3：病人主动诉述"我一无是处"或"低人一等"，与评2分者只是程度的差别 4：自卑感达妄想的程度，例如"我是废物"或类似情况	
总　分			

【结果统计和分析】总分越低病情越轻，总分越高病情越重。目前，临床上常用的为24项和17项汉密尔顿抑郁量表。24项HAMD由7个因子组成，即焦虑/躯体化、体重、认识障碍、迟缓、睡眠障碍、日夜变化、绝望感等7个因子。其中，焦虑/躯体化由精神性焦虑、躯体性焦虑、胃肠道症状、疑病、自知力和全身症状等项组成，体重只有体重减轻1项，认识障碍包括有罪感、自杀、激越、人格或现实解体、偏执症状和强迫症状等项，日夜变化仅有日夜变化1项，迟缓包括抑郁情绪、工作和兴趣、迟缓和性症状4项，睡眠障碍由入睡困难、睡眠不深和早醒3项组成，绝望感由能力减退感、绝望感和自卑感3项组成。24项抑郁量表总分＜8分表示正常，总分在8~20分表示可能有抑郁症，总分在21~35分表示肯定有抑郁症，总分＞35分表

示可能有严重抑郁症。

17项HAMD由5个因子组成,即焦虑/躯体化、体重、认知障碍、迟缓和睡眠障碍等。其中,焦虑/躯体化包括精神性焦虑、躯体性焦虑、胃肠道症状、疑病、自知力、全身症状6项,体重只有体重减轻1项,认知障碍包括有罪感、自杀、激越3项,阻滞障碍包含抑郁情绪、工作和兴趣、迟缓、性症状4项,睡眠障碍包含入睡困难、睡眠不深和早醒3项。17项抑郁量表总分<7分表示正常,总分在7~17分表示轻度抑郁,总分在18~24分表示中度抑郁,总分>24分为重度抑郁。

七、汉密尔顿焦虑量表(Hamailton Anxiety Scale, HAMA)

汉密尔顿焦虑量表(HAMA)是应用广泛的评定焦虑程度的量表之一,由Hamilton于1959年编制。HAMA将焦虑因子分为躯体性和精神性两大类,包括焦虑心境、抑郁心境、心血管系统症状、呼吸系统症状、肌肉系统症状、感觉系统症状、胃肠消化道症状、与人谈话时的行为表现等14个方面,涵盖了躯体、情绪、行为的相关问题。HAMA评定患者当前或者治疗前1周的情况,用以比较治疗前后症状和病情的变化。见表8。

表8　汉密尔顿焦虑量表（HAMA）

项目	存在的症状（或问题）	评分
1. 焦虑心境	担心，预感会发生最坏的情况，恐惧性的期盼，易激惹	
2. 紧张	紧张、疲劳、惊恐反应，易激动，颤抖，不能平静，不能放松	
3. 害怕	怕黑暗，怕生人，怕独自一人，怕动物，怕过马路，怕人多拥挤	
4. 失眠	难入睡，睡眠中断，睡眠不足或醒后感觉困乏，多梦、夜惊	
5. 记忆或注意障碍	注意力不集中，记忆力不好	
6. 抑郁心境	缺乏兴趣，对各项业余爱好感到索然无味，抑郁、早醒，一日之内心境有波动	
7. 肌肉系统症状	疼痛、抽搐、强硬、磨牙，说话声音颤抖、音调增高	
8. 感觉系统症状	耳鸣，视物模糊，时冷时热感，体弱感，刺痛感	
9. 心血管系统症状	心动过速、心悸，胸痛，血管波动感，发昏，心律不齐	
10. 呼吸系统症状	胸部压迫，呼吸不畅，叹气，呼吸困难	
11. 胃肠道症状	吞咽困难，多排气，腹痛，腹部灼热感，腹胀、恶心、呕吐，肠鸣，大便溏稀，体重减轻，便秘	
12. 生殖泌尿系统症状	尿频、尿急，闭经、月经过多，性淡漠，早泄，性欲缺乏，阳痿	
13. 自主神经系统症状	口干，面色潮红，面色苍白，易出汗，头晕目眩，紧张性头痛，毛发直立	
14. 会谈时行为表现	烦躁不安，坐立不安或来回走动，手发抖，皱眉、绷脸，叹息或呼吸急促，面色苍白，吞咽，嗳气，腱反射，瞳孔扩大，突眼	
总　分		

【结果统计和分析】所有项目采用 0~4分的5级评分法,将各项评分相加为总分值。HAMA总分值能反映焦虑症状的严重程度。总分>29分可能为严重焦虑,总分22~29分肯定有明显焦虑,总分15~21分肯定有焦虑,总分7~14分可能有焦虑,总分<7分可能没有焦虑。HAMA不仅可以具体反映病人的精神病理学特点,也可反映靶症状群的治疗效果。

八、蒙哥马利抑郁量表(MADRS)

蒙哥马利抑郁评定量表(Montgomery and Asberg Depression Rating Scale, MADRS)是Montgomery和Asberg于1979年共同编制的,由观察到的抑郁、抑郁主诉、内心紧张、睡眠减少、食欲减退、注意集中困难、懒散、感受不能、悲观思想、自杀观念等10项组成。目的是反映抑郁症状变化,特别是反映抗抑郁治疗效果。见表9。

表9 蒙哥马利抑郁量表(MADRS)

项目	概述及说明	评分
1.观察到的抑郁	指反映在言语、表情和姿势方面的悲伤忧郁和沮丧失望(不是平时那种短暂的情绪低落)。按观察到的抑郁程度和"高兴不起来"的程度评分	□ 0 无 □ 1 □ 2 看起来沮丧, 但仍能使之高兴起来 □ 3 □ 4 大部分时间都显得悲伤 □ 5 □ 6 整天抑郁, 极度悲伤

续表

项目	概述及说明	评分
2.抑郁主诉	指主观体验到的抑郁心境,包括情绪低落、沮丧失望、感到无助和无望,或其他类似诉述。按其强度、持续时间及受环境和经历影响的程度评定	☐ 0 偶有悲伤,与环境协调 ☐ 1 ☐ 2 有抑郁或情绪消沉,但可使之愉快些 ☐ 3 ☐ 4 沉迷安于一隅沮丧心境中,但环境仍可对心境有些影响 ☐ 5 ☐ 6 持久不变的悲伤、痛苦、沮丧
3.内心紧张	指讲不清楚的不舒服,紧张不安、内心混乱、精神紧张,直至惊恐、恐怖和苦恼。按照需要的安慰保证程度、频度、时间及范围评定	☐ 0 平静,偶有瞬间的紧张 ☐ 1 ☐ 2 偶有紧张不安及难以言明的不舒服感 ☐ 3 ☐ 4 持久的内心紧张,或间歇呈现的恐惧状态,要相当努力方能克制 ☐ 5 ☐ 6 持续的恐惧和苦恼,极度惊恐
4.睡眠减少	指与以往健康时相比,主观体验的睡眠深度降低或持续时间减少	☐ 0 睡眠正常 ☐ 1 ☐ 2 轻度入睡困难,或睡眠较浅,或时睡时醒 ☐ 3 ☐ 4 睡眠减少或睡眠中断2小时以上 ☐ 5 ☐ 6 每天睡眠总时间不超过2~3小时
5.食欲减退	指与以往健康时相比,食欲有所减退或丧失。按照对食物兴趣缺乏或需要强迫自己进食的程度评定	☐ 0 食欲正常或增加 ☐ 1 ☐ 2 轻度食欲减退 ☐ 3 ☐ 4 没有食欲,食而无味 ☐ 5 ☐ 6 不愿进食,需他人说服

续表

项目	概述及说明	评分
6. 注意集中困难	指难以集中思想,直至完全不能集中思想。按照强度、频度和丧失能力的程度评定	□ 0 无 □ 1 □ 2 偶有思想集中困难 □ 3 □ 4 思想难以集中,以至于干扰阅读或交谈 □ 5 □ 6 完全不能集中精神,无法阅读
7. 懒散	指日常活动的启动困难或进行缓慢	□ 0 活动启动并无困难,动作不慢 □ 1 □ 2 有启动困难 □ 3 □ 4 即使简单的日常活动也难以启动,需要付出很大的努力 □ 5 □ 6 完全呈懒散状态,没人帮助时什么也干不了
8. 感受不能	指主观上对周围环境或原先感兴趣的活动缺乏兴趣,对周围事物或人们情感反应的能力减退	□ 0 对周围人和物的兴趣正常 □ 1 □ 2 享受日常趣事感觉减退 □ 3 □ 4 对周围事物丧失兴趣,对朋友和熟人缺乏感情 □ 5 □ 6 呈情感麻木状态,不能体验愤怒、悲痛和愉快,对亲友全无感情
9. 悲观思想	指自责、自罪、自卑、悔恨和自我毁灭等想法	□ 0 无悲观思想 □ 1 □ 2 时有时无的失败感,自责和自卑感 □ 3 □ 4 持久的自责或肯定的但尚近情理的自罪,对前途悲观 □ 5 □ 6 自我毁灭、自我悔恨或感罪恶深重的妄想,荒谬绝伦、难以动摇的自我谴责

续表

项目	概述及说明	评分
10.自杀观念	指感到生命无价值，宁可自然死去，具自杀的意念或准备，自杀企图本身不影响此项评分	□ 0 享受生活或顺其自然 □ 1 □ 2 对生活厌倦，偶有瞬间即逝的自杀观念 □ 3 □ 4 感到不如死了的好，常有自杀念头，认为自杀是一种可能的自我解决的方法，但尚无切实的自杀计划 □ 5 □ 6 已拟适合时机的自杀计划，并积极准备
总　分		

【结果统计和分析】采取0~6分的7级评分法。但只有0、2、4、6分对应有症状或情况，根据症状（情况）轻重可取0与2之间的1，2与4之间的3，4与6之间的5。总分数为所有10个问题分数之和，最小值0分，最大值60分，总分数越高抑郁程度越重。极度抑郁，总分数≥35；重度抑郁，30≤总分数<35；中度抑郁，22≤总分数<30；轻度抑郁，12≤总分数<22；缓解期，总分数<12。

九、纽卡斯尔抑郁诊断量表（NDI）

纽卡斯尔抑郁诊断量表（Newcastle Depression Index，NDI），由英国纽卡斯尔大学M. W. P. Carney等人于1965年编制。NDI的资料来源于对病人的检查，病史资料及护士的观察记录，适用于情绪低落持续1周以上的病人。见表10。

表10 纽卡斯尔抑郁诊断量表（NDI）

请选出最适合病人情况的一项		
1. 恰当的人格	阳性	阴性
2. 无相应的心因	阳性	阴性
3. 抑郁独特的性质（持续性悲哀）	阳性	阴性
4. 体重减轻	阳性	阴性
5. 既往抑郁发作	阳性	阴性
6. 精神运动迟滞	阳性	阴性
7. 焦虑	阳性	阴性
8. 虚无妄想	阳性	阴性
9. 责备他人	阳性	阴性
10. 罪恶感	阳性	阴性

【结果统计和分析】NDI根据各项症状对诊断的价值，采取+1，+2，-1评分法，即恰当的人格+1，无相应的心因+2，抑郁独特的性质（持续性悲哀）+1，体重减轻+2，既往抑郁发作+1，精神运动迟滞+2，焦虑-1，虚无妄想+2，责备他人-1，罪恶感+1。根据Carney的划界分，总分6分为界限分，6分及以上为内因性抑郁，5分为可疑内因性抑郁，5分及以下为抑郁性神经症。

十、Marks恐怖强迫量表（MSCPOR）

Marks恐怖强迫量表（Marks Scale for Compulsions, Phobias, Obsessions and Rituals, MSCPOR）由I. M. Marks于1977年编制，用于强迫症和恐怖症的评定。该量表有43条目，分为四个分量表：1—29条为强迫行为量表，30—39条为恐怖量表，40—41条为总体适应量表, 42—43条为靶症状量表。见表11。

表11　Marks恐怖强迫量表（MSCPOR）

项目		评分				
		无	偶然	经常	频繁	一直有
1	洗澡	1	2	3	4	5
2	洗脸, 洗手	1	2	3	4	5
3	洗发	1	2	3	4	5
4	刷牙	1	2	3	4	5
5	穿、脱衣服	1	2	3	4	5
6	上厕所小便	1	2	3	4	5
7	上厕所大便	1	2	3	4	5
8	触摸他人, 被触摸	1	2	3	4	5
9	拿垃圾或垃圾桶	1	2	3	4	5
10	洗衣	1	2	3	4	5
11	洗碗碟	1	2	3	4	5
12	拿/煮食物	1	2	3	4	5
13	打扫房间	1	2	3	4	5
14	保持物品清洁	1	2	3	4	5
15	铺床	1	2	3	4	5
16	擦鞋	1	2	3	4	5
17	握门把手	1	2	3	4	5
18	触摸生殖器, 性交	1	2	3	4	5
19	去医院	1	2	3	4	5
20	开/关灯	1	2	3	4	5
21	关锁门窗	1	2	3	4	5
22	使用电器	1	2	3	4	5

续表

项目		评分				
		无	偶然	经常	频繁	一直有
23	计算、记账	1	2	3	4	5
24	上班	1	2	3	4	5
25	做工作	1	2	3	4	5
26	书写	1	2	3	4	5
27	填表	1	2	3	4	5
28	寄信	1	2	3	4	5
29	阅读	1	2	3	4	5
30	上街	1	2	3	4	5
31	乘车	1	2	3	4	5
32	照顾小孩	1	2	3	4	5
33	在饭店吃饭	1	2	3	4	5
34	去电影院或剧场	1	2	3	4	5
35	去公共厕所	1	2	3	4	5
36	约会	1	2	3	4	5
37	望着他人或与人交谈	1	2	3	4	5
38	把东西丢掉	1	2	3	4	5
39	去商店购物	1	2	3	4	5
40	工作适应能力下降	1	2	3	4	5
41	家庭智能下降	1	2	3	4	5
42	恐怖靶症状（ ）	1	2	3	4	5
42a	痛苦	1	2	3	4	5
42b	频度/时间	1	2	3	4	5
43	强迫靶症状（ ）	1	2	3	4	5

续表

项目		评分				
		无	偶然	经常	频繁	一直有
43a	痛苦	1	2	3	4	5
43b	频度/时间	1	2	3	4	5

【结果统计和分析】受试者回答可能有过的感觉或想法, 按症状的严重程度或持续时间评定、打分, 即: ①无; ②轻微, 偶然; ③中等, 经常; ④严重, 频繁; ⑤极重, 一直有。结果分析时可根据需要将强迫行为量表、恐怖量表、总体适应量表、靶症状量表分别统计分析。在药理学研究中, 常以40-43b条作为主要统计指标。

十一、生活质量量表(SF-12)

SF-12 是SF-36的简化版。生活质量量表(SF-36)由美国波士顿健康研究所研制, 1991年国际生命质量评价项目将其列入测评工具。浙江大学医学院社会医学教研室翻译了中文版的SF-36。它从生理机能、生理职能、躯体疼痛、一般健康状况、精力、社会功能、情感职能和精神健康等8个方面概括了被调查者的生存质量, 但此量表条目多、耗时长, 尤其高龄老年人完成测量的时间较长, 参与测量的依从性不好。为此, 简化版生活质量量表(SF-12)在SF-36基础上被研制应用。SF-12 共12个条目, 8个维度, 分别为总体健康、生理功能、生理职能、躯体疼痛、心理健康、活力、社会功能、情感职能。8个维度归纳为生理健康和心理健康2个综合指标。SF-12完成时间短, 减轻了受试者的负担, 经检验具有较好的信度和效度。SF-36在此略, SF-12见表12。

表12 生活质量量表（SF-12）

项目	存在的症状（或问题）	评分
1. 总体来说，您认为您现时的健康状况是		□ 1 极好 □ 2 很好 □ 3 好 □ 4 一般 □ 5 差
2. 以下问题是关于您日常生活中可能进行的活动。以您目前的健康状况是否会限制您从事这些活动？如果有，程度如何	a.中等强度的活动，如搬桌子、打扫或清洁地板或打太极拳	□ 1 有很大限制 □ 2 有一点限制 □ 3 没有任何限制
	b.是否影响你步行上楼	□ 1 有很大限制 □ 2 有一点限制 □ 3 没有任何限制
3. 在过去四个星期里的工作或日常活动中，是否会因为身体健康的原因而令您的工作或活动受到限制	a.实际做完的比想做的要少	□ 1 常常如此 □ 2 大部分时间 □ 3 有时 □ 4 偶尔 □ 5 从来没有
	b.工作或其他活动的种类受到限制	□ 1 常常如此 □ 2 大部分时间 □ 3 有时 □ 4 偶尔 □ 5 从来没有
4. 在过去四个星期里，您在工作或其他日常活动中，有多少时间由于情绪方面的原因（比如感到沮丧或焦虑）遇到下列问题	a.实际做完的比想做的要少	□ 1 常常如此 □ 2 大部分时间 □ 3 有时 □ 4 偶尔 □ 5 从来没有
	b.工作时或从事其他活动时不如往常细心了	□ 1 常常如此 □ 2 大部分时间 □ 3 有时 □ 4 偶尔 □ 5 从来没有
5. 在过去四个星期里，身体上的疼痛对您的日常工作（包括上班和做家务）有多大影响		□ 1 毫无影响 □ 2 有很少影响 □ 3 有一些影响 □ 4 有较大影响 □ 5 有极大的影响

续表

项目	存在的症状（或问题）	评分
6. 下列问题是有关在过去四个星期里您觉得怎样和您其他的情况。针对每一个问题，请选择一个最接近您的感觉的答案。在过去四个星期里，有多少时间（ ）	a.您感到心平气和	□ 1 常常如此 □ 2 大部分时间 □ 3 有时 □ 4 偶尔 □ 5 从来没有
	b.您感到精力充沛	□ 1 常常如此 □ 2 大部分时间 □ 3 有时 □ 4 偶尔 □ 5 从来没有
	c.您觉得情绪低落，闷闷不乐	□ 1 常常如此 □ 2 大部分时间 □ 3 有时 □ 4 偶尔 □ 5 从来没有
7. 在过去四个星期里，有多少时间由于身体健康或情绪问题妨碍了您的社交活动（如探亲、访友等）		□ 1 常常有妨碍 □ 2 大部分时间有妨碍 □ 3 有时有妨碍 □ 4 偶尔有妨碍 □ 5 从来没有妨碍

【结果统计和分析】一般采用SF-12第2版美国评分方法对所有调查对象的生理健康和心理健康进行评分。分数 0~100分，0分为最差，100分为最好，得分≥50分为正常。例如：回答第一个问题，总体来说，您认为您现时的健康状况如何？极好为100分，很好为75分，好为50分，一般为25分，差为0分。回答第二问题，您目前的健康状况是否会限制您从事这些活动？有很大限制为0分，有一点限制为50分，没有任何限制为100分。

十二、阳性与阴性症状量表（PANSS）

阳性和阴性症状量表（Positive and Negative Symptom Scale, PANSS）是由美国精神医学家凯氏（S. R. Kay）等于1987年编制的用来评定受检者精神病性症状的他评量表,包括7项阳性症状、7项阴性症状、16项一般病理症状。症状覆盖面较全,能较好地反映精神分裂症患者的病理症状,具有很好的客观性及可操作性,是评价精神分裂症状的常用工具。见表13。

表13　PANSS评分表

项目		评分						
	1. 阳性症状							
P1	妄想	1	2	3	4	5	6	7
P2	概念紊乱	1	2	3	4	5	6	7
P3	幻觉行为	1	2	3	4	5	6	7
P4	兴奋	1	2	3	4	5	6	7
P5	夸大	1	2	3	4	5	6	7
P6	猜疑/被害	1	2	3	4	5	6	7
P7	敌对性	1	2	3	4	5	6	7
	2. 阴性症状							
N1	情感迟钝	1	2	3	4	5	6	7
N2	情绪退缩	1	2	3	4	5	6	7
N3	情感交流障碍	1	2	3	4	5	6	7
N4	被动/淡漠	1	2	3	4	5	6	7
N5	抽象思维	1	2	3	4	5	6	7
N6	交谈缺乏自发性和流畅性	1	2	3	4	5	6	7
N7	刻板思维	1	2	3	4	5	6	7

续表

项目		评分						
3.一般病理症状								
G1	担心身体健康	1	2	3	4	5	6	7
G2	焦虑	1	2	3	4	5	6	7
G3	罪恶观念	1	2	3	4	5	6	7
G4	紧张	1	2	3	4	5	6	7
G5	装相和作态	1	2	3	4	5	6	7
G6	抑郁	1	2	3	4	5	6	7
G7	动作迟缓	1	2	3	4	5	6	7
G8	不合作	1	2	3	4	5	6	7
G9	异常思维内容	1	2	3	4	5	6	7
G10	定向障碍	1	2	3	4	5	6	7
G11	注意障碍	1	2	3	4	5	6	7
G12	自知力缺乏	1	2	3	4	5	6	7
G13	意志障碍	1	2	3	4	5	6	7
G14	冲动控制障碍	1	2	3	4	5	6	7
G15	先占观念	1	2	3	4	5	6	7
G16	主动社会回避	1	2	3	4	5	6	7

【结果统计和分析】PANSS 量表包括一般精神症状、阳性症状、阴性症状，共 30 项，每项 1~7 分，得分越高，精神症状越严重。1~7 分分别表示无、很轻、轻度、中度、偏重、重度、极重度，各项得分数相加即为总分。

十三、PHQ-9抑郁症筛查量表

病人健康问卷抑郁量表（Patient Health Questionnaire-9, PHQ-9）是以《精神疾病诊断与统计手册（第4版）》（Diagnostic and

Statistical Manual of Mental Disorders Fourth edition, DSM–Ⅳ）的抑
郁症（Major depressive disorder, MDD）为标准编制成的9条目自评工
具，评估被试者过去2周的感受，每个条目分为 0~3 分 4 级评分。见
表14。

表14　PHQ-9抑郁症筛查量表

项目	评分			
	完全不会	有几天	一半以上天数	几乎每天都有
1. 做事时提不起劲或没有兴趣	0	1	2	3
2. 感到心情低落、沮丧或绝望	0	1	2	3
3. 入睡困难、睡不安或睡得过多	0	1	2	3
4. 感觉疲倦或没有活力	0	1	2	3
5. 食欲不振或吃得太多	0	1	2	3
6. 觉得自己很糟糕或觉得自己很失败，或让自己、家人失望	0	1	2	3
7. 对事物专注有困难，如看报纸或看电视时	0	1	2	3
8. 行动或说话速度缓慢到别人已经察觉，或正好相反，变得烦躁或坐立不安，动来动去比平日更多	0	1	2	3
9. 有不如死掉或用某种方式伤害自己的念头	0	1	2	3

【结果统计和分析】①完全不会, 0分; ②有几天, 1分; ③一半以
上天数, 2分; ④几乎每天都有, 3分。总分0~27分。PHQ-9量表的评分
规则及治疗建议: 0~4分, 没有抑郁, 无须治疗; 5~9分, 轻度抑郁,
观察等待, 随访时复查PHQ-9; 0~14分, 中度抑郁, 制订治疗计划, 考

虑咨询, 随访和/或药物治疗; 15~19分, 中重度抑郁, 积极的药物治疗和/或心理治疗; 20~27分, 重度抑郁, 立即首选药物治疗, 若严重或治疗无效, 建议请精神疾病专家进行心理治疗和/或综合治疗。

十四、社会功能缺陷筛选量表 (SDSS)

社会功能缺陷筛选量表 (Social Disability Screening Schedule, SDSS), 来源于WHO制定试用的功能缺陷评定量表 (Disability Assessment Schedule, DAS, 1978年, 该量表于1988年正式出版)。由我国十二地区精神疾病流行学协作调查组根据DAS的主要部分翻译并修订, 主要用于评定精神病人的社会功能缺陷程度, 也可用于慢性疾病的社会功能缺陷筛查。SDSS含有10个项目, 目的是了解受试者在家中和工作单位的一些情况, 受试者能不能做到他应该做的, 在这些方面是否存在问题或困难。见表15。

表15 社会功能缺陷筛选量表 (SDSS)

项目	症状或存在的情况及评分
1. 职业和工作	□ 0 无异常, 或仅有不引起抱怨或问题的小事 □ 1 确有功能缺陷: 水平明显下降, 成为问题或诉苦 (包括间歇性出现的严重问题) □ 2 严重功能缺陷: 有受处罚或受谴责的危险, 或已经受了处罚或谴责
2. 婚姻职能	□ 0 异常, 或仅有不引起抱怨或问题的小事 □ 1 确有功能缺陷: 不支持或不交换意见, 争吵, 逃避对对方应负的责任 □ 2 严重功能缺陷: 经常争吵, 一肚子怨气, 或者完全不理对方

续表

项目	症状或存在的情况及评分
3. 父母职能	□ 0 无异常, 或仅有不引起抱怨或问题的小事 □ 1 确有功能缺陷: 对子女缺乏关怀和兴趣, 以致引起抱怨和意见, 孩子情况不佳 □ 2 严重功能缺陷: 在几个方面完全不管子女, 别人不得不替他照顾孩子, 或者孩子处于明显无人照顾状态
4. 社会性退缩	□ 0 无异常, 或非常轻微 □ 1 确有回避他人行为, 但有时可被说服参加一些活动 □ 2 严重退缩, 不参加任何社交活动, 说服无效
5. 家庭外的社会活动	□ 0 无异常, 或仅轻微 □ 1 确有不参加某些活动的行为, 而在家人或其他人看来他是应该能够参加的 □ 2 无活动, 完全回避应参加的活动, 因此受到批评
6. 家庭内活动过少	□ 0 无, 很偶然地出现 □ 1 大多数日子, 每天估计至少有2小时什么也不干 □ 2 几乎整天什么也不干, 成了问题, 或引起议论
7. 家庭职能	□ 0 无功能缺陷, 或很轻微 □ 1 确有功能缺陷: 不履行义务, 参与家庭活动方面差 □ 2 严重功能缺陷: 不理家人, 几乎不参加家庭活动, 很孤独
8. 个人生活自理	□ 0 无异常, 或很轻微 □ 1 确有功能缺陷: 水平差, 以致造成问题或引起抱怨 □ 2 严重功能缺陷: 影响了别人和自己, 引起一大堆抱怨
9. 对外界的兴趣和关心	□ 0 无异常, 或很轻微 □ 1 不大关心, 只偶尔有真正关心 □ 2 对外界的一切完全不闻不问
10. 责任心和计划性	□ 0无异常, 或很轻微 □ 1对进步和未来确有不关心表现, 以致引起别人抱怨 □ 2完全不关心和没有主动性, 对未来一点也不考虑

【结果统计和分析】SDSS表采用0～2分3级评分法: 无异常, 或仅有不引起抱怨/问题的极轻微缺陷, 0分; 确有功能缺陷, 1分;

严重的功能缺陷,2分。我国十二地区精神疾病流行学调查规定,总分≥2分为有社会功能缺陷。

十五、日常生活能力量表(ADL)

日常生活能力量表(Activity of Daily Living Scale, ADL),由美国的Lawton和Brody于1969年制定。ADL量表由躯体生活自理量表(6项)和工具性日常生活能力量表(8项)组成,共14项。主要用于评定被试者的日常生活能力。见表16。

表16 日常生活能力量表(ADL)

项目	评分			
	完全可以做	有些困难	需要帮助	根本没办法做
1. 使用公共车辆	1	2	3	4
2. 梳头、刷牙	1	2	3	4
3. 行走	1	2	3	4
4. 洗衣	1	2	3	4
5. 做饭菜	1	2	3	4
6. 洗澡	1	2	3	4
7. 做家务	1	2	3	4
8. 购物	1	2	3	4
9. 吃药	1	2	3	4
10. 定时上厕所	1	2	3	4
11. 吃饭	1	2	3	4
12. 打电话	1	2	3	4
13. 穿衣	1	2	3	4
14. 处理自己的钱财	1	2	3	4

【结果统计和分析】ADL表采用1~4分4级评分法：完全可以做，1分；有些困难，2分；需要帮助，3分；根本没办法做，4分。总分低于16分为完全正常，大于16分则有不同程度的功能下降，最高56分。分数越高，功能下降越严重。

十六、简易智能精神状态检查量表（MMSE）

简易智能精神状态检查量表（Mini-Mental State Examination，MMSE）由美国Folstein等于1975年研制发表，我国已有多个MMSE中文修订版。以下是我国目前临床使用率最高的认知评定量表。见表17。

表17　简易智能精神状态检查量表（MMSE）

项目		记录	评分	
			错	正确
1. 定向力（10分）	星期几		0	1
	几号		0	1
	几月		0	1
	什么季节		0	1
	哪一年		0	1
	省市		0	1
	区县		0	1
	街道或乡		0	1
	什么地方		0	1
	第几层楼		0	1
2. 记忆力（3分）	皮球		0	1
	国旗		0	1
	树木		0	1

续表

项目		记录	评分	
			错	正确
3. 注意力和计算力（5分）	100 – 7		0	1
	–7		0	1
	–7		0	1
	–7		0	1
	–7		0	1
4. 回忆能力（3分）	皮球		0	1
	国旗		0	1
	树木		0	1
5. 语言能力（9分）	命名能力		0	1
			0	1
	复述能力		0	1
	三步命令		0	1
			0	1
			0	1
	阅读能力		0	1
	书写能力		0	1
	结构能力		0	1
总　分				

【结果统计和分析】

1. 定向力（最高分：10分）。首先询问日期，之后再针对性地询问其他部分，如："您能告诉我现在是什么季节吗？"每答对一题得1分。请依次提问，"您能说一说我们在哪个省市吗？"（区县？街道？什么地方？第几层楼？）每答对一题得1分。

2. 记忆力（最高分：3分）。告诉被测试者，你将问几个问题来检查他的记忆力，然后清楚、缓慢地说出3个相互无关的东西的名称（如：皮球、国旗、树木，大约1秒钟说一个）。说完所有的3个名称之后，要求被测试者重复它们。被测试者的得分取决于他首次重复的答案。答对1个得1分，最多得3分。如果被测试者没能完全记住，你可以重复，但重复的次数不能超过5次。如果5次后他仍未记住所有的3个名称，那么对于回忆能力的检查就没有意义了。

3. 注意力和计算力（最高分：5分）。要求病人从100开始减7，之后再减7，一直减5次（即93，86，79，72，65）。每答对1个得1分，如果前次错了，但下一个答案是对的，也得1分。

4. 回忆能力（最高分：3分）。如果前面被测试者完全记住了3个名称，现在就让他再重复一遍。每正确重复1个得1分，最多得3分。

5. 语言能力（最高分：9分）。其中，命名能力（0~2分）：拿出手表卡片给被测试者看，要求他说出这是什么，之后拿出铅笔问他同样的问题。复述能力（0~1分）：要求被测试者注意你说的话并重复一次，注意只允许重复一次。这句话是"四十四只石狮子"，只有重复正确、咬字清楚的才计1分。三步命令（0~3分）：给被测试者一张平整的空白纸，要求对方按你的命令去做，注意不要重复或示范。只有他按正确顺序做的动作才算正确，每个正确动作计1分。阅读能力（0~1分）：拿出一张写有"闭上您的眼睛"的卡片给被测试者看，要求他读出来并按要求去做，只有他确实闭上眼睛才能得分。书写能力（0~1分）：给被测试者一张白纸，让他自发地写出一个完整的句子，句子必须有主语、动词，并有意义。注意你不能给予任何提示。语法和标点的错误可以忽略。结构能力（0~1分）：在一张白纸上画有交叉的两个五边形，要求被测试者照样子准确地画出来。

评分标准：五边形需画出5个清楚的角和5个边。同时，两个五边形交叉处形成菱形。线条的抖动和图形的旋转可以忽略。最高得分为30分，分数在27~30分为正常，分数<27分为认知功能障碍。痴呆严重程度分级方法：轻度，MMSE评分≥21分；中度，MMSE评分10~20分；重度，MMSE评分≤9分。

十七、治疗时出现的症状量表（TESS）

治疗时出现的症状量表（Treatment Emergent Symptom Scale, TESS），适用于精神科医师对各种精神药物引起副作用的成年患者的评定。请根据患者报告、体格检查及实验室报告作出相应评定，有些项目还应向患者家属或病房工作人员询问。见表18。

表18　治疗时出现的症状量表（TESS）

项目	出现的症状	严重程度	与药物的关系	处理方法
1.行为毒性	中毒性意识障碍	0 1 2 3 4	0 1 2 3 4	0 1 2 3 4 5 6
	兴奋或激越	0 1 2 3 4	0 1 2 3 4	0 1 2 3 4 5 6
	情感忧郁	0 1 2 3 4	0 1 2 3 4	0 1 2 3 4 5 6
	活动增加	0 1 2 3 4	0 1 2 3 4	0 1 2 3 4 5 6
	活动减退	0 1 2 3 4	0 1 2 3 4	0 1 2 3 4 5 6
	失眠	0 1 2 3 4	0 1 2 3 4	0 1 2 3 4 5 6
	嗜睡	0 1 2 3 4	0 1 2 3 4	0 1 2 3 4 5 6
2.神经系统	肌强直	0 1 2 3 4	0 1 2 3 4	0 1 2 3 4 5 6
	震颤	0 1 2 3 4	0 1 2 3 4	0 1 2 3 4 5 6
	扭转性痉挛	0 1 2 3 4	0 1 2 3 4	0 1 2 3 4 5 6
	静坐不能	0 1 2 3 4	0 1 2 3 4	0 1 2 3 4 5 6

续表

项目	出现的症状	严重程度	与药物的关系	处理方法
3.植物神经系统	口干	0 1 2 3 4	0 1 2 3 4	0 1 2 3 4 5 6
	鼻塞	0 1 2 3 4	0 1 2 3 4	0 1 2 3 4 5 6
	视力模糊	0 1 2 3 4	0 1 2 3 4	0 1 2 3 4 5 6
	便秘	0 1 2 3 4	0 1 2 3 4	0 1 2 3 4 5 6
	唾液增多	0 1 2 3 4	0 1 2 3 4	0 1 2 3 4 5 6
	出汗	0 1 2 3 4	0 1 2 3 4	0 1 2 3 4 5 6
	恶心呕吐	0 1 2 3 4	0 1 2 3 4	0 1 2 3 4 5 6
	腹泻	0 1 2 3 4	0 1 2 3 4	0 1 2 3 4 5 6
4.心血管系统	血压降低	0 1 2 3 4	0 1 2 3 4	0 1 2 3 4 5 6
	头昏和昏厥	0 1 2 3 4	0 1 2 3 4	0 1 2 3 4 5 6
	心动过速	0 1 2 3 4	0 1 2 3 4	0 1 2 3 4 5 6
	高血压	0 1 2 3 4	0 1 2 3 4	0 1 2 3 4 5 6
	ECG异常	0 1 2 3 4	0 1 2 3 4	0 1 2 3 4 5 6
5.其他	皮肤症状	0 1 2 3 4	0 1 2 3 4	0 1 2 3 4 5 6
	食欲减退或厌食	0 1 2 3 4	0 1 2 3 4	0 1 2 3 4 5 6
	头痛	0 1 2 3 4	0 1 2 3 4	0 1 2 3 4 5 6
	迟发性运动障碍	0 1 2 3 4	0 1 2 3 4	0 1 2 3 4 5 6
	其他	0 1 2 3 4	0 1 2 3 4	0 1 2 3 4 5 6

【结果统计和分析】TESS表中的严重程度,采用0~4分5级评分法:无,0分;可疑或极轻,1分;轻度,2分;中度,3分;重度,4分。与药物的关系,仍采取0~4分5级评分法:无,0分;很少,1分;可能,2分;很可能,3分;肯定,4分。处理方法采用0~6分7级评分法:无,0分;加强观察,1分;给拮抗药,2分;减量,3分;减量+拮抗药,4分;暂停治疗,5分;中止治疗,6分。

十八、抗抑郁剂副反应量表(SERS)

抗抑郁剂副反应量表(Rating Scale for Side Effects, SERS)由

Asberg编制。包含躯体疲倦、头痛、睡眠障碍、头晕、直立性虚脱、心悸、震颤、出汗、口干、便秘、排尿障碍、嗜睡、性功能障碍和其他症状等14个项目。见表19。

表19　抗抑郁剂副反应量表（SERS）

项目	评分
1. 躯体疲倦	□ 0　无 □ 1　轻度疲劳，但不需要额外的休息 □ 2　有时或非常疲劳而不得不卧床休息 □ 3　整天卧床
2. 头痛（不论是否用去痛药）	□ 0　无 □ 1　偶尔 □ 2　持续性中度头痛或偶尔严重头痛 □ 3　持续的严重头痛
3. 睡眠障碍（不论是否用安眠药）	□ 0　正常睡眠 □ 1　轻度睡眠障碍 □ 2　只睡3小时 □ 3　睡眠少于3小时
4. 头晕	□ 0　无 □ 1　偶尔轻度头晕 □ 2　持续性的轻度头晕 □ 3　持续地头晕而不得不躺下
5. 直立性虚脱	□ 0　没有 □ 1　轻度 □ 2　中度 □ 3　重度
6. 心悸	□ 0　没有 □ 1　稍有些心悸 □ 2　有时心悸 □ 3　经常心悸

续表

项目	评分
7. 震颤	□ 0 无 □ 1 轻度震颤 □ 2 活动不受到损伤 □ 3 严重的震颤
8. 出汗	□ 0 正常 □ 1 轻度增加（手心湿） □ 2 明显增加（衣服湿） □ 3 出汗甚多（多次换衣服）
9. 口干	□ 0 无 □ 1 有些，但没有主观的不适感 □ 2 明显，但不严重或不觉痛苦 □ 3 严重，说话困难
10. 便秘	□ 0 无 □ 1 有些便秘 □ 2 确实有便秘问题 □ 3 4天或4天以上没有排便运动
11. 排尿障碍	□ 0 无 □ 1 排尿有些困难 □ 2 在排空膀胱时确有困难，需要治疗 □ 3 尿潴留
12. 嗜睡	□ 0 无 □ 1 轻度 □ 2 中度，对日常生活有些妨碍 □ 3 严重，影响每日的常规工作
13. 性功能障碍	□ 0 无 □ 1 轻度损伤 □ 2 中度损伤 □ 3 严重损伤
14. 其他症状	□ 0 没有 □ 1 轻度 □ 2 中度 □ 3 重度

【结果统计和分析】SERS中所有项目均采用0~3分的4级评分法,总分 0~42 分。总分越高,说明不良反应程度越重。各项的标准为: 没有, 0分; 轻度, 1分; 中度, 2分; 重度, 3分。

十九、快速抑郁症状自评问卷 (QIDS-SR)

快速抑郁症状自评问卷 (Quick Inventory of Depressive Symptomatology Self Report, QIDS-SR) 是 Rush AJ等于1986年根据DSM-IV的抑郁发作诊断标准的每个症状群制定的, 用于评估抑郁症状的严重程度。量表已通过中国人群的信效度检验。主要适用于具有抑郁症状的成年人, 包括门诊及住院患者。被测试者根据最近7天的情况, 针对每个条目分别选择一个适合自己的答案。见表20。

表20 快速抑郁症状自评表 (QIDS-SR16)

项目	存在的问题或情况
1. 入睡	□ 0 我入睡从来不需要30分钟 □ 1 我在少于半数的时候, 至少需要30分钟才能入睡 □ 2 我在超过半数的时候, 至少需要30分钟才能入睡 □ 3 我在超过半数的时候, 需要超过60分钟才能入睡
2. 夜间睡眠	□ 0 我夜间几乎不会醒来 □ 1 我每晚都睡得不安宁, 睡得很浅, 而且会短暂地醒来几次 □ 2 我夜间至少醒来一次, 但容易再度入睡 □ 3 我在超过半数的时候, 会在夜间醒来超过一次, 每次醒来20分钟或更长时间

续表

项目	存在的问题或情况
3. 太早醒来	□ 0 我大部分的时候,醒来的时间不会早于通常起床时间30分钟 □ 1 我在超过半数的时候,都在通常起床30分钟之前醒来 □ 2 我几乎都在需要醒来之前1小时左右醒来,但我最后会再次入睡 □ 3 我在需要起床之前至少1小时醒来,而且无法再次入睡
4. 睡眠过多	□ 0 我每晚的睡眠时间不超过7~8小时,白天不需要午睡 □ 1 我在24小时内的睡眠时间(包括午睡)不超过10小时 □ 2 我在24小时内的睡眠时间(包括午睡)不超过12小时 □ 3 我在24小时内的睡眠时间(包括午睡)超过12小时
5. 情绪(悲伤)	□ 0 我没有感到悲伤 □ 1 我少于半数的时候会感到悲伤 □ 2 我超过半数的时候会感到悲伤 □ 3 我几乎所有时间都感到悲伤
6. 食欲减退	□ 0 我的食欲与平常没有不同 □ 1 我的进食次数比平常稍微少一点,或进食量较少 □ 2 我的食量比平常少很多,并且需要费劲才能进食 □ 3 我在24小时内很少进食,而且需要费很大的劲或者在别人的说服下才进食
7. 食欲增强	□ 0 我的食欲与平常没有不同 □ 1 我比平常更觉得需要吃东西 □ 2 我的进食次数比以往频繁和/或食量增加 □ 3 我在用餐时和两餐之间感到有过量进食的欲望

请选择第8题或第9题作答(不可两题都答)

项目	存在的问题或情况
8. 在前2个星期中的体重(减少)	□ 0 我的体重没有改变 □ 1 我觉得体重好像减轻了点 □ 2 我的体重减轻了1kg或更多 □ 3 我的体重减轻了2.5kg或更多

续表

项目	存在的问题或情况
9. 在前2个星期中的体重（增加）	□ 0 我的体重没有改变 □ 1 我觉得体重好像增加了点 □ 2 我的体重增加了1kg或更多 □ 3 我的体重增加了2.5kg或更多
10. 注意力/决策能力	□ 0 我平常的注意力与进行抉策的能力没有改变 □ 1 我偶尔感到犹像不决或发现注意力偶尔分散 □ 2 我在大部分时间需要费劲才能集中注意力或作出决策 □ 3 我无法集中注意力阅读或无法作出简单的抉策
11. 自我评价	□ 0 我认为自己和其他人一样有价值和一样重要 □ 1 我比平时更会自我责备 □ 2 我通常认为自己会带给别人麻烦 □ 3 我几乎不断地在想自己的大小缺点
12. 自杀的念头	□ 0 我没有想到自杀或死亡 □ 1 我感觉生命空虚或活着没有价值 □ 2 我几乎每周都会有数分钟想到死或者自杀 □ 3 我在一星期内有几次想到自杀或死亡，或对自杀做过具体的计划，或曾经试图自杀
13. 一般兴趣	□ 0 我对其他人或活动的兴趣和平时一样，没有改变 □ 1 我注意到以往自己感兴趣的事情/活动减少了 □ 2 我发现我只对一两种以往热衷的活动仍有兴趣 □ 3 我对以往热衷的活动几乎毫无兴趣
14. 体力	□ 0 我的体力与平常没有不同 □ 1 我比平常更容易疲倦 □ 2 我需要费很大的劲才能开始或完成我的日常生活（如购物、功课、煮饭或上班） □ 3 我因为缺乏精力，无法完成大部分的日常活动
15. 感觉变慢	□ 0 我的思维、行动和说话的速度正常 □ 1 我注意到自己的思维减慢或我的声音呆滞或单调 □ 2 我对多数问题都需要几秒钟才能作出反应，而且我确信自己的思维能力已经减缓 □ 3 如果没有极力鼓励，我经常无法对问题作出反应

续表

项目	存在的问题或情况
16. 坐立不安	□ 0 我没有觉得坐立不安 □ 1 我经常觉得坐立不安, 揉搓双手并经常变换坐姿 □ 2 我感觉烦躁不安, 总想四处走动 □ 3 我无法安静坐着, 需要四处走动

【结果统计和分析】该量表采用4级评分, 每项得分 0～3 分, QIDS-SR16评分对残留抑郁症状的严重程度可分为轻度 (6～10分)、中度 (11～15分)、重度 (16～20 分)、极重度 (≥21 分)。

参考文献

[1] 张明园. 精神科评定量表手册 [M]. 2版. 长沙: 湖南科学技术出版社, 1998: 163—166.

[2] 肖惠敏, 邝惠容. SF-12量表评价中国老年人生存质量的信度和效度分析 [J]. 中国老年学杂志, 2014, 34 (4): 1018—1020.

[3] 王红雨, 张林. 简版生活质量量表 (SF-12) 在农村高龄老年人中的测量信度与效度 [J]. 上海交通大学学报: 医学版, 2016, 36 (7): 1070—1074.

[4] Zung W K. A rating instrument for anxiety disorders [J]. Psychoso natics. 1971, 12 (6): 371—379.

附录二 抑郁症蒙医诊断
和疗效标准(草案)

1. 西医诊断

抑郁症的诊断根据病史、临床症状、病程、体格检查及精神检查等。抑郁症症状严重程度的评估主要依据汉密尔顿抑郁量表(HAMD)、蒙哥马利抑郁量表(MADRS)、抑郁自评量表(SDS)、Beck抑郁问卷(BDI)、快速抑郁症症状自评问卷(QIDS-SR)等。对抑郁症的其他症状的评估可选用自杀风险评定量表(C-SSRS)、轻躁狂症状自评量表(HCL-32)、心境障碍问卷(MDQ)、生命质量评定量表(QOL)、社会功能缺陷量表(SDSS)、副反应量表(TESS)等。抑郁障碍的临床诊断主要根据《国际疾病与分类》第10版(ICD-10)第5章精神与行为障碍分类和《美国精神障碍诊断与统计手册》第5版(DSM-5)中的抑郁诊断标准。国内主要采用ICD-10中的抑郁症诊断标准。

ICD-10抑郁障碍分类及诊断要点:首次发作的抑郁症和复发的抑郁症,不包括双相抑郁。依据严重程度不同,可分为轻度、重度、重度抑郁发作。抑郁发作通常有心境低落、兴趣和愉快感丧失,导致劳累增加,活动减少,精力不济。病程持续至少2周。其他常见症状包括：①集中注意和注意的能力降低；②自我评价和自信降低；③自罪观念和无价值感（即使在轻度发作中也有）；④认为前途暗淡悲观；⑤自伤或自杀的观念或行为；⑥睡眠障碍；⑦食欲下降。

轻度抑郁发作：心境低落、兴趣缺乏、快感丧失、易疲劳这几条通常为抑郁症的核心症状。具有核心症状中的至少2条，加上上述附加症状2条，共计至少4条症状。

中度抑郁发作：具有核心症状中的至少2条，附加症状3条以上，共计至少5条。中度抑郁症患者具有明显的工作、社交或家务活动受损。

重度抑郁发作，不伴有精神病性症状：重度抑郁症发作的患者通常有明显的痛苦或激越，自尊丧失，无用感强烈，自罪感可以很突出。在极严重的病例，自杀是显而易见的危险。重度抑郁发作中几乎总是存在躯体症状。具有3个核心症状，同时存在至少4条附加症状。

重度抑郁发作，伴有精神病性症状：符合重度抑郁发作的标准，并且存在以下两种症状。①妄想和幻觉，但不应有典型精神分裂症性的幻觉和妄想，重度抑郁发作的妄想涉及抑郁、自罪、虚无、自我援引及被害内容的妄想。②抑郁性木僵，伴有精神病性症状者又分为与心境相协调的和与心境不协调的两类。与心境相协调的精神病性症状包括罪恶妄想、无价值妄想、躯体疾病或大祸临头（灾难）妄想、嘲弄性或谴责性的听幻觉。与心境不协调的精神病性症状包括被害或自我援引妄想，没有情感色彩的幻听。

复发性抑郁障碍，目前为轻度发作：应符合复发性抑郁障碍的标准，目前发作应符合轻度抑郁发作的标准；应至少两次发作，每次持续时间至少2周，两次发作之间应有几个月无明显心境紊乱。

否则,诊断应为其他复发性心境(情感)障碍。诊断要标明目前发作中是否存在躯体性症状,若需要,可标明既往发作中占优势的类型(轻度或中度、重度,不确定)。

复发性抑郁障碍,目前为中度发作:应符合复发性抑郁障碍的标准,目前发作应符合中度抑郁发作的标准;应至少两次发作,每次持续时间至少2周,两次发作之间应有几个月无明显心境紊乱。否则,诊断应为其他复发性心境(情感)障碍。诊断要标明目前发作中是否存在躯体性症状,若需要,可标明既往发作中占优势的类型(轻度或中度、重度,不确定)。

重度发作的复发性抑郁障,目前为不伴精神病性定状:应符合复发性抑郁障碍的标准,目前发作应符合不伴精神病性症状的重度抑郁发作的标准;应至少两次发作,每次持续时间至少2周,两次发作之间应有几个月无明显心境紊乱。否则,诊断应为其他复发性心境(情感)障碍。若需要,可标明既往发作中占优势的类型(轻度或中度、重度,不确定)。

重度发作的复发性抑郁障碍,目前为伴精神病性症状:应符合复发性抑郁障碍的标准,目前发作应符合伴精神病性症状的重度抑郁发作的标准;应至少两次发作,每次持续时间至少2周,两次发作之间应有几个月无明显心境紊乱。否则,诊断应为其他复发性心境(情感)障碍。若需要,妄想或幻觉可标明为心境协调的或心境不协调的。若需要,可标明既往发作中占优势的类型(轻度或中度、重度,不确定)。

复发性抑郁障碍,目前为缓解状态:既往应符合复发性抑郁障碍的标准,目前不应符合任何严重程度抑郁发作的标准;应至少两次发作,每次持续时间至少2周,两次发作之间应有几个月无明显心境紊乱。否则，诊断应为其他复发性心境（情感）障碍。如果病人为减少复发危险在继续接受治疗，仍可采用本类别。

其他复发性心境（情感）障碍：复发性短暂抑郁发作：反复出现的短暂抑郁发作，在既往一年中大约每月出现一次，每次抑郁发作持续时间都不足2周，典型的为2~3天，缓解完全，但能够符合轻度、中度或重度抑郁发作的症状学标准。鉴别诊断与恶劣心境的病人相反，这类患者在大多数时间不感到抑郁。如果抑郁发作仅与月经周期有关，应归于其他特定的心境（情感）障碍。

2. 蒙医诊断标准

（1）情绪低落、对日常生活丧失兴趣、心情压抑、思维迟缓、悲观厌世、自责自罪、心烦郁闷、精力明显减退、无原因的持续疲劳感、意志活动减退等症状持续2周以上。

（2）伴有忧愁伤感、注意力和记忆力下降、多疑伤感、言语少、不爱活动，浑身发懒等症状，病情严重程度因人而异。

（3）遇生活中的不良事件而发病或病情加重，伴心悸、睡眠紊乱、胸闷、胃肠不适、食欲减退、性功能减退等症状。

3. 抑郁症疗效标准

采用汉密尔顿抑郁量表（HAMD）17项评分进行疗效评定，全程评价5次，分别在治疗前，治疗中1周后、2周后、4周后、6周后各1次。以HAMD减分率为临床疗效评价标准。减分率＝[（治疗前总分−治疗后总分）÷治疗前总分]×100%。痊愈，HAMD 评分减分率≥75%；显效，HAMD 评分减分率≥50%；有效，HAMD 评分减分率≥25%；无效，HAMD 评分减分率<25%。

附录三 蒙医治疗抑郁症的诊疗规范(行业标准)(草案)

1. 抑郁症概述

抑郁症应归属蒙医学中的 "心思病""斯德合勒因额贝秦(情绪疾病)""悲伤狂病""癫狂症(索力亚病)""健忘病"范畴。蒙医学认为,抑郁症是体内赫依偏盛,并与希拉、巴达干相搏,侵袭心和白脉系统,从而出现心脑血行障碍,阻塞白脉之传导所致。蒙医学中,大脑是白脉之海,由无数支白脉所形成,是能足巴达干所依赖之处,司命赫依窜行之途,在司命赫依和能足巴达干的作用下司理五官感觉。心是全身所有脉道之中心,所在位置为巴达干区,又是赫依的主要窜行之道,人的精神、意志、思维活动由心支配。"特因·目德日勒"集居于心和白脉之海脑,赫依的作用下行于全身白脉,主司感觉、思维活动。七素之精华濡养"特因·目德日勒"。七素之精华来自谷精微、血、肌肉、脂肪、骨骼、骨髓、精液的最终精华。七素之精华充足,运行正常,使人思维敏捷、反应灵敏、意志坚强、五感清明。如七素之精华不充足或运行不畅,可出现意识恍惚、精神萎靡、健忘等症状,又可引起"特因·目德日勒"的给养不足,导致五感和思维活动紊乱。因此,蒙医学认为出现郁闷、兴趣爱好减退、悲伤、失眠等症状可能与心和脑的七素之精华缺乏，特因·目德日勒的给养不足或中毒有关。

2. 诊断标准

（1）抑郁症的核心症状：①抑郁心境持续至少2周；②对平日感兴趣的活动丧失兴趣或愉快感；③精力不足或过度疲劳及活动减少。

（2）至少以下症状有2项：①自信心丧失和自卑；②自我评价过低，自责或有内疚感；③无价值感和自罪观念；④悲观失望；⑤反复出现自杀及自伤观念及行为；⑥睡眠障碍，如失眠、早醒或睡眠过多；⑦食欲减退或体重明显减轻；⑧注意力减退；⑨性欲减退。

（3）抑郁症分级：目前在临床上根据抑郁症存在主要、次要症状的多少，分为轻度、中度、重度三种。①轻度抑郁症：具有核心症状至少2条，核心与附加症状共计至少4条。②中度抑郁症：具有核心症状至少2条，核心与附加症状共计至少6条。根据是否伴有"躯体综合征"，将中度抑郁症分为伴有和不伴有躯体综合征两个亚型。③重度抑郁症：具有3条核心症状，核心与附加症状共计至少8条。根据是否伴有"精神病性症状"，将重度抑郁症分为伴有精神病性症状和不伴有精神病性症状两个亚型。

（4）根据《汉密尔顿抑郁量表》24项评定结果分级标准分为：①得分>35 分为严重抑郁；②得分 21~35 分为中度抑郁；③得分8~20 分为轻度抑郁。

（5）可根据《快速抑郁症状自评问卷》分级标准分为：6~10分为轻度抑郁症，11~15分为中度抑郁症，16~20 分为重度抑郁症，≥21分为极重度抑郁症。

（6）复发性抑郁症诊断标准：①既往曾有至少一次抑郁发作，

可为轻度、中度和重度,持续至少2周,并在本次发作间隔至少2个月的时间内无明显的情绪障碍。②以前从未有符合任何一型躁狂、双相情感障碍,或环性情感障碍标准。③排除器质性精神障碍,或精神活性物质和非成瘾物质所致的抑郁发作。

3. 蒙医辨证分析

(1)希拉、血偏盛者伴有口干烦渴、心口灼热、泛酸、腹泻或便秘、口苦、恶心等症状,脉粗、弦,舌苔浅黄色。

(2)巴达干偏盛者伴有消化不良、食欲减退、神疲体倦、身心沉重、无欲、口黏、嗳气、味觉减退、腹胀等症状,脉象迟、弱、沉,舌质厚,苔白、黏软。

(3)赫依偏盛者伴有心慌意乱,烦躁不安,惊恐,易怒,皮肉抽搐,睡眠不实、多梦,健忘,嗳气,头晕,耳鸣等症状,脉粗而空,舌燥,苔糙、质红。

4. 蒙医药治疗

(1)蒙药:可选用匝迪-5、嘎古拉-4、七味广枣丸、维命十一味散、苏格木乐-3、槟榔十三味丸、赞丹-3、八味沉香清心散、吉如和-6丸、七味红花清心散、三十五味沉香散、三味豆蔻汤、阿那日-4、扎木萨-4汤、哈日嘎布日-10、通拉嘎-5、阿拉坦阿如拉-5等。

(2)蒙医针刺治疗:

穴位一:赫依穴、巴达干穴、心穴。

操作:患者取坐位或俯卧位,用0.2%爱尔碘常规消毒赫依穴、巴达干穴、心穴,用蒙医银针(针长3cm,直径0.65mm)斜刺0.8~1cm,小幅度捻转,针下有胀痛感时停行针,针刺第1日赫依穴针柄接蒙医RZ-I型电热银针治疗仪加温,加热温度为(40±2)℃,加温时间20分钟,其他两个穴位不加温。第2日用上法为巴达干穴加温刺激,其他两个穴位不加温。第3日用上法为心穴加温刺激。依次循环针刺,防止灼伤针刺部位。一般28日为1个疗程。

穴位二:顶会穴、囟门穴、前额穴、顶后旋穴、枕骨上穴、赫依穴、命脉穴、心穴、肾穴。

操作:患者取俯卧位,穴位用0.2%爱尔碘常规消毒,顶会穴、囟门穴、前额穴,用一次性毫针,针尖向前平刺0.5~0.8寸,顶后旋穴、枕骨上穴针尖向后平刺0.5~0.8寸,赫依穴、命脉穴、心穴、肾穴直刺0.5~1寸,均为小幅度快速捻转,针下有胀痛感或患者出恶音时停行针。留针30分钟,每日1次,一般28日为1个疗程。

穴位三:顶会总穴、眉间穴、黑白际穴、心源穴、心旁穴、腕横纹内穴、趾穴。

操作:患者取仰卧位,穴位用0.2%爱尔碘常规消毒,顶会穴用2.5寸银针斜刺0.5~0.8寸,其他穴位用一次性毫针针刺,眉间穴针尖向上平刺0.5~0.8寸,小幅度捻转,使产生局部胀重感或针感往头顶部放射为宜,黑白际穴针尖向下沿皮平刺0.3~0.5寸,心源穴、心旁穴针尖沿着肋骨平刺0.3~0.5寸,双侧腕横纹内穴、趾穴直刺0.5~1寸;点燃一根艾条,熏灸顶会穴针柄,使患者觉有温热舒适感而不烧痛为宜。留针30分钟,每日1次,一般28日为1个疗程。

穴位四:耳脉穴、心穴。

操作:患者取坐位,双侧耳脉穴用0.5%碘伏常规消毒,取高温高压消毒的小号三棱针,针尖向上斜刺流出血,以自然止血为度。心穴局部常规消毒后,以小型三棱针快速直刺5~7次,进针5~8mm,以自然流出血为宜,随之取大号拔罐器拔罐10~15分钟,起罐。清理血,再次用0.5%碘伏常规消毒,贴敷无菌纱布。一般每周2次,28日为1个疗程。

5. 疗效标准

采用汉密尔顿抑郁量表（HAMD）17项评分进行疗效评定，全程评价5次，分别在治疗前，治疗中1周后、2周后、4周后、6周后各1次。以HAMD减分率为临床疗效评价标准。减分率=〔（治疗前总分−治疗后总分）÷治疗前总分〕×100%。痊愈，HAMD 评分减分率≥75%；显效，HAMD 评分减分率≥50%；有效，HAMD 评分减分率≥25%；无效，HAMD 评分减分率<25%。

附录四 蒙医治疗抑郁症的诊疗指南(草案)

(一)抑郁症概述

抑郁症是最常见的心境障碍疾病,临床症状极为复杂多样,除涉及情感症状、躯体症状、认知症状外,还有显著的紧张、忐忑不安或幻觉妄想等。情感症状包括高兴不起来,兴趣减退甚至丧失,无法体会到幸福感,自罪自责和无助绝望,甚至会莫名其妙出现悲伤或易怒,寡言少语,反应迟钝,注意力难以集中,食欲不振,缺乏主动性,身体乏累等。躯体症状一般为睡眠障碍,疼痛,心慌,胸闷,多梦,忽冷忽热,食欲减退、胃胀、大便次数异常,发抖,多汗,血压异常,眼皮沉重感等。认知障碍表现为执行能力下降,记忆力、信息处理能力下降,视空间障碍以及口语表达等认知功能受损。

蒙医学认为,抑郁症是体内赫依偏盛,并与希拉、巴达干相搏,侵袭心和白脉系统,从而出现心脑血行障碍,阻塞白脉之传导所致。蒙医学中,大脑是白脉之海,由无数支白脉所形成,是能足巴达干所依赖之处,司命赫依窜行之途,在司命赫依和能足巴达干的作用下司理五官感觉。心是全身所有脉道之中心,所在位置为巴达干区,又是赫依的主要窜行之道,人的精神、意志、思维活动由心支配。"特因·目德日勒"集居于心和白脉之海脑，赫依的作用下行于全身白脉，主司感觉、思维活动。七素之精华濡养"特因·目德日勒"。七素之精华来自谷精微、血、肌肉、脂肪、骨骼、骨髓、精液的最终精华。七素之精华充足，运行正常，使人思维敏捷、反应灵敏、意志坚强、五感清明。如七素之精华不充足或运行不畅，可出现意识恍惚、精神萎靡、健忘等症状，又可引起"特因·目德日勒"的给养不足，导致五感和思维活动紊乱。因此，蒙医学认为出现郁闷、兴趣爱好减退、悲伤、失眠等症状可能与心和脑的七素之精华缺乏，特因·目德日勒的给养不足或中毒有关。

（二）诊断与鉴别诊断

1. 诊断要点

（1）抑郁症的核心症状：①抑郁心境持续至少2周；②对平日感兴趣的活动丧失兴趣或愉快感；③精力不足或过度疲劳及活动减少。

（2）至少以下症状有2项：①自信心丧失和自卑；②自我评价过低，自责或有内疚感；③无价值感和自罪观念；④悲观失望；⑤反复出现自杀及自伤观念及行为；⑥睡眠障碍，如失眠、早醒或睡眠过多；⑦食欲减退或体重明显减轻；⑧注意力减退；⑨性欲减退。

（3）抑郁症分级：目前在临床上根据抑郁症存在主要、次要症状的多少，分为轻度、中度、重度三种。①轻度抑郁症：具有核心症状至少2条，核心与附加症状共计至少4条。②中度抑郁症：具有核心症状至少2条，核心与附加症状共计至少6条。根据是否伴有"躯体综合征"，将中度抑郁症分为伴有和不伴有躯体综合征两个亚型。③重度抑郁症：具有3条核心症状，核心与附加症状共计至少8

条。根据是否伴有"精神病性症状",将重度抑郁症分为伴有精神病性症状和不伴有精神病性症状两个亚型。

2.鉴别诊断

(1)继发性心境障碍:脑器质性疾病、躯体疾病、某些药物和精神活性物质等均可引起继发性心境障碍。与原发性心境障碍的鉴别要点:前者有明确的器质性疾病、某些药物或精神活性物质使用史,体格检查有阳性体征,实验室检查有相应指标改变。前者可出现意识障碍、遗忘综合征及智能障碍,后者除谵妄性躁狂发作外,无意识障碍、记忆障碍及职能障碍。根据患者目前的体格检查可暂排除。

(2)广泛性焦虑障碍:以经常或持续的、无明确对象或固定内容的紧张不安及过度焦虑感为特征。这种紧张不安、担心或烦恼与现实很不相称,使患者感到难以忍受,但又无法摆脱,常伴有自主神经功能亢进、运动性紧张和过分警惕。伴有害怕性期待、易激惹、对噪声敏感、坐立不安、注意力下降、担心,终日心烦意乱、坐卧不宁、忧心忡忡,好像不幸即将降临在自己或亲人的头上。注意力难以集中,对日常生活中的事物失去兴趣,以致学习和工作受到严重影响。也可有躯体表现。

(3)老年痴呆:起病缓慢或隐匿,病人及家人常说不清何时起病。多见于70岁以上老人,女性较男性多(比例约为3:1)。主要表现为认知功能下降,精神症状和行为障碍,日常生活能力逐渐下降。轻度老年痴呆患者表现为记忆力减退,对近事遗忘突出,判断能力下降,不能对事件进行分析、思考、判断,难以处理复杂的问题,情感淡漠,偶尔易激惹,常有多疑。中度老年痴呆患者表现为远近记忆严重受损,简单结构的视空间能力下降,出现时间、地点定向障碍, 计算不能, 不能独立进行室外活动, 在穿衣、个人卫生以及保持个人仪表方面需要帮助, 可出现失语、失用和失认症状, 情感由淡漠变为急躁不安, 常走动不停, 可见尿失禁。重度老年痴呆患者完全依赖照护者, 记忆力几乎丧失, 仅存片段的记忆, 大小便失禁, 呈现缄默、肢体僵直等症状。抑郁症和老年痴呆的患病率、共病以及症状重叠的比例很高。

3. 辨证论治

（1）希拉、血偏盛: 伴有口干烦渴、心口灼热、泛酸、腹泻或便秘、口苦、恶心等症状, 脉粗、弦, 舌苔浅黄色。

（2）巴达干偏盛: 伴有消化不良、食欲减退、神疲体倦、身心沉重、无欲、口黏、嗳气、味觉减退、腹胀等症状, 脉象迟、弱、沉, 舌质厚, 苔白、黏软。

（3）赫依偏盛: 伴有心慌意乱, 烦躁不安, 惊恐, 易怒, 皮肉抽搐, 睡眠不实、多梦, 健忘, 嗳气, 头晕, 耳鸣等症状, 脉粗而空, 舌燥, 苔糙, 质红。

4. 治则

治疗目标: ①最大限度消除临床症状, 提高治愈率; ②提高生存质量, 最大限度减少病残率和自杀率; ③恢复社会功能, 预防复发。

治疗原则: ①镇赫依、调节三根、宁心、安神、个体化治疗; ②如口服抗抑郁药, 尽可能采用最小有效量开始, 剂量逐步递增, 使药物不良反应减至最少, 提高服药依从性; ③应足剂量、足疗程治疗; ④尽可能用单一药物治疗, 如疗效不佳可考虑其他单一药物治疗或联合治疗, 积极观察病情变化和不良反应并及时处理; ⑤多与患者及其家属沟通, 向患者及其家属知情告知; ⑥药物和蒙医针刺结合治疗；⑦可联合心理治疗等其他疗法；⑧可结合安代舞治疗，安代舞包含了有氧运动、动态运动、伸展运动和阻力运动，特别是各部位运动的方向、速度、幅度、力度均可以根据舞者的年龄、性别、心理状况来调整，符合抑郁症的个体化治疗方案。⑨积极治疗与抑郁共病的其他躯体疾病及物质依赖、焦虑障碍等病症。

（三）蒙医药治疗

（1）蒙药：可选用匝迪-5、嘎古拉-4、七味广枣丸、维命十一味散、苏格木乐-3、槟榔十三味丸、赞丹-3、八味沉香清心散、吉如和-6丸、七味红花清心散、三十五味沉香散、三味豆蔻汤、扎木萨-4汤、通拉嘎-5、阿拉坦阿如拉-5、哈日嘎布日-10等。

（2）蒙医针刺治疗：

穴位一：赫依穴、巴达干穴、心穴。

操作：患者取坐位或俯卧位，用0.2%爱尔碘常规消毒赫依穴、巴达干穴、心穴，用蒙医银针（针长3cm，直径0.65mm）斜刺0.8~1cm，小幅度捻转，针下有胀痛感时停行针，针刺第1日赫依穴针柄接蒙医RZ-I型电热银针治疗仪加温，加热温度为（40±2）℃，加温时间20分钟，其他两个穴位不加温。第2日用上法为巴达干穴加温刺激，其他两个穴位不加温。第3日用上法为心穴加温刺激。依次循环针刺，防止灼伤针刺部位。一般28日为1个疗程。

穴位二：顶会穴、囟门穴、前额穴、顶后旋穴、枕骨上穴、赫依穴、命脉穴、心穴、肾穴。

操作：患者取俯卧位，穴位用0.2%爱尔碘常规消毒，顶会穴、囟门穴、前额穴，用一次性毫针，针尖向前平刺0.5~0.8寸，顶后旋穴、枕骨上穴针尖向后平刺0.5~0.8寸，赫依穴、命脉穴、心穴、肾穴直刺

0.5~1寸，均为小幅度快速捻转，针下有胀痛感或患者出恶音时停行针。留针30分钟，每日1次，一般28日为1个疗程。

穴位三：顶会总穴、眉间穴、黑白际穴、心源穴、心旁穴、腕横纹内穴、趾穴。

操作：患者取仰卧位，穴位用0.2%爱尔碘常规消毒，顶会穴用2.5寸银针斜刺0.5~0.8寸，其他穴位用一次性毫针针刺，眉间穴针尖向上平刺0.5~0.8寸，小幅度捻转，使产生局部胀重感或针感往头顶部放射为宜，黑白际穴针尖向下沿皮平刺0.3~0.5寸，心源穴、心旁穴针尖沿着肋骨平刺0.3~0.5寸，双侧腕横纹内穴、趾穴直刺0.5~1寸；点燃一根艾条，熏灸顶会穴针柄，使患者觉有温热舒适感而不烧痛为宜。留针30分钟，每日1次，一般28日为1个疗程。

穴位四：耳脉穴、心穴。

操作：患者取坐位，双侧耳脉穴用0.5%碘伏常规消毒，取高温高压消毒的小号三棱针，针尖向上斜刺流出血，以自然止血为度。心穴局部常规消毒后，以小型三棱针快速直刺5~7次，进针5~8mm，以自然流出血为宜，随之取大号拔罐器拔罐10~15分钟，起罐。清理血，再次用0.5%碘伏常规消毒，贴敷无菌纱布。一般每周2次，28日为1个疗程。

（3）疗效标准：采用汉密尔顿抑郁量表（HAMD）17项评分进行疗效评定，全程评价5次，分别在治疗前，治疗中1周后、2周后、4周后、6周后各1次。以HAMD减分率为临床疗效评价标准。减分率＝[（治疗前总分−治疗后总分）÷治疗前总分]×100%。痊愈，HAMD评分减分率≥75%；显效，HAMD评分减分率≥50%；有效，HAMD评分减分率≥25%；无效，HAMD评分减分率＜25%。